（中文翻译版）

心血管疾病FDG-PET/CT 及PET/MR成像

FDG-PET/CT and PET/MR in Cardiovascular Diseases

主　编　〔加〕马休·佩列蒂耶–加拉诺（Matthieu Pelletier-Galarneau）
　　　　〔加〕帕特里克·马蒂诺（Patrick Martineau）
主　审　田嘉禾　兰晓莉　杨　立
主　译　田树平　侯先存　王新江

科学出版社
北　京

图字：01-2025-0682号

内 容 简 介

全书共分为6个部分。第一部分为仪器和代谢显像介绍，重点是对心肌葡萄糖抑制方案的介绍，这也是心血管PET检查的难点和关键点。第二部分为心脏炎性病变和肿瘤性病变，第三部分为心血管感染性疾病，第四部分为动脉粥样硬化，第五部分为特殊人群的FDG-PET，第六部分为心血管相关变异内容，详细讲述并列举了心血管PET应用相关案例。本书图文并茂，内容紧跟学科发展前沿，丰富翔实，充分展现了融合影像在心血管疾病诊疗中的重要作用及其广阔的应用前景。

本书可供放射科、核医学科、心脏内外科、血管外科专业人员以及对心血管疾病诊断感兴趣的相关人士阅读参考。

图书在版编目 (CIP) 数据

心血管疾病FDG-PET/CT及PET/MR成像 / (加) 马休•佩列蒂耶－加拉诺 (Matthieu Pelletier-Galarneau), (加) 帕特里克•马蒂诺 (Patrick Martineau) 主编；田树平，侯先存，王新江主译. -- 北京：科学出版社，2025. 2. -- ISBN 978-7-03-081178-3

Ⅰ. R540.4

中国国家版本馆 CIP 数据核字第 2025LX5569 号

责任编辑：路 弘 / 责任校对：张 娟
责任印制：师艳茹 / 封面设计：龙 岩

First published in English under the title
FDG-PET/CT and PET/MR in Cardiovascular Diseases
edited by Matthieu Pelletier-Galarneau and Patrick Martineau
Copyright © Matthieu Pelletier-Galarneau and Patrick Martineau, under exclusive
license to Springer Nature Switzerland AG, 2022
This edition has been translated and published under licence from
Springer Nature Switzerland AG.

科 学 出 版 社 出版
北京东黄城根北街 16 号
邮政编码：100717
http://www.sciencep.com
三河市春园印刷有限公司印刷
科学出版社发行 各地新华书店经销
*
2025 年 2 月第 一 版 开本：889×1194 1/16
2025 年 2 月第一次印刷 印张：13 1/2
字数：400 000
定价：150.00 元
（如有印装质量问题，我社负责调换）

翻译委员会

主　审　田嘉禾　兰晓莉　杨　立
主　译　田树平　侯先存　王新江
副主译　董佳佳　李颖娜　陈　敏　贾　新　姚洪祥
秘　书　董　惠
译　者　（以姓氏笔画为序）

王新江　解放军总医院第二医学中心

田　朋　解放军总医院第二医学中心

田树平　徐州全景医学影像诊断中心

田嘉禾　解放军总医院第一医学中心

兰晓莉　华中科技大学同济医学院附属协和医院

刘　莉　徐州医科大学第二附属医院

刘林松　解放军总医院第二医学中心

刘贯中　解放军总医院第二医学中心

闫国梁　解放军总医院第二医学中心

许雪宁　徐州医科大学第二附属医院

李春平　解放军总医院第六医学中心

李颖娜　北京回龙观医院

杨　立　解放军总医院第二医学中心

吴　龙　中国中医科学院望京医院

何业举　河北医科大学第二医院

谷磊磊　河北医科大学第二医院

张　恒　解放军总医院第二医学中心

张燕菊　徐州医科大学第二附属医院

陈　敏　首都医科大学附属北京朝阳医院

周汉清　解放军总医院第二医学中心

郑　雪　解放军总医院第二医学中心

侯先存　徐州医科大学第二附属医院

姚洪祥　解放军总医院第二医学中心

贾　新　空军军医大学第一附属医院（西京医院）

徐　贤　解放军总医院第二医学中心
崔津津　解放军总医院第二医学中心
康冰琦　解放军总医院第二医学中心
董　惠　徐州全景影像医学诊断中心
董佳佳　北京美中爱瑞肿瘤医院
董贺奎　解放军总医院第二医学中心
蒋思飞　徐州全景影像医学诊断中心
熊　昆　徐州全景影像医学诊断中心

原版前言

近几十年来，分子成像技术在心血管病理学评估中持续发挥着基础性作用，其应用重点主要集中在冠状动脉疾病诊断与收缩功能评估领域。随着正电子发射断层扫描（PET）成像技术的临床普及，心血管分子影像领域取得了显著进展。其中，氟代脱氧葡萄糖正电子发射断层扫描（FDG-PET）作为长期应用于非心脏感染、炎症及恶性肿瘤成像的重要技术，在心脏活性评估、感染性心内膜炎检测、心脏结节病等炎症过程分析以及心脏恶性肿瘤诊断等众多心血管临床应用场景中展现出独特价值。当前，多数医疗中心已将心血管PET成像纳入常规诊疗体系，适应证范围持续扩展。值得关注的是，PET/磁共振（PET/MR）等新型复合成像设备的出现，正在为心脏影像学研究开辟全新探索方向。

PET技术的革新既为分子影像发展注入新动能，也带来了多维度的临床挑战。日益增长的文献数量与复杂多变的病理表现对临床医师的诊疗能力提出更高要求，这一现象在非专科医疗机构中尤为突出。基于此，本书立足于循证医学原则，通过精选高质量临床案例，系统梳理FDG-PET/CT与FDG-PET/MR在心血管疾病中的前沿应用。全书内容设计兼顾学术深度与临床实用性，首先详解心血管PET/CT与PET/MR成像的技术原理及心脏代谢相关基础知识；随后结合典型病例深入解析特定病理的影像学特征；最后，通过诊断要点归纳与典型案例复盘，构建完整的临床思维体系。

本书编者团队由北美与欧洲分子影像领域的权威专家共同组成。在此，我们要特别感谢所有编者对学术严谨性的坚守与专业智慧的奉献。对于在书稿筹备过程中倾注大量时间精力、确保这部系统性与实用性兼备的专著得以问世的同仁，我们谨致以最崇高的敬意。同时，衷心感谢在职业生涯中给予我们专业启迪的诸位导师。最后，谨以此书献予我们挚爱的家人——正是他们始终如一的理解与支持，让我们得以在无数个本应共享天伦的夜晚与周末潜心著述，最终完成这项重要的工作。

Montréal, QC, Canada   Matthieu Pelletier-Galaneau

Vancouver, BC, Canada   Patrick Martineau

主审寄言

田树平、侯先存、王新江等教授新译著《心血管疾病FDG-PET/CT及PET/ MR成像》即将出版，应主译邀请，为本书的出版说几句期待和希望的话。

本书以心血管部分疾病为主线，对PET/CT和PET/MR检查技术与应用现状进行了详细介绍，其内容之丰富、介绍之详细，使得本人在参与部分章节的校对中，从解剖和代谢的角度，对心血管疾患有了更进一步的认识。目前，虽然国内大多数医疗机构的影像科包含CT、MRI和核医学诊疗内容，但在行政管理和学科设置方面较少交汇融合，随着PET/CT、PET/MR设备的问世和日趋普及，对学科团队在人员技术和知识结构方面要求更高，需要几者之间兼顾和融合传统CT、MRI和核医学技术。本书的出版为应用PET/CT和PET/MR诊疗技术的人员提供了在心血管疾病诊断方面更为全面和系统的参考工具，相信本书的内容，不但会为读者提供在疑难病症方面答疑解惑的渠道，更重要的是在心血管疾患解剖和代谢方面丰富与完善自己的知识框架。

与田树平及其他教授共事多年，他们中的部分人员既往专业为CT和MRI诊疗，本书的出版，显示出译者团队对过去不熟悉的专业相关知识的渴求和孜孜不倦的学习精神已经达到了新的阶段，相信读者在阅读了本书之后，对译者团队的敬业、专研精神会有深刻的认识和满满的敬意。

在本书即将付梓出版之际，我们尊敬的本书主审之一，解放军总医院田嘉禾教授不幸离世，借此机会，表达我个人对田嘉禾教授的崇高敬意和深切缅怀。

解放军总医院 杨 立

2025年2月

主译寄言

　　心血管疾病无论在国内还是国外都是常见病、多发病，其致死率、致残率极高，严重影响着广大民众的健康。近年来随着影像设备软硬件的提升，心血管疾病的检出率、诊断准确率得到了极大的提高，这其中以心脏MR及心血管的PET/CT和PET/MR最为耀眼，而且相关检查技术正在更加迅猛地发展。目前心脏MR在首都医科大学附属北京安贞医院、中国医学科学院阜外医院、解放军总医院等国内知名医院应用良好，但对于心血管PET/CT及PET/MR国内应用还很有限，用于指导其临床实践的图书更是少之又少。本书是国外相关领域权威专家编著的教科书级指导用书，以心血管疾病为主线，详细介绍了PET/CT和PET/MR设备、心血管疾病检查用药、扫描技术及在心血管疾病方面的应用现状。全书共分为6个部分，第一部分为仪器和代谢显像介绍，亮点和重点是对心肌葡萄糖抑制方案的介绍，这也是心血管PET检查的难点和关键点。第二～五部分对心血管相关疾病、特殊人群的PET/CT及PET/MR应用进行了详细阐述；第六部分为心血管相关变异内容，详细讲述并列举了10余个心血管PET应用相关案例。

　　本书图文并茂，内容紧跟学科发展前沿，丰富翔实，充分展现了融合影像在心血管疾病诊疗中的重要作用及其广阔的应用前景。本书适用于放射科、核医学科、心脏内外科、血管外科专业人员以及对心血管疾病诊断感兴趣的相关人士阅读参考。

　　本书的出版离不开整个译者团队的努力，由衷地感谢团队每一位成员的辛勤付出！本书在翻译过程中更是得到了田嘉禾教授、杨立教授和兰晓莉教授的悉心指导和热情关注，在此表达我们由衷的谢意！

　　尽管我特别想给您展现一部完美的作品，但限于水平，书中难免有疏漏，还请及时批评指正，谢谢！

　　我们谨以此书向尊敬的核医学界元老解放军总医院田嘉禾教授表达我们最崇高的敬意和最深切的缅怀。由衷感谢田教授对核医学发展所做出的卓越贡献，感谢对我们晚辈的关怀和教诲，感谢对本书的关注和指导！田教授的精神会时刻激励我们奋发前行！

田树平

2025年2月

目　　录

第一部分
仪器和代谢

第1章

心脏正电子发射断层扫描基础

Chad R. R. N. Hunter，Robert A. deKemp

概述

正电子发射断层扫描（positron emission tomography，PET）是一种成像方式，它利用正电子湮灭的物理原理将光子分类为平行阵列，无须使用准直器，可大大提高灵敏度。成像开始前注射少量正电子发射放射性同位素（通常与有机部分结合，称为放射性示踪剂）后开始成像。放射性示踪剂将根据其独特的生物化学特性在全身分布，摄取量较高的区域提示该特定生物化学过程的程度较高。因此，显像区域即为示踪剂在该区域的生化摄取和提取。PET成像与CT或MRI的解剖成像之所以不同，就在于PET是利用受检者的生化功能成像，这是它被称为"功能成像"的原因。

示踪剂注入体内后，围绕患者一圈的探测器将探测到正电子湮灭过程发射光子（详见本章"PET成像中的基本放射物理学"），这一过程以时间为单位被记录下来，并整合和重建到一个以时段为单位的图像中（以帧为单位）。这样重建出来的图像是该时段患者体内示踪剂分布的三维结构图。对于给定的器官，记录多个连续时段的示踪剂活性，将其随时间变化而制订的曲线称为时间-活性曲线。各种组织和器官中的时间-活性曲线可用于动力学建模，以进行器官或组织中代谢功能的定量分析。例如，血池区域和心肌中的时间-活性曲线可以用于对心肌血流动力学的建模，以帮助检测冠状动脉疾病。

正电子湮没光子的检测是用闪烁晶体检测器与光子倍增器的组合来完成的，可以同时放大检测到的信号。闪烁是一个过程，将探测器中捕获的光子能量转换成大量低能量（通常是蓝光）光子，后者称为闪烁光子。而闪烁光的强度与被转换的光子的能量成正比，可用于区分实效光子和噪声（详见本章"辐射探测和PET探测器系统"）。最早的PET扫描仪之一是使用NaI（Tl）闪烁晶体的Donner 280-Crystal断层扫描仪。随着技术的改进，NaI（Tl）晶体逐渐被比其更致密的锗酸铋氧化物（BGO）晶体取代，因此晶体探测器可以做得更小，从而提高图像分辨率。BGO晶体是20世纪80—90年代使用的主要闪烁晶体。在20世纪90年代后期，氧硅酸镥（LSO）晶体探测器被开发用于PET，与BGO相比具有更优异的发光特性。目前，硅酸钇镥闪烁（LYSO）晶体也用于PET探测器系统，其特性与LSO晶体非常相似。

闪烁晶体的光输出太低，无法直接测量，必须进行放大。在PET扫描仪的早期发展中，光电倍增管（photomultiplier tube，PMT）被用来放大闪烁光。光电倍增管的一个局限性是它们对磁场敏感，因此不适合PET与MRI一体化融合机器的应用。此外，由于其体积较大，需要将多个晶体耦合到单个光电倍增管上。在21世纪初期，半导体技术的进步推动了用于PET的硅光电倍增管（silicon photomultiplier tube，SiPM）的开发，由于后者对磁场不敏感，故可将其用于PET/MRI系统。

此外，由于每个晶体的体积较小，单个晶体即可与单个硅光电倍增管加以耦合。

本章将讨论对 PET 探测器系统非常重要的基本放射物理学，如放射性衰变、正电子湮灭和光子散射。此外，还讨论与光子检测（即闪烁与光倍增）及影像重建相关的物理与工程。

PET 成像中的基本放射物理学

正电子发射的放射性衰变和电子俘获

不稳定的原子核通过放射性衰变而稳定下来，用于 PET 成像的同位素，即通过正电子湮没、捕获电子的过程。正电子的存在最早是由保罗·狄拉克在 20 世纪 30 年代预测的，当时他注意到波动方程包含负解。在这一预测后不久，卡尔·D. 安德森就探测到这些粒子。正电子是反物质的一种形式，具有与电子相同的性质（自旋和质量），但具有相反的库仑电荷。元素 X 通过正电子（β^+）发射衰变为元素 Y 的过程在方程式中给出。在这个过程中，一个质子变成一个中子，并发射出一个正电子。

$$^{Z}_{A}X \rightarrow {}^{Z-1}_{A}Y + \beta^+ + v_e \qquad (1.1)$$

式中，A 是核子数，Z 是质子数，v_e 是电子中微子。只有当子原子和母原子质量差的能量当量至少为 1.022 MeV

或电子静止质量能量的 2 倍时，才能发生正电子发射。中微子和正电子发射时具有一定的初始动能，大部分发射能量流向正电子。由于两个粒子之间共享的能量不同，因此正电子有一个特征能量发射谱。如果没有达到最小能量阈值，则衰变模式将是电子捕获而不是正电子发射。

正电子湮没过程

PET 探测器利用物理学或正电子湮没进行成像，本节将介绍正电子衰变和湮没的物理学。如上所述，正电子以一定的初始动能发射。由于正电子很少在传输过程中湮灭，它们必须首先减速，直到它们不再有足够的动能来克服库仑势（Coulomb potential）。当正电子行进时，它们通过被称为巴巴散射（Bhabha scattering）的正电子-电子相互作用逐渐失去能量。正电子在湮灭前所行进的距离根据正电子能量而变化，并且随机分布，该随机分布作为与湮灭点距离的双指数函数而减小。代表性的距离称为正电子射程，通常用分布的均方根（root mean square，RMS）表示（表 1.1）。一旦失去足够的能量，正电子不能克服库仑势，正电子将与电子结合并经历湮灭反应，由此两种粒子都转化为电磁波（光子）。大多数情况下，正电子和电子的动能与它们各自的静止质量能量相比非常小；因此，为了保持动量，产生了两个动量相等但相反的光子。这个过程如图 1.1 所示。

表1.1 PET 成像中常用的同位素

同位素	来源	正电子丰度分数	E_{max}（MeV）	E_{mean}（MeV）	衰减半衰期（min）	范围（RMS）（mm）	范围[a]（FWHM）（mm）
^{11}C	回旋加速器	0.99	0.96	0.39	20.4	1.2	2.8
^{13}N	回旋加速器	1.00	1.19	0.49	9.96	1.8	4.2
^{15}O	回旋加速器	1.00	1.72	0.74	2.07	3.0	7.1
^{18}F	回旋加速器	0.97	0.64	0.250	109.8	0.6	1.4
^{62}Cu	发生器	0.98	2.91	1.280	9.76	6.1	1.4
^{64}Cu	回旋加速器或反应堆	0.19	0.653	0.278	762	0.7	1.7
^{68}Ga	发生器或回旋加速器	0.89	1.90	0.83	67.7	2.9	6.8
^{82}Rb	发生器	0.96	3.35	1.40	1.26	2.6	6.1
^{89}Zr	回旋加速器	0.23	0.897	0.397	4740	1.3	3.1

注：a. 近似高斯 FWHM ＝ 2.355×RMS

FWHM（Full Width at Half Maximum）. 半高全宽

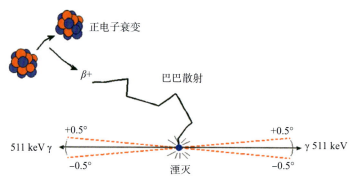

图1.1 正电子衰变和湮灭过程示意图

由于正电子和电子在湮灭时可能不是完全静止的，光子将有一个 ±0.5° 的小角偏差。PET 探测器依赖于这两个光子的共线性，这将在本章"辐射探测和 PET 探测器系统"中详细介绍。

PET 成像中使用的重要同位素

PET 成像的一个重要优点是大多数正电子发射同位素与生物中常见的元素相同（或相似）。因此，由这些同位素制成的 PET 示踪剂可以完美地反映所研究的生理功能。此外，大多数 PET 使用同位素与寿命较长的 SPECT 同位素相比具有较短的半衰期（后者如 ^{99m}Tc 具有 6 小时的半衰期），这缩短了成像时间，即连续成像研究之间的时间（对于心脏病学中的静息/负荷研究很重要），并改善了剂量测定。表 1.1 列出了 PET 成像常用的同位素。

由于同位素 ^{11}C、^{13}N 和 ^{15}O 的半衰期较短，因此仅限于配备现场回旋加速器的机构。其他同位素，如 ^{18}F、^{64}Cu 和 ^{89}Zr 的半衰期足够长，便于运输，因此在无回旋加速器的机构，采用公路或飞机运输，均可利用这些同位素行 PET 成像。

最常见的 ^{18}F 示踪剂是用 ^{18}F 取代脱氧葡萄糖分子中的羟基（OH$^-$）形成 2-脱氧-2-［^{18}F］氟代-D-葡萄糖（FDG）。FDG 示踪剂作为葡萄糖的类似物，可用于表征显像葡萄糖摄取增加的组织，如快速生长的肿瘤细胞或已转换为无氧糖酵解的缺血组织。

辐射探测和 PET 探测器系统

核医学成像的目的是评估患者体内发生的特定生化过程。这可用于测量肿瘤组织的异常生长、心脏成像的血流特征、脑组织区域病变的异常摄取，以及更多的异常生化过程。所有这些都是通过测量患者体内不稳定同位素的辐射加以实现的。放射源是经放射性同位素标记的分子或放射性药物（称为放射性示踪剂），具有特定的化学性质，少量注射到患者体内，可以示踪研究对象的生理过程。为将这些辐射源发出的放射性物质以可用的形式呈现出来，需要将光子的角度加以量化，即将所有处于相同角度的光子集束在一起，也称为准直，以形成投影信息（其细节将在本章稍后讨论）。接下来应用各种断层摄影图像重建算法，将集束的光子信息转换成特定时间段内患者体内示踪剂分布的 3D 表现。为能高效准直入射光子，也应用如在单光子发射断层摄影（single-photon emission tomography，SPECT）中使用的同类物理准直器。物理准直通过使用铅或钨等致密材料通过吸收具有太偏入射角的光子，由于被准直器吸收了部分光子，这部分永久丢失，可对灵敏度产生不利影响。

PET 探测器利用了正电子湮没的物理学原理。正电子湮没产生两个 180° 角分离的光子；因此，PET 的成像物理中自然内置了"电子"准直。较旧的 2D PET 系统包括轴向相邻探测器环之间的物理准直。为了校准跨轴平面内的发射，放置在辐射源周围的探测器只需要寻找符合事件。形成投影信息所需的角度信息由连接两个探测器的响应线确定，因此准直固有地内置于 PET 探测器系统中。

闪烁探测器

所有现代 PET 扫描仪都使用晶体探测器系统，该系统围绕患者成环形分布，具有可探测和区分从患者体内发射的光子的重要特性。早期的 PET 探测器由 NaI（Tl）晶体阵列组成，而后逐渐被 BGO 取代，最新广为应用的则是 LSO 和 LYSO 闪烁晶体辐射探测器。无论使用何种晶体探测器，其共同性质在于，PET 成像所用探测器晶体对于从正电子湮没过程发射的 511keV 光子具有高阻止能力，并且所有都是闪烁晶体。

闪烁是一个过程，其中较高能量的光子被吸收并转换成许多较低能量的光子，称为闪烁光子或闪烁光。假设没有损失，所有低能光子的总能量将与高能光子沉积的总能量成比例。因此，入射高能光子的能量可以通过产生的闪烁光的量来测量。理想的探测器能将所有入射光子能量转换为闪烁光。为了促进这一点，闪烁晶体选自对闪烁光透明的材料，以便准直闪烁光，并且具有 511keV 光子经由光电效应相互作用以吸收所有光子能量的高概率。入射光子能量的精确测量是必要的，以便从与探测器相互作用的伪光子（不是源自湮没过程的光子）中去除噪声。

闪烁是一个三阶段过程：转换、传输和发光。闪烁晶体具有类似于半导体的带隙结构，由价带、导带和禁带（带隙）组成（图 1.2）。在转换过程中，入射光子（γ）与闪烁晶体相互作用，能量通过相互作用（如康普顿散射和光电效应）沉积在晶体中。康普顿散射仅导致部分入射光子的能量被沉积，而光电效应则是整个光子被吸收。这一过程在晶格中产生电子-空穴对，其中电子被激发到导带，而价带则留下空穴。在光电效应的情况下，空穴将出现在原子的最内层，使原子处于不稳定状态。当外层电子跃迁到内层填补空穴时，原子会重新稳定下来，并产生一种特征性 X 射线和（或）俄歇电子。这些特征性 X 射线继续与闪烁体相互作用，并且能激发松散束缚的电子以在晶格中形成额外的电子-空穴对。高能电子也通过散射与其他电子相互作用，并将一些电子提升到导带。这些效应的结果可以导致多个电子被提升到价带，从而产生多个电子-空穴对，这一过程称为转换。由于晶体的带隙结构，仅吸收由带隙能量限定的最小能量的电子将从价带提升到导带。电子-空穴对会通过晶体迁移并在传输阶段因非辐射重组（猝灭）而损失一些能量，从而降低了晶体的效率。在晶体中加入掺杂剂，以便在晶格内产生多个能级在禁带（带隙）范围内的陷阱。在发光阶段，陷阱内的电子-空穴对重组并产生具有特征闪烁光的光子。这一过程见图1.2。

表1.2总结了对PET成像很重要的闪烁晶体的特性。探测器效率描述了晶体如何将沉积的光子能量转换为电子-空穴对。具有高效率的闪烁体将提高能量分辨率并使光子的检测更准确。从转换到发光的过程需要有限的时间。如果第二个光子在这个过程中相互作用，来自第二个事件的光将被添加到第一个事件中，导致堆积效应。由于该过程非常快（对于LYSO晶体，约为40纳秒），因此该效应仅对高计数率重要。如果晶体具有高光输出，则晶体的物理尺寸可以做得更小，以增加空间分辨率。此外，如果材料更坚固，则更容易制造小晶体。511keV光子的能量分辨率应尽可能高，故闪烁晶体往往是致密的，因此它们主要通过光电效应相互作用以完全吸收入射光子的能量。重要的是，闪烁光具有与PMT响应匹配的波长，PMT耦合具有与晶体相同

的折射率，并且晶体对闪烁光透明以避免光学损失。暴露于辐射的材料会随着时间的推移而降解；因此，闪烁晶体必须具有抗辐射性，以增加稳定性和寿命。由于一些晶体如NaI（Tl）在暴露于湿气时会劣化（具有吸湿性），因此非吸湿性晶体更理想，因为它们不需要气密密封。

诸如BGO闪烁晶体可能对紫外（UV）光的损害敏感，必须被屏蔽，环境温度也可以改变探测器效率。此外，闪烁光在可见（蓝色）光谱中，因此环境光会干扰辐射的测量。密封吸收晶体以保护它们免受环境影响，并且通常将聚酯薄膜片放置在晶体前面以阻挡环境光。透明闪烁晶体的作用类似于光学光导，其将闪烁光子携带到光电倍增管（PMT）。这依赖于全内反射；然而，一些光子逸出晶体，并且由于闪烁光的发射是各向同性的，光子不朝向PMT行进。根据晶体大小，BGO晶体可能会损失高达40%的闪烁光，而对于LYSO晶体，则可能高达50%。通常，探测器由晶体阵列形成，每个晶体阵列由单个晶体块制成，其中切割凹槽以形成二维晶体阵列。这些凹槽并没有完全切穿晶体块，而是填充了

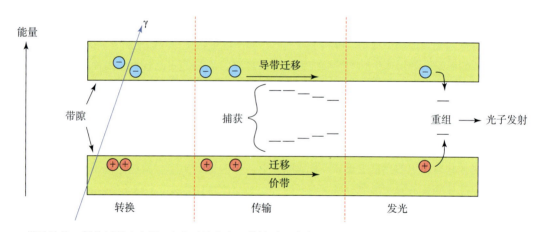

图1.2 带隙结构、转换过程中电子-空穴对的产生、传输过程中电子-空穴对的迁移，以及导致光子发射的重组示意图

表1.2 PET闪烁晶体的理想特性

晶体性能	效果
电子-空穴对产生的高转换效率	高γ射线探测效率
快速光衰时间	低堆积/良好的重合时序
高光输出	每个PMT有大量晶体良好的能量分辨率，可抑制散射光子
光电倍增管（PMT）响应附近的闪烁光波长	用于收集闪烁光子的高探测量子效率
对闪烁光透明	良好的光输出到PMT
折射率与PMT耦合相同	与PMT的良好光耦合
耐辐射	随时间推移的稳定反应
不吸湿	更容易包装晶体
物质坚固	生产更小的晶体元件

特氟龙以保护晶体阵列。典型的布置涉及将4个PMT耦合到单晶探测器（二维阵列）块。由于沟槽没有完全穿过晶体切割，因此允许PMT之间的一些串扰，并将其用于位置确定。

光电倍增管

来自闪烁过程的光输出太低，无法直接测量，因此必须在被量化之前进行放大。闪烁光子被晶体引导到光电倍增管（PMT），在那里它们与光电阴极相互作用。当闪烁光子与光电阴极相互作用时，它们会释放出一个电子，该电子通过聚焦阴极被弹射并加速朝向第一倍增极。有一系列连续的倍增器电极，它们保持在不断增加的电压电位上，这使得更多的电子被加速，从而极大地放大了信号。最终信号由电路测量以记录脉冲的幅度，整个过程见图1.3。

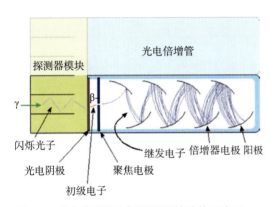

图1.3 光电倍增管与探测器模块连接示意图

因此，PMT相对于它们的表面积是昂贵的，这增加了PET探测器系统的成本。由于PMT体积庞大，将PMT耦合到单个晶体探测器是不切实际的，这就是使用探测器块来代替的原因。最后，PMT检测量子效率有限（PMT约35%，SiPM为80%），这是指入射光子转换成电子的比例。因此，为了改进PET成像并将PET与MRI结合，需要一种不同的信号放大方法。半导体技术的最新发展提供了硅光电倍增管（SiPM）形式的解决方案。SiPM通常也被称为单光子雪崩二极管（single-photon avalanche diode，SPAD）阵列，也被称为以下术语：固态光电倍增管（solid-state photomultiplier，SSPM），像素化盖革模式雪崩光子探测器（pixelated Geiger-mode avalanche photon detector，PPD），多像素盖革模式雪崩光电二极管（multipixel Geiger-mode avalanche photodiode，GM-APD或G-APD）或多像素光子计数器（multipixel photon counter，MPPC）。SiPM由在盖革-米勒模式下工作的单光子雪崩光电二极管（avalanche photodiodes，APD）阵列组成。当向ADP施加足够的电压时，产生

大的电场。当光子与ADP相互作用时，会产生电荷，并且由于电场的作用，该场中的任何电荷都会被加速；这会产生更多的电子-空穴对，并通过电荷的"雪崩"使信号倍增。然后，这些电荷产生输出脉冲，该输出脉冲与APD相互作用的偏振光子的数量成比例。ADP（以及SiPM）的增益随温度的变化而变化，必须进行温度控制；然而，SiPM对磁场不敏感，这对于PET/MRI的应用很有用，并且具有出色的定时特性，适用于飞行时间PET成像。

SiPM的电路图如图1.4所示。SiPM由大量（$10^2 \sim 10^5$）ADP半导体管的平行阵列组成，电压施加在反向偏置方向（V_{bias}）。该反向偏置电压（通常＜100V）使ADP处于盖革-米勒模式，如前所述。每个ADP与猝灭电阻器（Rq）串联，猝灭电阻器（Rq）设置SiPM在检测到闪烁光之后返回到盖革-米勒模式的恢复时间。SiPM的输出电压通过分流电阻（R_s）读取，最终信号通过前置放大器被放大。

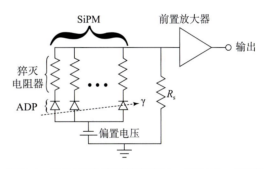

图1.4 SiPM光电倍增管电路图。SiPM由一系列在盖革-米勒模式下工作的ADP半导体阵列组成。伽马射线将能量沉积到ADP半导体中，产生电子-空穴对

PET相机

在真空中，光子以光速传播（约3×10^8m/s或30cm/ns）。对于直径为60cm的PET探测器系统，光子需要2纳秒才能穿过。正电子激发产生两条能量相等（511keV）但方向相反（间隔180°）的伽马射线，如前所述。这些光子由于其高能量而对人体组织具有高度穿透性，因此我们预计它们会逃离人体。由于它们的速度快，预计如果两个光子都与探测器相互作用，它们将在大致相同的时间相互作用。

放射性示踪剂在患者体内产生许多同时发生的衰变事件。这反过来根据视野内的活动，每秒产生许多光子检测。然后使用光电倍增管放大测量到的符合信号，并检查同步时间，见图1.5。

来自PMT的信号被脉冲发生器转换成幅度与沉积能量成正比的尖脉冲。由于电子俘获和体内其他相互作

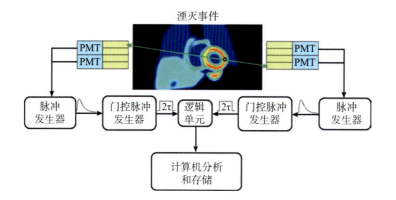

图1.5 符合时序电路

用等事件产生的光子，以及不对应于零电离事件的光子，仍然可以与探测器晶体相互作用。而且，由于能量沉积不完全和探测器效率的变化，湮灭光子可能不会在晶体中沉积相同能量。因此，脉冲发生器发出的脉冲是通过能量阈值来选择的，以判断光子是否可能是湮灭事件产生的，见图1.6。

如果脉冲被接收，它们随后被送到一个门控脉冲发生器，该发生器将脉冲转换成宽度为符合定时窗口（2τ）2倍的方波，但保留了两个峰值之间的时间差。由于没有办法区分两个单独的湮灭事件的发射，因此使用符合时间窗口来拒绝或接受测量的符合事件，如图1.7所示。然后记录并存储最终检测到的事件。

数据采集、投影和正弦图

视场中的一个小点源将从不同角度的符合事件中产生数条发射线。如果将观测限制在一个单一的横轴平面上，并将扫描仪中心的位移作为与水平方向夹角的函数绘制出来，位移将描绘出一个正弦函数，如图1.8所示。因此，按角度分组并叠加的这些位移的集合被称为正弦图，后文将进行描述。

PET扫描仪中的探测器块和环轴向堆叠，如图1.9所示。较旧的二维模式扫描仪在探测器环之间具有薄的钨隔片，用于衰减跨轴平面之间的光子。二维重建将符合检测的轴向角度限制在这些单独的跨轴平面。这种设计有助于减少图像平面之间的散射，但以较低的灵敏度为代价，因为光子在致密的钨中被高度吸收。由于三维图像重建的进步（例如傅里叶重新分箱、迭代统计方法和基于模型的散射校正），物理准直已变得不必要，现代PET扫描仪不再具有任何钨隔片。

每条响应线都有一个由晶体几何形状决定的轴向和跨轴向角。具有共同角度的响应线（平行的响应线）组合在一起形成投影。投影可以沿径向轴增加的角位移方式叠成一个称为正弦图的数据结构，如图1.10所示。一维投影是相同角度下所有响应线的所有计数（重合事件）的总和。图1.10a显示了0°和−45°的一维投影。完整的正弦图由所有角度（从−90°到＋90°的完整180°）的所有投影组成，并包含扫描仪轴向长度内单个切片（或平面）的所有投影信息。将所有切片的正弦图（包括斜角）堆叠在三维矩阵中，以形成三维正弦图。如图1.10b所示的角投影是通过将所有切片的所有一维投影以公共角度堆叠而形成的，其中心脏壁在投影图像中清晰可见，呈马蹄形或甜甜圈形。

图1.10a，表示沿0°和−45°角度下沿角向量ℓ的侧向位移"L"的函数，并给出了投影轮廓的示例。

表1.3总结了各种扫描仪的几何形状，显示了使用

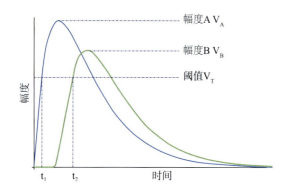

图1.6 来自脉冲发生器的示例脉冲。这些脉冲在能量窗口内，并被接受为符合事件

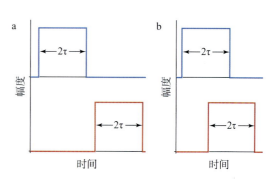

图1.7 提示符合定时窗口，显示两种情况：a.示例脉冲不符合并被拒绝；b.提示符合脉冲示例

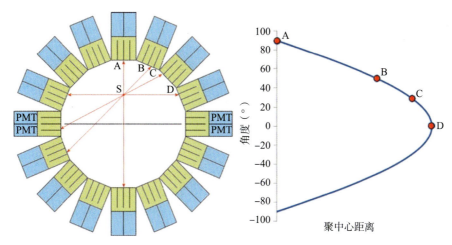

图1.8 点源"S"的正弦图。点源的响应线A、B、C和D绘制在描绘正弦函数的位移图上

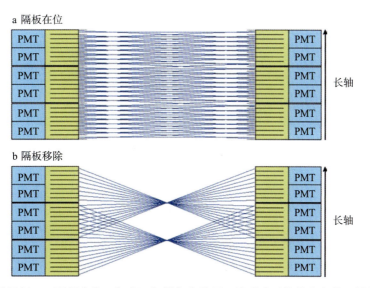

图1.9 一些响应线的示例。a.隔板在位,仅在旧扫描仪中进行二维重建时将符合事件限制在跨轴平面;b.隔板被移除,从而允许沿扫描仪轴向的跨轴平面之间的接受角度更大

BGO、LSO和LYSO闪烁晶体的扫描仪。GEHC Advance和GEHC Discovery 690(D690)扫描仪均使用PMT,而Siemens Biograph Vision 600(V600)使用较新的硅光电倍增管(SiPM)。由于LYSO闪烁晶体的性能优于BGO晶体,D690扫描仪的晶体元件比Advance更小。由于SiPM光电探测器等技术的进一步发展,V600扫描仪的晶体尺寸甚至比Advance或D690更小。典型的重建图像矩阵大小范围为128~880像素,例如,Advance具有35个跨轴平面,D690具有47个平面,而V600具有159个平面。

表1.3 PET扫描仪设计示例

	GEHC Advance	GEHC Discovery 690	Siemens Biograph Vision 600
出品年限	1995	2010	2020
晶块排列(跨轴×轴位)	6×6	9×6	5×5
探测器晶体尺寸(mm³)(跨轴×轴位×深度)	4.0×8.1×30	4.2×6.3×25	3.2×3.2×20
探测器环数	18	24	80
探测器晶体/环	672	572	760
轴位FOV(cm)	15.2	15.7	26.3
探测环直径(cm)	92.7	81.0	82.0
探测器类型	PMT	PMT	SiPM

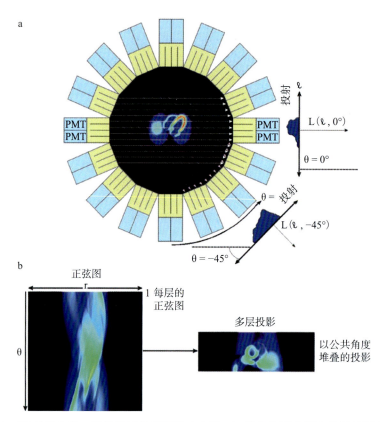

图 1.10 a.在0°和−45°处组合在一起的相同角度下的响应线。b.按角度堆叠所有分组的正弦图形成单个正弦图。如果以一个角度对所有跨轴层面进行单个投影,将得到堆叠投影视图(b的右侧)

物理效应校正和图像重建

当正电子湮灭导致两个(未散射的)光子被PET系统探测到时,称为真符合事件,如图1.5所示。然而,光子散射、吸收和非成对(机会或偶然)探测的物理效应将导致假符合事件,例如散射、随机和级联伽马符合事件。在瞬发符合时间窗(图1.7b)内探测到的任意两个光子称为瞬发符合事件,包括所有真实的、随机的、散射的和级联伽马事件。理想情况下,记录的真实符合事件计数率应与同位素活度浓度成正比。然而,由于PET扫描仪记录了瞬发符合窗口中的所有光子对,因此必须消除衰减、散射、随机和瞬发级联伽马符合事件的污染效应,以精确测量同位素浓度。

散射符合事件的校正

当其中一个湮灭光子受到康普顿散射,但两个光子都被检测为有效湮灭光子时,它产生一条不与湮灭点相交的响应线,如图1.11所示。我们称之为散射符合事件,根据对象大小和采集模式(二维与三维),散射事件可以占到所有测量瞬发事件的20%～80%。因此,散射事件是PET成像的重要噪声源。

高角度散射事件(接近90°)将产生接近其初始能量50%(255.5keV)的光子,因此这些光子会超出探测器的能量窗口并被排除。因大多数散射符合事件由相对较小

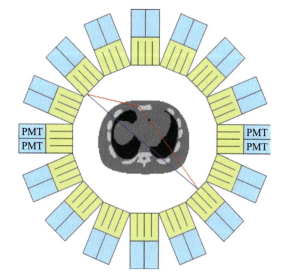

图 1.11 散射符合事件示意图。发射发生在心脏内的一个点(蓝色圆圈),其中一个511keV的光子在肋骨的骨骼中散射。记录的响应线(蓝色)位置错误,因为它不与湮灭点相交

的角度散射事件产生,故仅产生与真实湮灭位置小的偏移。较窄的能量窗口可以用于拒绝更多的散射,但以降低对真实(即未散射)光子的灵敏度为代价。

最常见的散射校正方法是Watson等和Ollinger等在1996年独立提出的模拟单散射(SSS)算法。多个散射

事件发生频率远低于单个散射事件，因此SSS算法假设大多数散射事件是由单个康普顿效应相互作用而发生的。由多散射事件是不可忽略的，因此通过将单次散射分布与一维高斯核卷积来考虑这些事件。Klein-Nishina公式用于模拟沿每条响应线（LOR）发生的单次散射事件。该过程在随机和死区时间校正之后开始，首先使用低分辨率（有时低至1cm³体素体积）的发射数据进行反投影对散射进行初始估计。为了将图像缩放到真实的活动浓度，从身体轮廓外的散射尾部估计一个归一化因子，如图1.12所示。通常，初始估计与迭代重建（将在本章稍后讨论）结合使用，方法是将SSS估计纳入重建的前向投影组件中。

准确建模和确定患者体内的散射需要事先了解散射介质和发射分布，这使得散射校正是最难实施的PET校正之一。

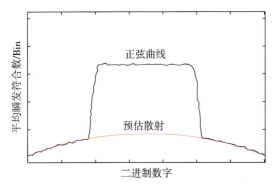

图1.12　正弦图轮廓（黑色实线）和散射校正SSS估计中使用的对象外部数据尾部（红色虚线）的估计散射示例

随机符合事件的校正

当来自不同湮灭事件的两个光子被系统检测到并被记录为符合事件时，响应线不对应于图1.13所示的湮灭点。

随机符合事件的概率随着放射活性水平的提高而增加。延迟符合法是校正随机符合事件最常用的方法。该方法使用双符合电路，其中第二电路在符合时间上有延迟，用于测量延迟的符合事件。延迟的时间设置使得真正的符合事件不被检测到，只有在延迟窗口中测量到随机事件。随机事件无法从扫描数据中删除，并在最终图像中产生背景噪声。但可以校正所测量图像的活性浓度偏差，产生以活性浓度为单位的定量图像。

级联伽马符合事件校正

一些放射性同位素在发射正电子的同时产生被称为级联伽马的高能伽马射线，并且该级联伽马射线可以由PET探测器系统探测到。例如，在约15%的时间里，^{82}Rb将发射776.5keV的伽马射线（除了正电子外），这个伽马射线可能散射并落在可接受窗口的能量范围内。级联伽马射线（有时称为瞬发伽马射线）从原子核发射，而湮灭光子从湮灭点发射，由于正电子范围，湮灭点可能距离衰变事件有一定距离。如果一个级联伽马射线与另一个光子同时被探测到，则被称为级联伽马符合事件，如图1.14所示。

虽然两个独立的衰变事件在时间上有一定的间隔会发生随机符合，但级联符合将在时间上与正电子湮灭伽马光子相关，因为它们几乎在同一时间发生；因此，延迟窗口随机校正技术不能校正级联事件。级联伽马符合的响应线偏离了湮灭的真实位置，并且具有类似于随机

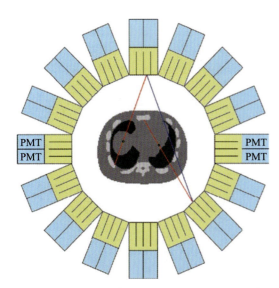

图1.13　随机符合事件展示。蓝线是记录的响应线，由于它不与任何湮灭点相交，因此位置出现了错误

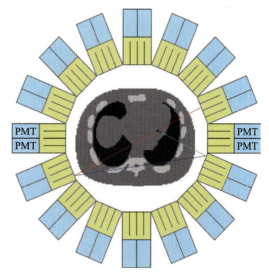

图1.14　级联伽马符合事件展示。绿线代表级联伽马射线，红线代表共线湮灭伽马射线，蓝线代表记录的响应线，由于它不与湮灭点相交，因此位置出现了偏差

符合的均匀噪声分布，因此需要校正。均匀分布是级联发射是各向同性的，并且与湮灭光子方向不相关的事实的结果。

级联伽马校正通常与散射校正相结合。首先对正弦图进行随机性、衰减和死亡时间的校正，然后从级联伽马补偿（CGC）核估计级联伽马分布的形状，并确定SSS分布的形状。对正弦图进行屏蔽，以选择身体轮廓外的活动，该身体轮廓假定仅包含散射和级联伽马符合事件。然后将体外数据拟合到CGC和SSS分布的组合中，并在缩放后将其从数据中减去，以生成针对散射和级联伽马符合校正的正弦图。

探测器死亡时间和脉冲堆积的校正

在光子与闪烁晶体相互作用之后，会有一段时间间隔，在此期间产生闪烁光，然后被转换成电子脉冲，最终转换成方波门控脉冲，如本章"辐射探测和PET探测器系统"部分中所示。如果第二个光子与探测器相互作用，而第一个光子仍在处理中，则第二个光子将不会被探测到。电子电路需要一定的时间整合来自探测器的输入信号。在此期间，来自PMT的任何后续信号都无法处理，且探测器会有一段被称为探测器死亡时间的时间段处于"死亡"状态。如果第二个光子在检测过程早期（在整合之前）出现，则第二个光子与第一个光子无法区分，两个光子将根据吸收的总能量被整合在一起。将第一个光子的信号与第二个光子的信号相结合，称为脉冲堆积。

闪烁中的转换时间小于1皮秒，并且不是堆积的主要来源；然而，由于重新捕获电子-空穴对所花费的时间，从传输到发光有显著的延迟。BGO闪烁晶体从转换到发光的总衰减时间（也称为晶体响应时间）为300纳秒，LYSO晶体为40纳秒。

为了说明探测器死亡时间的影响，图1.15显示了理想（真实符合）计数率与测量计数率的关系。在低活动水平时，几乎没有死亡时间或堆积事件；因此，测量计

数率和理想计数率几乎相同，并且表现得像一个线性函数。理想的探测器对所有活性水平都有线性响应，但由于事件死亡时间造成的丢失事件及随机事件的增加，符合计数率在高活动水平时会下降。在高计数率下，系统响应可能变得饱和，此时总活动的进一步增加几乎不会导致计数率的增加。

死亡时间效应分为瘫痪和非瘫痪型，如图1.16所示。用于符合检测的电路需要时间来重置，这会产生非瘫痪死亡时间。在非瘫痪死亡时间内，探测器在固定时间段对光子相互作用不敏感，并且在此期间到达的任何脉冲都会被丢弃。瘫痪死亡时间更复杂，因为在死亡时间内到达的脉冲会有效地重置整合时钟，延长死亡时间。这个过程可以继续增加到一个点，此时没有额外的光子被检测到。在此过程中检测到的所有光子都被整合在一起。PET探测器系统通常包括瘫痪死亡时间和非瘫痪死亡时间效应的组合。

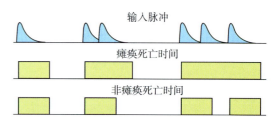

图1.16　瘫痪和非瘫痪死亡响应示例。当后续脉冲足够接近时，瘫痪情况下的死亡时间会延长

瞬发符合［真实（T）＋随机（R）＋散射（S）］将具有与延迟窗口中的随机值相同的死亡时间损失，因为两者都是从相同长度的定时窗口获取的。可以使用延迟窗口来去除随机噪声，仅留下$T+S$，并且随机噪声应该与死亡时间校正后的视场中的活性成正比。

图1.17展示了死亡时间对真实计数率（T）、随机计数率（R）、散射计数率（S）和瞬发计数率（$T+R+S$）的影响。在低活性水平下，随机计数率低于散射计数率

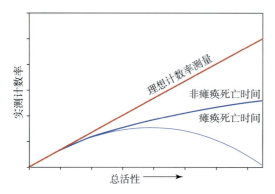

图1.15　根据瘫痪和非瘫痪死亡时间模型，作为扫描视野中活动函数的符合计数率测量，理想的计数率（无死亡时间损失）将与总活性成正比线性增加

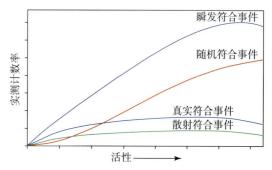

图1.17　通过测量真实、散射、随机以及瞬发符合事件的计数率来反映PET视野中的放射活性函数

和（或）真实计数率，并且随活性线性增加。对于更高的活性水平，死亡时间变得更加显著；因此，随机计数率将占主导地位。在非常高的活性下，因为系统变得饱和，系统达到带宽所有测量的计数率将下降。

扫描仪可以有瘫痪、非瘫痪，或两者的组合死亡时间的影响。例如，较旧的GE Advance可以通过两个瘫痪死亡时间来建模，一个在单个晶体级（332纳秒），另一个在模块级（625纳秒），而GE D690在模块级别（发生堆积的地方）有一个200纳秒的瘫痪死亡时间，随后是200纳秒的非瘫痪死亡时间以确保探测器重置。根据这些系统模型对测量数据进行调整，以产生图像，其中校正的（真实的）计数率与同位素活性成正比。现代扫描仪利用快速计算机和数据传输速度，实现高符合带宽限制（例如，1Gbit/s网络数据传输速率可以使用64位事件字支持约15Mcps）。具有扩展轴向视野的较新扫描仪，如EXPLORER（联影）和QUADRA（西门子）具有如此高的灵敏度，以至于必须限制注入的活性，以避免在超过符合带宽时发生的不可校正的死亡时间效应。

图像衰减校正

当光子穿过组织时，有些光子被吸收或散射出扫描仪视野。这些光子从探测器系统中移除，导致计数丢失。如果不考虑这种损失，测量到的患者体内的放射活性浓度将被低估。衰减校正前后重建的PET图像如图1.18所示。

现代PET系统包括用于患者定位和衰减校正目的的计算机断层摄影（CT）扫描仪。CT的另一个用途是将示踪剂摄取的区域与体内器官的解剖位置相关联。CT在患者周围产生旋转的X射线源，并测量穿过患者到达另一侧探测器的光子的强度。这样就产生了以亨斯菲尔德单位（HU）表示的光子衰减的投影图像，但可以转换为511keV光子的衰减单位。因此，CT图像可以直接用于计算衰减校正因子（ACF）。CT投影可以叠加形成乘法ACF正弦图，用于校正PET正弦图，如图1.19所示。

固有和重建的空间分辨率

在成像中，两个物体之间的最小分离距离（其中两个物体彼此可区分）被称为空间分辨率。在PET成像中，假设响应线对应于示踪剂位置（衰变事件）；然而，由于正电子射程，两个晶体之间的实际响应线（LOR）可能不会穿过衰变点。这种衰减和湮灭位置之间的差异给重建图像增加了模糊效果，从而降低了图像分辨率。短半衰期的同位素具有更多的高能量正电子，相应正电子的射程也更大，因此图像分辨率较低（表1.1）。此外，当正电子湮灭时，可能会有一些残余的角动量，这会导致发射角出现±0.5°的角分布（非共线性），可能导致图像分辨率的小幅度下降（图1.1）。

湮灭光子具有高度穿透性，如果入射到晶体的角度不是90°，它可能会穿透初始晶体，并将其部分或全部能量沉积到相邻晶体上。晶体穿透会导致LOR被分配到错误的晶体上，导致径向的不对称模糊效应。对于更靠近探测器环边缘的发射，这种效应变得更加明显。

基于投影的图像重建

PET和CT成像依赖于断层图像重建的数学原理，该原理通过获取投影信息重建对二维（或三维）物体的估计图像。投影是以相同角度但具有跨对象的空间分布（即跨越一个图像平面）的LOR的集合。在PET中，LOR是两个探测器之间发生的所有符合事件的总和。投影信息的重建最早由Johan Radon在1917年提出，并于1956年首次应用于图像重建。

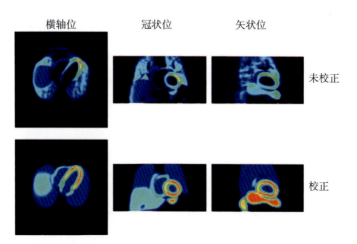

横轴位　　　　冠状位　　　　矢状位

未校正

校正

图1.18　无衰减校正（上）和有衰减校正（下）重建的PET图像。在未校正图像中，示踪剂活性的表观分布发生了显著改变

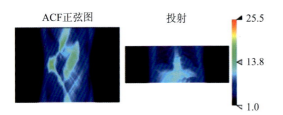

图1.19　ACF正弦图用于模拟心脏扫描（左）和单角度投影视图（右）。ACF值是无单位的标量，用作记录真实符合事件的乘法校正

滤波反投影

图像重建的数学原理从Radon变换开始。通过用投影切片定理扩展Radon变换，我们可以发展出用于重建图像函数的逆傅里叶变换，这被称为反投影。然而，这需要滤波，因此称为滤波反投影。由于这是一个解析模型，这种重建方法易于实现且计算速度快。然而，反投影缺乏对PET成像的物理特性（如噪声）的任何建

模，并且有时在重建图像中产生负值。此外，投影信息不足可能导致条纹效应。投影数量对滤波反投影重建的影响如图1.20所示。当使用单一投影角度时，只有一个投影被反向投影到空白矩阵上。随着投影角度的增加，重建图像趋于真实物体，但超过100个投影角度后改进不大。

迭代重建

从辐射过程中检测到若干事件的概率遵循泊松分布。通过将探测到单个事件的概率扩展到所有可能事件的总和，并在此数学框架下建立最大似对数函数，形成迭代重建算法。由于该方法考虑了辐射检测的物理特性，因此可以将噪声准确地建模为反射的一部分，并且重建的图像不会出现像反向投影那样的条纹效应。此外，可以应用先验知识来消除重建图像中出现负值的可能性。然而，这种算法必然更加复杂，因此计算成本较高。由于上述优点，通常使用迭代重建来重建临床图像。

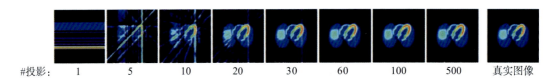

#投影：　　1　　5　　10　　20　　30　　60　　100　　500　　真实图像

图1.20　投影角度数对图像重建的影响示例。使用100个和500个投影重建的图像与原始图像几乎相同

第 2 章

心脏 PET/MR 基础

Yoann Petibon，Chao Ma，Jinsong Ouyang，Georges El Fakhri

概述

一体化正电子发射断层扫描（positron emission tomography，PET）和磁共振（magnetic resonance，MR）（PET/MR）作为一种强大的成像模式，正在迅速获得动力，适用于临床和基础研究应用。首个全身 PET/MR 系统在 2010 年获得美国 FDA 批准并安装。从那时起，全球使用的系统数量稳步增长，截至 2020 年底，全球共安装了约 260 台完全一体化 PET/MR（图 2.1a）。在过去的 10 年中，随着安装的扫描仪基数不断扩大，基础和临床研究也非常活跃，截至 2020 年底，有超过 4250 篇文章引用了 PET/MR（图 2.1b）。在最基本的层面上，PET/MR 结合了每种模态的优势，使生理成像具有 PET 的卓越分子灵敏度，并辅以 MRI 的高分辨率结构信息及其众多互补的功能（如灌注）和分子（如波谱）测量。与计算机断层扫描（CT）相比，磁共振成像（MRI）不仅具有更优异的软组织对比度及独特的组织成分探查能力，其作为正电子发射断层成像（PET）解剖学补充手段的应用，还使得 PET/MR 系统的有效辐射剂量显著低

于 PET/CT 系统。这一优势在儿科检查及需要连续成像的临床方案（例如肿瘤分期评估与治疗反应监测）中具有重要价值。此外，在一体化 PET/MR 中，PET 和 MR 数据的内在空间和时间配准可以用于执行 PET 的基于 MR 的运动校正和解剖学引导的 PET 重建，以进行部分容积效应校正和噪声控制，从而显著改善 PET 的图像质量和准确性。终不可忽视的是，一体化 PET/MR 系统为量化生理过程提供了独特机遇——例如在心脏成像中，通过电压敏感性 PET 示踪剂实现线粒体膜电位的定量图谱分析，并结合基于 MRI 的心肌细胞外容积分数测量，此类多模态协同研究在单独使用任一模态时均难以实现。

PET/MR 一直是活跃的跨学科研究主题，旨在为与这种融合成像模式相关的许多物理（如仪器）和实际（如衰减校正）挑战开发解决方案。此外，研究者已针对该成像技术在特定临床应用场景中的独特优势（如运动校正）开展深入研究，以充分挖掘其潜在价值。本章简要概述与 PET/MR 相关的挑战和机遇，特别强调心脏成像应用。本章中我们还简要介绍目前在心脏磁共振成

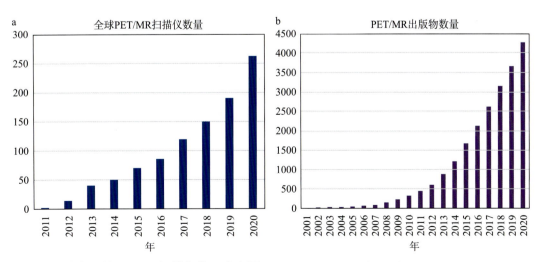

图 2.1　a. 全世界安装的 PET/MR 扫描仪数量（来源：Siemens Healthineers，GE Healthcare，United Imaging）；b.PET/MR 出版物数量

像背景下PET/MR的临床应用及未来发展方向。

PET/MR仪器

由于两个系统之间的相互交叉和干扰，故将PET和MRI扫描仪集成到一台机器中代表了一项重大的工程成就。实际上，MR信号的形成与采集所需的所有组件［如静态主磁场（B_0）、射频场（B_1）和梯度场］都可能影响标准PET探测器和电子设备的正常运行，因此需要开发出用于一体化PET/MR扫描仪的特定MRI兼容仪器。例如，传统上在PET探测器中用于信号放大的光电倍增管（PMT）即使在有弱磁场的情况下也不能工作，因为电磁力会干扰PMT中倍增极链的电子运动，并显著削弱其放大功率。一体化PET/MR扫描仪反而依赖于不同类型的光电探测器技术，例如雪崩光电二极管（APD）或硅光电倍增管（SiPM），它们对磁场很不敏感。同样，将PET仪器（如闪烁晶体、电子器件、屏蔽）引入磁体孔中会使B_0和B_1场以及梯度场的线性失真，从而影响MRI数据采集，导致图像伪影。例如，含有钆的PET闪烁晶体，如LGSO，由于其高磁化率，不适合用于PET/MR。因此，一体化PET/MR系统采用由诸如LYSO等材料制成的探测器。还存在与将PET扫描仪集成在MRI机架内相关联的物理约束，因为这两个系统具有直径范围约1m的外孔，要求PET仪器非常紧凑以便装配到孔中。在这方面，APD和SiPM不仅与MRI兼容，而且体积比PMT小得多，因此代表了特别适合PET/MR的技术。然而，一体化PET/MR系统都有窄孔（直径约60cm），这可能会给研究大型或幽闭恐惧症患者的检测带来实际困难。

到目前为止，已经有4种临床全身（WB）PET/MR扫描仪上市。Philips Healthcare于2010年发布了第一台WB PET/MR机器，配备TF Ingenuity。与之后的系统不同，TF Ingenuity PET/MR允许顺序（而不是同时）PET和MRI扫描，每个系统物理上相互分离以最大限度地减少干扰，旋转床在两个机架之间穿梭运送患者。尽管两台扫描仪之间存在物理隔离，但在PET扫描仪设计中仍必须引入磁屏蔽，以使其基于传统PMT和LYSO晶体（尺寸4mm×4mm×22mm）探测器正常工作。不久后，Siemens Heathineers推出了Biograph mMR，这是首款能够同时进行PET和MR采集的完全集成的WB系统。Biograph mMR是一体化PET/MR系统，由3T全身MRI扫描仪和安装在梯度线圈和体线圈之间的PET机架组成。PET探测器系统采用了与APD阵列耦合的LSO闪烁体（尺寸4mm×4mm×20mm），与Ingenuity TF的18cm轴向FOV相比，允许25.8cm的轴向覆盖。2015年，通用电气（GE）发布了Signa PET/MR，这是第

一台具有飞行时间（TOF）功能的一体化PET/MR机器。Signa的MRI组件基于3T Discovery 750W MRI平台，PET探测器系统采用耦合到SiPM的镥基闪烁器（"LBS"，尺寸3.95mm×5.3mm×25mm），提供394皮秒TOF定时分辨率和25cm轴向FOV。uPMR 790是联影最近推出的另一种一体化TOF PET/MR系统。该扫描仪包括一个3T超导磁体和一个由LYSO晶体（尺寸2.76mm×2.76mm×15.5mm）和SiPM组成的PET系统。该系统的时间分辨率约为540皮秒，其轴向FOV长为32cm，是目前所有商用PET/MR扫描仪中最大的。

如上所述，所有一体化的临床全身（WB）PET/MR扫描仪都依赖于固态光电探测器，如APD或SiPM。这两种设备都是基于改良的p-n结的硅半导体光电探测器，通过施加外部偏置电压用于电荷载流子加速。由于APD和SiPM中电荷行进距离很小，因此这些光电探测器对磁场很不敏感。虽然APD与MRI兼容且高度紧凑，但其放大性能强烈依赖于温度和施加电压的强度，这需要非常严格地控制这些参数以实现稳定操作。此外，APD的增益远低于常规PMT，并且时间分辨率差，不利于光子TOF的测量。SiPM是一种替代的光电探测器技术，由以盖革－米勒模式（即偏置电压高于击穿电压）操作的数千个APD组成的2D阵列组成。在SiPM中，探测器阵列内的每个盖革APD都作为单光子计数器运行，并且与其他计数器同时独立处理。SiPM具有非常高的增益，等同于或高于传统PMT，以及优异的时间分辨率，这使得能够进行TOF测量。

衰减校正

衰减校正（AC）是获得定量准确的PET图像的关键。在21世纪初引入一体化PET/CT系统之前，独立PET相机采用旋转正电子发射传输源直接测量湮灭光子的衰减。在PET/CT扫描仪中，通过利用CT亨斯菲尔德单位（HU）与511keV处衰减系数之间存在的线性关系，从低剂量CT图像中导出衰减图。然而，商业上可用的PET/MR系统都没有配备CT机架或发射源，这意味着必须从MR图像中获得衰减图。为人体组织生成精确的基于MR的衰减图在技术上非常具有挑战性，因为在通过MRI测量的组织特性（如质子密度、弛豫时间）与确定线性衰减系数的基础电子密度之间没有直接关系。例如，骨骼和肺等组织在它们衰减湮灭光子的程度上表现出巨大的差异，然而当通过常规脉冲序列成像时，由于它们的超短T_2^*弛豫时间（<1毫秒）和低质子密度，两者都显示出非常低的MRI信号。

在PET/MR中基于磁共振衰减校正（MRAC）已成

为广泛研究的课题，并研究了几种方法。最广泛使用的MRAC方法包括将受试者的MR图像分割为不同的组织类别，然后为每种组织类型分配离散衰减系数。最常用的基于分割的MRAC方法依赖于用水/脂肪分离的快速三维两点狄克逊采集。然后使用采集的同相和反相图像生成分段恒定PET衰减图，其中包含4个组分：空气、肺、脂肪和非脂肪软组织。虽然广泛用于PET/MR扫描仪，但这种方法有几个限制，主要的一个是，它错误地将软组织的衰减系数分配给骨皮质。这种对衰减效应的低估在骨骼本身及其附近组织中引入了大量的定量误差（图2.2）。除骨骼外，还报告了身体其他部位（如支气管）的组织分类错误，导致进一步的图像伪影。然而，这些方法在软组织器官（如心脏、肝和肾）中报告的活性估计值偏差相对较小，通常在几个百分点的范围

内。为了获得MRAC的骨骼信息，研究人员调查了利用特殊脉冲序列的方法，这些序列具有非常短的回波时间，例如超短回波时间（UTE）、零回波时间（ZTE）或UTE/ZTE与Dixon采集的组合，这些方法普遍在脑和骨盆成像应用。然而，这些方法以更长的采集时间为代价，并且通常需要一定程度的人为干预，例如，在骨分割期间。MRAC的第二种方法是生成衰减图，可以通过将个体受试者的图像数据配准到预先计算的衰减图谱/模板来解释骨骼，如脑和全身成像所示。已发现这些方法可以在大脑中提供准确的结果；然而，由于受试者之间在解剖结构、体重指数和（或）疾病方面的差异较大，因此其在体部成像中的应用仍然具有挑战性。此外，基于图谱的方法在解释骨密度和结构的受试者特异性变化的能力方面有限。第三类MRAC技术采用机器学

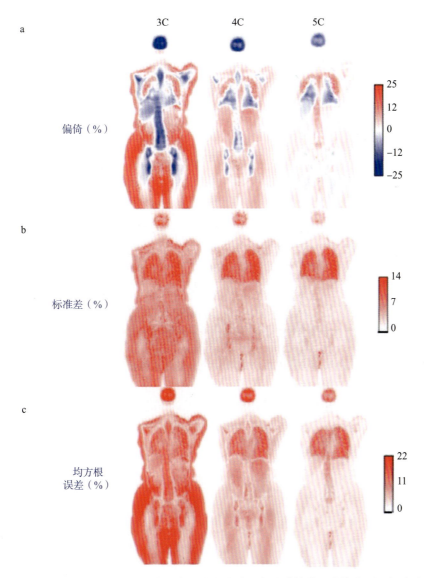

图2.2 基于23个患者数据集，针对不同的基于分割的衰减校正方法计算的平均值（a）、标准差（b）和均方根误差（RMSE，c）[18]F-FDG SUV_{bias}的全身图谱。3分类（"3C"：空气、肺、软组织）、4分类（"4C"：空气、肺、脂肪、非脂肪软组织）和5分类（"5C"：空气、肺、脂肪、非脂肪软组织、骨骼）衰减图

习以全自动方式将MR图像合成伪CT图像（图2.3）。这些方法通常依赖于深度卷积神经网络（CNN）来学习输入MRI数据（如，单独狄克逊数据、Dixon-ZTE、多回波狄克逊/UTE）和训练步骤期间的真实CT衰减之间的非线性映射，使用基于补丁或切片的方法。CNN是一种特定类型的人工神经网络，专门用于分析图像数据。深度CNN通常通过应用一系列滤波和下/上采样操作来工作，这些操作的目的是为手头的任务提取输入数据的最相关的特征。深度CNN的参数（如，滤波器系数）是在一个训练阶段学习的，在这个训练阶段，测量深度CNN（如，"伪CT"图像）和标签（如，真实CT图像）之间的差异成本函数被最小化。基于深度学习的MRAC算法已被证明可以在骨盆和大脑中提供准确的结果，通常在基于CT的参考结果的几个百分点范围内。然而，它们的性能尚未在大型患者队列中得到充分评估。

截断伪影使PET/MR中衰减校正的挑战进一步复杂化。实际上，MRI的轴向FOV通常限制在等中心周围半径为25cm的球体内，B_0场在此具有最佳均匀性，这意味着位于孔边缘的衰减组织无法准确成像，并显示严重的几何失真，甚至信号缺失和截断。例如，手臂向下的胸部PET/MR研究通常会截断手臂的MR信号，使截断组织的衰减效应估计复杂化。如果不进行校正，衰减图中的截断伪影可能导致重建的活动分布中的偏差，该偏差远远超出缺失的组织。已经开发了不同的方法来解决这个问题。基于PET的方法，例如活性和衰减的最大似然估计（maximum likelihood estimation of activity and attenuation，MLAA），试图从发射数据本身估计身体轮廓。然而，基于MLAA的校正质量取决于所使用的示踪剂的类型，并且已经报道了在四肢中显示低累积示踪剂的不准确结果，例如[68]Ga-PSMA。用于截断校正的基于MR的方法包括"使用梯度增强的B_0均匀化"（homogenization using gradient enhancement，HUGE），其有效地将MR FOV扩展到其传统限制之外。与MLAA不同，该方法对研究期间使用的放射性示踪剂不可知，并且发现其在不同示踪剂中提供比非TOF基于MLAA的方法更稳健的性能。

最后，体部PET/MR扫描通常需要使用MR数据采集的柔性射频（RF）表面线圈，其由各种材料制成，例如塑料和橡胶及高衰减组件、用于电子电路的硬件。这些RF线圈在采集期间位于PET FOV中，但不被当前衰减校正方案考虑，因为它们的位置和单独的几何形状在全身扫描中实际上是未知的。研究报告称，由于这些灵活的RF线圈，PET计数损失在2%～5%范围内，并且在高衰减电子硬件组件附近重建的放射性浓度被严重低估。

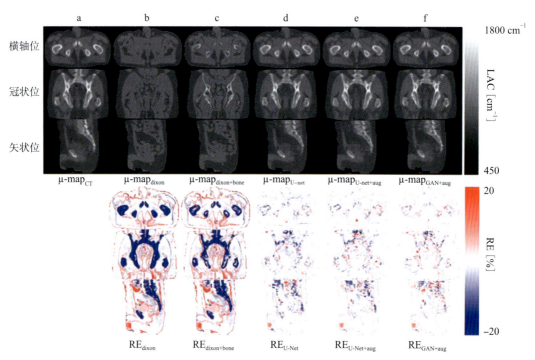

图2.3　比较使用不同方法获得的骨盆区域的衰减图。a.CT（μ-map_CT）；b.基于标准Dixon MRI的方法（μ-map_dixon）；c.基于骨骼的图像信息的Dixon MRI（μ-map_dixon + bone）；d～f.基于深度学习的算法（μ-map_U-net、μ-map_U-net + aug和μ-map_GAN + aug）获得的骨盆区域衰减图的比较。总的来说，CT与不同的深度学习方法之间有很好的相关性。下排图显示了不同衰减图与参考CT之间的相对差异图像

运动校正

PET中的信噪比（signal-to-noise ratio，SNR）主要取决于扫描期间采集的符合事件的数量。因此，采集时间对于每个床位置通常延长几分钟（并且对于一些动态研究甚至长达1小时或2小时），使得PET特别容易受到患者运动的影响，包括不自主运动（如呼吸和心脏收缩）和自主运动（如身体运动）。心脏PET研究特别容易受到运动效应的影响，因为心脏在呼吸运动的同时发生作用，使心脏沿上下方向移动超过1cm，以及心脏收缩，使心脏基底部向心尖移动平均约12mm，同时使壁增厚4～6mm。除了这些伪周期性生理位移外，受检者在PET扫描期间可能以完全不可预测的方式移动，由于不适、疼痛、咳嗽或深呼吸，这种身体运动更可能发生在较长的采集期间，如动态PET研究。在扫描期间，器官的连续运动导致伪影，其改变运动组织中示踪剂浓度的量化并恶化PET图像的诊断质量。两种类型的图像伪影由运动产生。一种表现为重建的放射性分布的空间依赖性拖尾（或模糊），降低了有效的PET空间分辨率并

在局部放射性浓度的估计中引入误差。另一个原因是标准PET/CT和PET/MR协议中屏气期间采集的衰减图与发射数据之间的空间不一致，发射数据可以被视为在许多运动相位、心脏/呼吸周期和身体姿势的平均位置采集的。运动诱导发射/衰减差异可能主要在邻近大衰减梯度的区域（如心/肺和肝/肺界面）导致严重的图像伪影，从而降低PET的诊断价值。

一体化PET/MR系统能够为PET中的运动问题提供准确和稳健的解决方案。事实上，由于其无电离辐射，良好的软组织对比度，高SNR和非常好的时空分辨率，MRI具有测量器官运动的理想特性。此外，由于两种模态之间的一致性和固有配准，MRI导出的运动信息可以被杠杆化以补偿PET图像中的运动效应。近年来，对PET的基于MR的运动校正进行了广泛研究，并应用于脑、胸部或腹部恶性肿瘤和心脏的成像。

基于MR的PET运动校正方法通常相当复杂，涉及MR序列、PET采集和数据后处理步骤的协调集合，这些步骤通常需要根据目标身体区域（如大脑对心脏）和要校正的运动类型（如生理运动与整体运动）。图2.4显

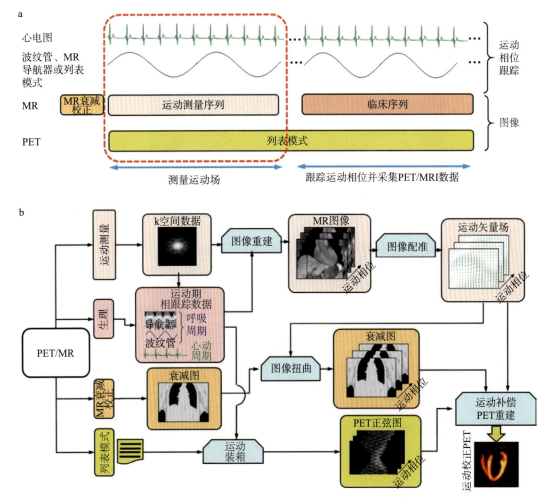

图2.4　PET/MR数据采集（a）和基于MR的PET运动校正处理流水线（b）示意图

示了用于心脏/呼吸运动校正的一般PET/MR数据采集和处理途径。第一步是PET/MR扫描，包括采集衰减图，然后是一个特殊的脉冲序列，旨在以列表模式采集PET数据期间捕获器官运动，其中记录每个符合事件的采集时间。运动测量序列通常被定制用于捕获感兴趣的器官或身体区域的特定运动。例如，标记的MRI可以用于测量心肌的收缩运动，但是使用标记来测量心脏的呼吸运动是不实际的，因为标记模式比典型的呼吸周期更快地衰减。或者，T_2准备的亮血PET/MR采集方案的另一关键特性在于其能够将运动时相（例如呼吸或心脏搏动周期）与扫描时间建立函数关联，使得可对每个符合事件及MR k空间数据读出进行门控处理——即将其精准分配至特定运动相位。利用心电图（ECG）设备可以相当稳健地实现心脏运动相位跟踪。对于呼吸运动，可以通过插入运动测量序列中的一维导航回波或低分辨率二维图像导航模块或使用呼吸波纹管或列表模式PET驱动信号进行相位跟踪。然后使用相位跟踪信号来构建运动分辨的MR体积，即在不同的运动瞬间中的对象的解

剖结构的三维图像，并且将PET符合事件纳入不同的相位。下一步是运动估计，通常通过将不同相位的MR体积配准到参考相位来执行，尽管一些小组还研究了利用PET和MR图像的配准算法。该步骤产生运动向量场（即三维位移的密集集合），描述每个运动相位和参考相位之间的体素到体素空间坐标对应。然后，可以通过在将所获取的衰减图与参考MR体积对准之后将估计的运动矢量场应用于所获取的衰减图来合成运动相关的衰减图，以补偿潜在的差异。最后，可以将运动场和运动相关衰减图集成到迭代PET重建中，以校正运动效应。也更容易实现的替代方法是使用标准算法独立地重建每个门控PET体积，然后应用估计的运动场以将它们与参考相位对准，随后对所得图像进行平均。图2.5显示了使用[18]F-氟吡达唑（[18]F-Flurpiridaz）进行心肌灌注成像时基于MR的PET运动校正的影响。

值得注意的是，用于运动场测量的脉冲序列通常不是诊断MR协议的一部分，因此在这些采集之前或之后实施临床序列。理论上，可以利用诊断MR成像期间采

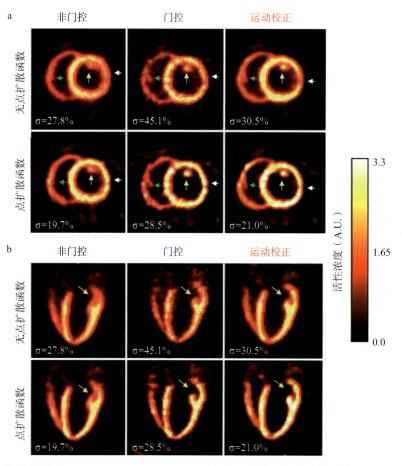

图2.5　运动和点扩散函数（point spread function，PSF）校正对[18]F-氟吡达唑（[18]F-Flurpiridaz）PET/MR心肌灌注成像的影响（猪模型）。a和b分别显示出在没有运动校正（"非门控"）、心脏门控（"门控"，舒张末期）和基于标记的MRI采集的运动校正（motion correction，Moco）情况下重建的短轴和长轴PET图像，每种情况下，又分有无PSF建模。与无运动校正相比，基于MR的运动校正导致更高的图像分辨率，如乳头肌可见性改善所证明的

集的 PET 数据，通过继续采集运动相位跟踪信号进行运动校正，如图 2.4a 所示。至于呼吸运动相位跟踪，虽然在技术上可以将 MR 导航器纳入临床脉冲序列，但修改所有制造商的每个序列是不切实际的；此外，导航器采集可能会干扰其他序列的正常操作。一种更实用的方法是依靠外部传感器或不与 MR 或 PET 采集相互干扰的方法，例如呼吸波纹管或列表模式驱动呼吸门控。

由于身体运动的不可预测性，使用 MRI 对其进行跟踪和测量实际上需要在 PET 采集期间连续播放专用结构（或导航器）序列。另一种更实用的策略可能是依赖 PET 驱动的方法。一种可能的方法是将 PET 列表模式数据划分为持续时间相对较短（通常为几秒）的时间帧，然后使用基于超快速列表模式的重建算法重建每帧中的数据。所得到的图像可用于图像配准来确定每帧与所选择的参考帧之间的运动场。在活动分布快速变化下，例如在动态 PET 研究场景中，当显像剂分布呈现快速变化特征时，可采用时间相邻帧之间的图像配准技术优化运动估计精度。需注意的是，若采用极短时间窗（例如 <1 秒），虽然理论上可提高时间分辨率，但 PET 图像信噪比的降低反而可能削弱运动校正效果。针对躯体运动的 PET 数据驱动校正策略包含两种典型方法：其一是基于扫描时序，从列表模式数据中连续计算显像剂分布质心（COM）坐标；其二是当配备飞行时间（TOF）技术时，可同步计算探测中心（COD）坐标。这两种参数轨迹的突变特征可作为躯体运动发生的检测依据。通过分析提取的坐标轨迹，系统可识别出因体位移动导致的 COM/COD 坐标跃迁点，进而将列表模式数据分割至对应时段分别重建，再通过配准实现运动估计与校正。

辐射剂量减少

与 PET/CT 相比，PET/MRI 由于消除了 CT 和患者检查中的相关辐射剂量，因此大大降低了辐射暴露。在进行全身检查时，相对于标准 PET/CT，使用 PET/MRI 可潜在减少高达 80% 的有效辐射暴露。考虑到与多次检查相关的累积剂量，例如分期、治疗监测和随访，以及由于辐射暴露在以后生活中发生继发性恶性肿瘤的风险，这在儿童和年轻成人具有显著的获益。此外，由于 MR 采集协议通常要求每个床位置的时间更长，因此还可能进一步减少 PET/MR 检查中注入的示踪剂的剂量。

心脏 MRI

由于其高空间和时间分辨率及出色的软组织对比度，心脏 MRI 被认为是心肌组织特征描述和心室功能评估的参考方法，为心脏提供结构和功能信息，作为 PET 分子信息的补充。传统的 T_1 和 T_2 对比加权心脏 MR 序列，如钆延迟强化（late gadolinium enhancement，LGE）和快速自旋回波（fast spin-echo，FSE），可以提供心肌的定性评估，但在检测和分级弥漫性疾病方面的能力有限。心脏参数标测方法包括 T_1、T_2 和 T_2^* 标测，可以通过提供心肌组织成分的定量表征来解决这些局限性。纵向弛豫时间（T_1）表征心肌的结构和内/外组分的改变。改良的 Look-Locker 反转恢复（modified Look-Locker inversion recovery，MOLLIR）是心脏 T_1 标测广泛使用的方法。它利用反转恢复（inversion recovery，IR）脉冲，然后在多个心动周期内进行心电图门控平衡稳态自由进动（balanced steady-state free precession，bSSFP）采集，以允许在单次屏气中估计心肌 T_1。已经开发了各种反转和（或）饱和恢复方案，以提高 T_1 映射的精度。从增强前后 T_1 值测量的细胞外容积分数（extracellular volume fraction，ECV）是弥漫性纤维化的新兴生物标志物，例如，心力衰竭、扩张型心肌病和淀粉样变性，已知使用常规 LGE 方法检测淀粉样变性特别具有挑战性。横向弛豫时间（T_2）对心肌含水量的变化敏感，例如在水肿的情况下。在心脏 T_2 标测中，每个心动周期都会插入不同持续时间的 T_2 准备模块，然后进行心电图门控平衡稳态自由进动（bSSFP）或屏气破坏梯度回波（gradient echo，GRE）采集。T_2^* 弛豫时间反映了局部 B_0 场不均匀性存在时横向磁化强度的衰减，并用于评估心肌铁负荷。心脏 T_2^* 标测通常使用 ECG 门控 GRE 采集在不同回波时间进行屏气。最后，心脏 MR 成像是评估心室功能的金标准，包括射血分数、心肌质量和心肌壁运动。

目前所有的商用 PET/MR 扫描仪都是在 3T 下运行的。与 1.5T 相比，3T 的心脏 MR 面临着几个独特的挑战。由于在 3T 下 B_0 不均匀性更严重，使用 bSSFP 采集的序列容易出现条带伪影，这给 B_0 匀场带来了挑战，并妨碍了 3D 心脏成像。此外，据报道，左心室的发射 B_1 变化为 30% ~ 60%，导致 3T 时估计的 T_1 值存在偏倚。除了上述硬件相关的挑战外，心脏运动和呼吸运动使心脏 MR 成像难度进一步加大。因此，商业上可用的心脏参数标测序列是具有屏气采集的二维成像序列，这限制了切片选择方向上的分辨率和空间覆盖范围。此外，获取多个参数图（T_1、T_2 等）计算总成像时间。因此，研究人员正在进行非常积极的研究工作，以实现自由呼吸甚至 ECG 门控自由采集的三维、高分辨率、多参数心脏成像，包括基于呼吸和心脏门控的自由呼吸方法、具有约束图像重建的稀疏采样方法，以及 MR 多任务处理和 MR 指纹识别。

第3章

心脏代谢与FDG综述

Patrick Martineau, Matthieu Pelletier-Galarneau

概述

心脏是一个具有生物学独特性的器官。它作为胚胎发生过程中最早形成的功能性器官，自发育伊始便持续搏动直至生命终结。据估算，人类心脏在生命周期内将平均搏动约25亿次，并在此期间泵送约100万桶（折合1.59亿升）血液。为了在不同生理和病理条件下具有能量来实现这一点，心脏代谢已从其他生理系统脱离，独特地进化，以提供可靠的和适应性强的能量来源。

PET已被广泛用于动物和人类心肌代谢的体内评估，并已被证明是一种准确且有用的工具，能够揭示心脏功能的不同方面。最常用的放射性示踪剂是2-脱氧-2-[^{18}F]氟-D-葡萄糖（2-deoxy-2-[^{18}F] fluoro-D-glucose，FDG），一种葡萄糖类似物，而其他大量试剂可用于探测心脏代谢和生理学的不同方面，包括氧消耗、脂肪酸代谢、神经支配和灌注。用FDG研究心脏葡萄糖代谢的一个重要限制是该技术不能评估葡萄糖氧化的整体情况，并且只能触及该途径的表面——在通过葡萄糖转运蛋白（glucose transporters，GLUT）转运穿过细胞膜和通过己糖激酶磷酸化后，FDG除了通过葡萄糖-6-磷酸酶去磷酸化之外不经历任何额外的代谢转化。研究表明FDG-PET是评估体内心肌代谢的有用工具。

在本章中，我们简要回顾心脏代谢的基础知识，以及它对FDG-PET心脏成像的影响。心脏代谢的复杂性完整概述将超出本章的范围。尽管如此，我们还是希望读者能够对所涉及机制的复杂性有所了解。此外，我们简要回顾了心脏代谢的变化，表现在各种常见的心脏病理。这些与心脏成像仪特别相关，因为它们在FDG-PET成像中经常遇到。

健康的心脏代谢

心脏代谢基础：游离脂肪酸、葡萄糖、酮

心脏代谢，自20世纪初Tigerstedt的工作开始一直是活跃的研究主题。在这之后，有许多关于心脏代谢和功能的开创性发现；然而，需要特别关注Randle等的工作，他在1963年提出了葡萄糖-脂肪酸循环（此后被称为Randle循环）作为描述心肌基本代谢底物之间动态相互作用的模型。虽然仍然有很多关于心肌细胞的知识需要了解，但Randle循环提供了一个有用且可访问的范例，以帮助读者理解血液环境、底物可用性和心肌细胞功能之间的关系。这一概念的核心是葡萄糖和游离脂肪酸（free fatty acid，FFA）作为代谢底物之间的竞争性相互作用。根据激素因素和可用性不同，这些底物被转运到心肌细胞，并沿着一系列酶催化的步骤进行，最终在线粒体产生ATP（图3.1）。

心肌中的FFA代谢

在心脏总能量预算中，60%～70%来自游离脂肪酸（FFA）氧化。FFA通过至少4种单独的蛋白质进入心肌细胞——脂肪酸移位酶FAT/CD 36和脂肪酸结合蛋白（fatty acid binding protein，FABPpm），以及两种极长链酰基辅酶A合成酶ACSVL 2和ACSVL 4，也称为FA转运蛋白1（FA transport proteins 1，FATP1）和FATP 6。FFA转运到心肌细胞中受到收缩和胰岛素的刺激，尽管程度远低于葡萄糖（FFA为1.5倍，葡萄糖为2～14倍）。一旦进入心肌细胞，FFA在酰基辅酶A合酶的作用下转化为脂肪酰基辅酶A，并通过肉毒碱棕榈酰转移酶I（CPT-I）β转化为脂肪酰基肉毒碱。β氧化将脂肪酰辅酶A转化为乙酰辅酶A，同时提供还原型烟酰胺腺嘌呤二核苷酸（nicotinamide adenine dinucleotide and hydrogen，NADH）及黄素腺嘌呤二核苷酸（flavin adenine dinucleotide，FADH2）。在线粒体内，乙酰辅酶A被三羧酸（tricarboxylic acid，TCA）循环进一步氧化，每个分子产生3个NADH、1个FADH2和1个鸟苷三磷酸（guanosine triphosphate，GTP）。NADH和FADH2随后被电子传递链氧化，产生ATP。GTP可在核苷二磷酸激酶的作用下转化为ATP。FFA代谢提供大量ATP——例如，1个棕榈酸分子的完全氧化产生105个ATP分子。

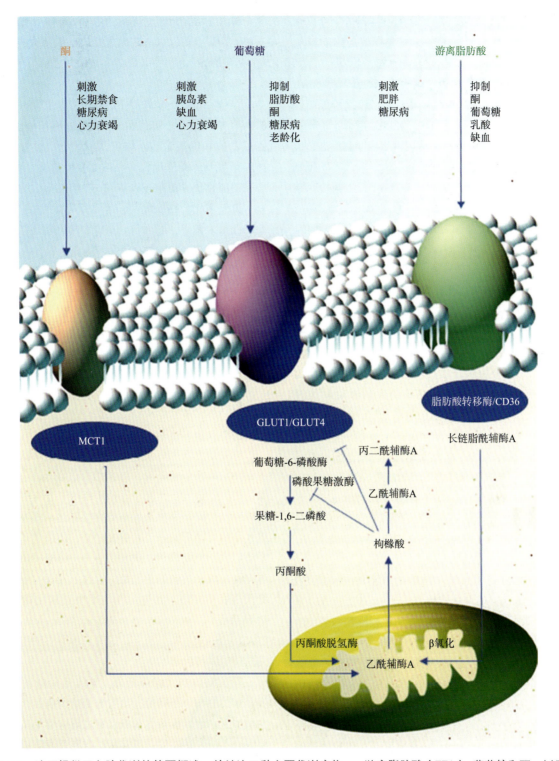

图3.1　该图提供了心脏代谢的简要概述，并关注三种主要代谢底物——游离脂肪酸（FFA）、葡萄糖和酮，以及刺激或抑制其使用的临床因素。MCT1.单羧酸转运蛋白1；GLUT.葡萄糖转运蛋白

心肌细胞的糖代谢

虽然游离脂肪酸是心脏的主要代谢底物，但在高负荷期间（如运动或压力超负荷期间）和餐后状态下，碳水化合物代谢占主导地位。10%～40%的心肌ATP产生可归因于碳水化合物和乳酸代谢（后者主要在运动时），氨基酸和酮代谢（主要在禁食时）也有较小的贡献。

葡萄糖要么从循环中摄取，要么通过细胞内糖原储存的水解产生。葡萄糖转运蛋白（GLUT）促进葡萄糖转运至细胞内，是心肌葡萄糖利用的限速步骤。GLUT包括一个膜蛋白家族，已知其对葡萄糖分子表现出高度特异性；然而，已经表明葡萄糖类似物如2-脱氧葡萄糖和FDG也通过GLUT进入细胞。虽然文献中描述了超过12种不同类型的葡萄糖转运蛋白（除多种钠-葡萄糖共转运蛋白外），但心脏中的主要亚型是GLUT1和GLUT4。

GLUT1是葡萄糖转运蛋白家族（glucose transporter family）中首个被鉴定的成员，属于具有12次跨膜结构域的糖蛋白，在人体组织中呈现广泛表达特征。该转运体通常负责基础性葡萄糖跨膜转运以维持细胞稳态，但其膜定位可受心肌机械收缩和胰岛素水平升高等生理刺激的动态调节。现有研究揭示了GLUT1表达调控与胰岛素信号通路、代谢环境因素之间的复杂关联：①胰岛素信号通路激活可促进GLUT1从胞内囊泡向质膜转位，从而增强葡萄糖跨膜转运效率；②其表达水平在低血糖及缺氧等应激条件下呈现显著上调特征，这可能是细胞维持能量代谢平衡的重要代偿机制。

GLUT4是一种胰岛素敏感性葡萄糖转运蛋白，在脂肪组织、骨骼肌和心肌中表达。GLUT4主要在心肌中表达，据报道，大鼠心脏中的GLUT1/GLUT4比值为0.1～0.6。与主要定位于质膜的GLUT1不同，GLUT4主要存在于细胞内小泡中，并在受到刺激时易位至质膜。易位后，葡萄糖流量立即增加10～20倍。与GLUT1一样，在低氧条件下，GLUT4在质膜上的表达增加，胰岛素水平升高，同时葡萄糖通过细胞膜的流量增加。同样，暴露于α或β肾上腺素能激动剂对GLUT4的影响与胰岛素相似。血清FFA升高可降低GLUT4表达，并伴随胰岛素介导的葡萄糖摄取降低。与GLUT1一样，收缩介导的GLUT4表达是一种额外的调节因子，似乎与胰岛素的作用无关。

已发现GLUT3、GLUT8、GLUT10、GLUT11和GLUT12均在心肌中表达，但表达程度低于上述葡萄糖转运蛋白；此外，调节其心肌表达的因子和在心脏葡萄糖代谢中的作用仍不清楚。

进入心肌细胞后，己糖激酶将葡萄糖转化为葡萄糖-6-磷酸（G6P），随后转化为丙酮酸和NADH，以及2个ATP分子。然后丙酮酸可通过线粒体丙酮酸载体（MPC）进入线粒体，完成有氧糖酵解，或在细胞质中进行非氧化糖酵解，产生NAD^+和乳酸。在线粒体基质中，丙酮酸通过丙酮酸脱氢酶脱羧为乙酰辅酶A。乙酰辅酶A进入三羧酸（TCA或Krebs）循环，最终产生2个CO_2、3个NADH、1个FADH2和1个GTP分子。ADH和FADH2随后被电子传递链氧化，产生ATP。总的来说，葡萄糖代谢1分子葡萄糖最多产生31个ATP。

从成像的角度来看，调节心肌葡萄糖摄取（以及FDG）的因素使心脏FDG PET研究评估显著复杂化，因为这些因素在临床上难以确定，但可能对PET成像产生严重影响。因此，已经开发了标准化的制备方案（参见第4章）以控制葡萄糖代谢的贡献；然而，即使使用了这些方案，也可以在心脏内观察到FDG摄取的典型模式（参见第23章）。

心肌的酮代谢

酮体在特定生理条件下，由肝脏从脂肪酸和某些氨基酸开始产生。心脏代谢3种类型的酮体分别是丙酮、乙酰乙酸和β-羟丁酸。在正常情况下，尽管心肌是人体内最重要的酮体消耗者（按质量计算），但酮体仅对心脏的能量预算贡献较少（约5%）。然而，在禁食的患者、低碳水化合物饮食者、运动后及新生儿中，酮是重要的能量来源。一般而言，在低胰岛素和高脂肪酸水平状态下，血浆酮体浓度往往会升高。

酮体通过单羧酸转运蛋白MCT1被转运至心肌细胞。一旦进入心肌细胞，酮体通过一系列反应被氧化成乙酰辅酶A，这是TCA循环的底物。每个碳部分，酮体的氧化比葡萄糖利用更节能，但比FFA氧化效率低。酮氧化抑制心肌FFA和葡萄糖氧化。这一观察结果可能对需要延长患者禁食的FDG-PET扫描方案产生重要影响。

疾病中的心脏代谢

心脏代谢与衰老

动物研究表明，心脏中脂肪酸氧化获得的能量比例随着年龄的增长而下降。这些结果已在人体中使用PET研究得到了证实。然而，这似乎反映了老年心脏整体代谢的降低，而不是首选代谢底物的变化，因为也有葡萄糖代谢相对降低的报道。有趣的是，还证实了老年心脏中心肌内脂质蓄积增加的相关性——在糖尿病和肥胖患者中也发现了类似的相关性，但这一发现的意义尚不清楚。心肌脂肪酸利用的减少与心脏过氧化物酶体增殖物激活受体（peroxisome proliferator-activated receptors，PPAR）α的表达降低有关，这是一种与心脏能量代谢相关的核受体蛋白。

除了脂肪酸代谢降低外，整体葡萄糖氧化率似乎随着年龄的增长而降低，尽管葡萄糖摄取和糖酵解实际上增加了。葡萄糖氧化和糖酵解之间这种明显解偶联的原因尚不清楚；然而，已知脂肪酸和葡萄糖氧化的变化与心脏功能受损相关。尽管年龄对心脏FDG-PET的影响需要进一步关注，但一项研究报告称，与年轻患者相比，30岁以上患者的心脏生理摄取较低。

心脏代谢与心力衰竭

心力衰竭（heart failure，HF）是一种临床综合征，是在心脏功能不足以支持个体的生理需要时发生的。这是一种相对常见的疾病，估计影响2%的成年人。同样公认的是，心力衰竭的发展通常与心脏中的代谢变化相关。

心力衰竭是由心脏耗尽能量引起的假设，可以追溯到20世纪30年代，当时 Herrman 和 Decherd 首次注意到肌酸水平下降与心力衰竭之间的关联。从那时起，心脏代谢改变与心脏功能受损之间的关联得到了进一步加强。多项研究表明，早期心力衰竭与葡萄糖消耗增加相关，而 FFA 代谢基本保持稳定。随着心力衰竭的恶化，心脏似乎出现了一定程度的胰岛素抵抗，伴随葡萄糖利用率下降，并伴有 FFA 代谢降低。线粒体氧化磷酸化随着糖酵解与葡萄糖氧化解偶联而降低，导致能量缺乏，心肌主要依赖糖酵解为其提供 ATP。有趣的是，在衰竭的心脏中观察到酮代谢增加，尽管其原因尚不清楚。心力衰竭患者的葡萄糖代谢异常已在 PET 研究中得到证实。特别是在以色列学者的研究中，与正常对照组相比，心力衰竭患者的心脏 FDG 摄取增加。

肥胖和糖尿病的心脏代谢

在过去的几十年中，肥胖和糖尿病患病率急剧增加。2019年，世界卫生组织（WHO）报道全球有超过50%的人口超重或肥胖。此外，近10%的成人患有糖尿病。这两种疾病均使患者易发生不良心血管结局，与对照受试者相比，糖尿病患者发生心力衰竭的风险增加了2倍。

肥胖和2型糖尿病与血浆 FFA 水平升高及心脏脂肪变性相关。毫不奇怪，与非糖尿病受试者相比，糖尿病前期患者的 FFA 摄取量显著增加。此外，据报道，糖尿病患者的心肌葡萄糖摄取减少，这可能与 GLUT4 转运蛋白的下调有关。在糖尿病患者的 FDG-PET 研究中观察到了这种降低。这些发现表明，心脏代谢发生了从葡萄糖代谢的重要转变，当考虑心脏代谢的效率时，其意义变得清楚——虽然与葡萄糖相比，FFA 通常产生更多的 ATP 分子，但它们也需要更大量的氧来代谢。这意味着，远离葡萄糖氧化的转变降低了心脏代谢的总体效率。这与心肌适应底物使用的能力降低（即由于胰岛素不敏感）可能与这些患者发生心力衰竭的风险增加有关。

缺血时的心脏代谢

急性缺血对心脏代谢的影响是显著的，因为缺氧严重影响了氧化磷酸化并减少了 ATP 的形成。这导致心肌葡萄糖摄取和糖酵解增加，可能是为了维持 ATP 的产生。然而，缺氧阻止了丙酮酸被线粒体氧化，而丙酮酸被转化为乳酸。其结果是大量乳酸盐的蓄积和伴随的心肌细胞内 pH 的降低及心肌收缩力的相关降低。这种收缩力的降低反过来又具有降低心肌需氧量的作用，并可作为一种保护机制。如果缺血程度严重或持续时间长（但不足以引起坏死），则在血流恢复后，收缩性受损的状态可持续数天至数周，称为昏厥。

在慢性缺血的情况下，心肌可以经历被称为"冬眠"的代谢和功能变化——与休克相反，冬眠心肌是与静息血流减少相关的功能受损的持续状态。虽然冬眠心肌背后的最初假设是慢性缺血会导致自我保护性功能降低和代谢变化以匹配供应，但证据综述表明，冬眠更可能与缺血和顿抑的重复发作及心肌血流储备受损相关，而不是血流量本身减少。冬眠心肌在临床上的一个重要方面是，它在血运重建后通常显示出功能的改善；然而，功能的恢复可能会延长，并在治疗后数周到数月内发生。冬眠心肌的代谢标志是与心脏中的其他参考区域相比葡萄糖代谢得以保留甚至增加。这种葡萄糖的保留使用与冬眠心肌细胞内糖原积累和 GLUT4 表达增加有关。尽管冬眠心肌引起葡萄糖代谢改变的原因尚不清楚，但这可能反映了一种保护性适应机制，以确保在反复缺血期间为无氧代谢提供足够的底物。相反，具有相对较高氧需求的 FFA 代谢似乎特别不适合氧供应不稳定的心肌。从临床角度来看，冬眠心肌对葡萄糖代谢的依赖性是使用活力成像进行可视化的关键（参见第20章）。

结论

心肌细胞代谢是一个庞大而复杂的课题，至今仍是一个活跃的研究领域。然而，FDG-PET 可作为一个有用的指征，以帮助阐明心肌细胞代谢的奥秘。

第4章

心肌抑制方案

Michael T. Osborne, Kenechukwu Mezue, Sanjay Divakaran

概述

^{18}F-氟脱氧葡萄糖-正电子发射断层扫描（^{18}F-fluorodeoxyglucose positron emission tomography，^{18}F-FDG-PET）显像成功诊断心肌和心内炎症的主要挑战之一是区分病理性^{18}F-FDG摄取和背景心肌的生理性摄取。本章将描述心肌和炎症细胞代谢的基础生理学，研究各种准备技术有效性的现有证据，描述当前基于证据的共识建议，并确定进一步研究以优化炎症心肌^{18}F-FDG-PET成像的未来方向。

心肌和炎症细胞葡萄糖代谢的基础生理学

正常的肌细胞能够利用葡萄糖和游离脂肪酸进行代谢，并且在不同的代谢条件下对葡萄糖具有可变的亲和力。碳水化合物的摄入触发胰岛素分泌，导致心肌中GLUT4通道的激活以增加葡萄糖摄取。在缺乏胰岛素的情况下，正常的肌细胞利用游离脂肪酸进行代谢。或者，炎症细胞只能通过组成型表达的GLUT1和GLUT3通道摄取葡萄糖进行代谢。^{18}F-FDG是一种放射性葡萄糖类似物，在进入细胞后被磷酸化并被捕获，允许使用PET成像评估葡萄糖代谢。因此，通过在^{18}F-FDG-PET成像之前操纵正常心肌的代谢以使其远离葡萄糖并朝向游离脂肪酸转移，有可能识别可能会被掩盖的病理性炎症。

^{18}F-FDG-PET显像的准备要求

为了限制心肌细胞对葡萄糖和^{18}F-FDG的摄取，患者准备的主要目标是在心肌和心内炎症的^{18}F-FDG-PET成像之前最大限度地减少胰岛素释放和葡萄糖利用率。第二个目标是增加游离脂肪酸的可用性，以在低胰岛素状态下为心肌提供足够的能量。最终，通过最大限度地抑制心肌对^{18}F-FDG的摄取，优化了检测心血管组织内高代谢炎症细胞的灵敏度。正常心肌和炎症细胞的代谢以及患者准备的影响总见图4.1。

心肌^{18}F-FDG摄取模式

正常心肌对^{18}F-FDG的摄取被最佳抑制后，与血池相比，心肌示踪剂摄取相对较少，这有助于识别异常^{18}F-FDG摄取区域。另一方面，强烈的心肌整体摄取模式掩盖了异常^{18}F-FDG摄取灶，表明心肌摄取抑制不佳。在这两个极端之间，可以发现在弥漫性^{18}F-FDG心肌摄取的背景下局灶性摄取增加，这可能是由于抑制不佳或不完全抑制及叠加的炎症病理所致。最后，局灶性^{18}F-FDG摄取通常见于炎症病理学背景；然而，局限于侧壁和基底环的局灶性心肌^{18}F-FDG摄取已被报道为正常变异。这些模式可能很难与病理区分开来，而且这些模式背后的生理学过程也没得到很好的理解（图4.2）。

抑制心肌^{18}F-FDG摄取的方法

饮食策略

长期禁食

禁食已被广泛研究，并已成为许多方案中抑制心肌^{18}F-FDG摄取的常用实施部分。禁食的代谢后果包括降低胰岛素释放和增加脂肪分解，导致心肌利用游离脂肪酸而不是葡萄糖的转变。尽管目前核医学与分子成像学会/美国核心脏病学会（SNMMI/ASNC）建议支持在^{18}F-FDG给药前至少禁食4～12小时，但最近的数据表明，禁食18小时可能会对心肌^{18}F-FDG摄取产生更大的抑制。禁食18小时是为具有显著饮食限制的个体提供心肌^{18}F-FDG摄取抑制的最佳方法（如纯素食和素食饮食）。

高脂肪低糖饮食

可以实施高脂肪低糖饮食以减少胰岛素的释放并增加可用的游离脂肪酸，以作为将心肌代谢向游离脂肪酸而不是向葡萄糖转移的方法。该策略已被广泛研究，几项研究表明，与单独禁食相比，高脂肪低糖膳食禁食可改善心肌^{18}F-FDG摄取的抑制。因此，目前SNMMI/ASNC的建议包括在^{18}F-FDG-PET检查前一天至少吃两次

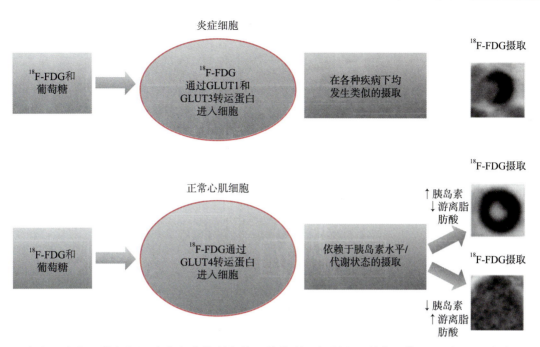

图4.1　炎症细胞和正常心肌细胞在各种代谢条件下的代谢及抑制生理性心肌[18]F-FDG摄取对炎症成像的影响。[18]F-FDG. [18]F-氟脱氧葡萄糖

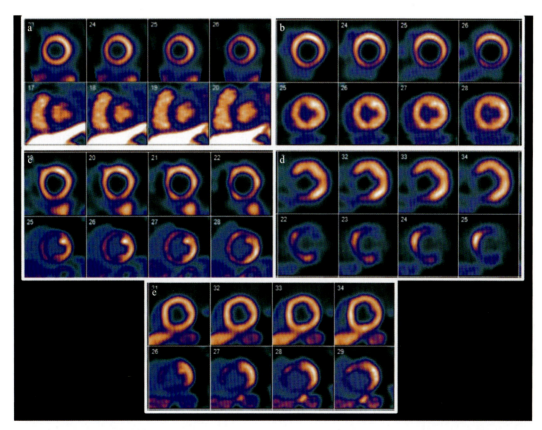

图4.2　炎症显像准备后心肌[18]F-FDG摄取模式。a.全域抑制；b.弥漫性摄取；c.聚焦于弥漫性摄取；d.局灶性摄取；e.侧壁摄取（正常变体）。所有图均为短轴图像，其中灌注成像位于顶行，代谢（[18]F-FDG）位于底行

高脂肪（＞35g）和低糖（＜5g）的餐食。日本核心脏病学会（JSNC）也建议在禁食前进行低糖饮食（＜5g），但认为高脂肪饮食是补充。表4.1提供了膳食准备的最佳选择指南。

高脂肪饮料

多项研究已经评估了在成像前几小时将高脂肪饮料添加到饮食准备方案中的影响。该策略旨在通过增加游离脂肪酸的可用性来抑制心肌[18]F-FDG摄取。虽然几项

早期研究结果不支持该策略被广泛实施，但最近的一项研究描述了一种有效的制备策略，其中包括将高脂肪饮料作为联合方法的一部分。

行为策略

通过剧烈运动，可激活儿茶酚胺能途径，触发心肌葡萄糖的摄取和代谢增加。因此，患者应在[18]F-FDG给药前12～24小时避免运动。

表4.1 最佳抑制心肌摄取[18]F-FDG的饮食建议

食用	在油或黄油中炸而不加面包屑或烧烤的肉（如鸡肉、火鸡、培根、纯肉香肠、汉堡包、牛排、鱼肉）
	鸡蛋（不含牛奶或奶酪）
	油（为无法进食且有肠道营养通路的患者或素食患者提供一种选择）和黄油
	透明液体（如水、茶、咖啡、无糖苏打水等）
可接受	一些人工甜味剂（如Sweet'N low，Equal，NutraSweet）
	如果没有肠内食物或饮食限制而不能进食，禁食18小时或更长时间，预防建议饮食
避免	蔬菜、豆类、坚果、水果和果汁
	面包、谷物、米饭、意大利面、所有烘焙食品
	加糖、烧烤或腌制的肉类或含糖添加剂的肉类（如香肠、火腿、加糖培根等）
	除黄油以外的乳制品（如牛奶、奶酪等）
	糖果、口香糖、锭剂和糖
	酒精饮料、苏打水和运动饮料
	蛋黄酱、番茄酱、鞑靼酱、芥末酱及其他调味品
	含葡萄糖的静脉用药

药理学策略

肝素

静脉注射肝素可增加脂肪分解作用和血清游离脂肪酸。因此，一些机构在[18]F-FDG给药前15分钟给肝素，以作为心肌[18]F-FDG摄取抑制方案的一部分。给药剂量及方式通常为50U/kg静脉推注。然而，总体证据仍不确定，当前SNMMI/ASNC建议表明，肝素作为准备策略的辅助成分可能是有益的，而JSNC则不建议。

钙通道阻滞剂

细胞内钙利于葡萄糖和[18]F-FDG摄取。尽管小鼠模型中钙通道阻滞剂降低了心肌对[18]F-FDG的摄取，但尚未发现其对人体同样有效。

交流

已证明在成像前几天与患者仔细审查准备说明以及在放射性示踪剂注射前的成像当天评估其对准备策略的依从性是有用的。这允许患者在研究前做好充分准备，并识别不太可能得到足够抑制效果的患者，允许在没有不必要的辐射暴露下重新安排成像时间。

组合策略

大多数机构都有准备方案，这些方案采用上述一种以上的组合方法来为患者准备[18]F-FDG-PET进行心肌和心内炎症成像。表4.2总结了单个组件的策略。

表4.2 心肌[18]F-FDG-PET不同制备策略及其对心肌代谢的影响总结

策略分组	具体策略	对心肌代谢影响
饮食技术	长期禁食	减少葡萄糖摄取和增加游离脂肪酸的可用性
	高脂肪低糖饮食	减少葡萄糖摄取和增加游离脂肪酸的可用性
	高脂肪饮料	增加游离脂肪酸的可用性
行为技术	禁止运动	减少葡萄糖摄取
药理学策略	肝素	增加游离脂肪酸的可用性
	钙通道阻滞剂	减少葡萄糖摄取
交流	准备前审查方案，成像前确认依从性	提高患者的理解和依从性

实验室检查值

在几个队列中研究了葡萄糖和脂肪代谢的血清学测量与[18]F-FDG-PET心肌和心内炎症成像结果之间的关系。迄今为止，不同的准备策略对代谢血清学指标的影响在很大程度上是不一致的，尽管在成像前空腹时间较长的情况下，血糖确实有降低的趋势。最近一项关于[18]F-FDG-PET系列成像的研究表明，系列成像的代谢参数相似，但这些测量值与成像结果无关。或者，随后一项评估制备方案有效性的单中心研究报告称，葡萄糖代谢标志物与血池和心肌的标准化摄取值之间存在显著关联，并为研究人群建立了代谢参数的血清学测量范围。事实上，鉴于制备策略的异质性，每种独特的方案可能会以不同的方式改变代谢，因此在特定人群中基于给定的制备策略建立规范值可能是必要的，以便在成像前评估特定患者的代谢状态。

需要特别关注的患者群体

虽然上述建议广泛适用，但一些患者群体需要更多的准备，以优化炎症成像中[18]F-FDG摄取的心肌抑制。

糖尿病患者需要最大限度地减少胰岛素给药，以优化成像，同时平衡患者的安全性，这是一个独特的挑战。目前的建议表明，糖尿病患者接受与其他患者相同的准备策略。1型糖尿病患者应接受基础胰岛素治疗，但应尽量减少短效胰岛素的使用，尤其是在研究当天。对于2型糖尿病患者，口服药物和非胰岛素注射应在测试当天进行。同样，胰岛素给药应尽量减少到安全的程度。

如果存在临床怀疑，在进行 ^{18}F-FDG-PET 成像前排除阻塞性冠状动脉疾病是很重要的。缺血和冬眠心肌由于缺乏代谢脂肪酸的能力，故对葡萄糖有很高的需求。因此，即使在空腹条件下，缺血区域也会表现出对 ^{18}F-FDG 的大量摄取，在一项旨在评估炎症的研究中，任何冠状动脉分布区域中有 ^{18}F-FDG 摄取的患者都应考虑冠状动脉疾病。

相对于脂肪酸代谢，晚期心肌病通过增加葡萄糖代谢改变心肌代谢。尽管这种生理变化值得考虑，但目前没有建议在患心肌病的情况下修改准备策略。

此外，需要 ^{18}F-FDG-PET 心肌成像的住院患者也需要仔细计划。应避免使用含葡萄糖的静脉注射药物。此外，除了向患者提供与门诊相同的指导外，还应采用包括护理人员、营养师和影像学人员在内的多学科方法。与门诊患者一样，这些人在注射 ^{18}F-FDG 前应仔细筛查准备过程中的错误。

目前的建议

最新的 2017 年 SNMMI/ASNC 专家共识文件提供了基于当前证据优化患者准备的建议。该文件支持以下两种准备方式之一：①检查前一天至少吃两次高脂肪（>35g）和低糖（<3g）餐食，随后禁食 4 ～ 12 小时；②禁食 >18 小时。考虑到肝素在抑制心肌葡萄糖利用方面的不确定性，可将其视为一种辅助治疗。所有患者应在检查前获得指导，并应在注射 ^{18}F-FDG 前记录其膳食和准备情况，供实验室工作人员审查。自从这份最新的共识文件发表以来，几个中心已经出现了对更长时间禁食的额外证据。因此，如果可能的话，作为组合方法的一部分，禁食接近 12 小时似乎更有利。事实上，JSNC 在其最新的共识声明中主张在进食低糖餐之前禁食 12 ～ 18 小时。当前 SNMMI/ASNC 建议支持的策略表如表 4.3 所示。重要的是，最近的一项单中心研究表明，与之前实施的机构方案相比，基于 SNMMI/ASNC 建议的方案疗效会有所改善。

由于每个机构都定义了自己的策略，用于心肌和心内炎症的 ^{18}F-FDG-PET 成像的患者准备，因此所有患者都必须遵守指定的方案，并且进行成像的机构定期审查成像结果的质量。在这些成像研究中，心肌 ^{18}F-FDG 摄取的成功抑制率应达到 85% 以上。

表 4.3　SNMMI/ASNC 对 ^{18}F-FDG-PET 成像中心肌抑制的共识建议

有益	或许有益
在成像前一天至少吃两次高脂肪（>35g）和低糖（<3g）餐食，然后在 ^{18}F-FDG 给药前禁食 4 ～ 12 小时或禁食 >18 小时	在 ^{18}F-FDG 给药前 15 分钟静脉推注连续性普通肝素（50U/kg）
糖尿病患者应尽量减少短效胰岛素，避免在研究当天口服药物和非胰岛素注射	
应在 ^{18}F-FDG 给药前记录确切的制备策略，并使用相同的制备策略进行系列研究	

未来方向

仍有几个关键问题值得继续研究，以优化 ^{18}F-FDG-PET 在心肌和心内炎症中的成像。应考虑进行多中心随机试验，比较不同的准备策略，以确定最佳患者准备方案。虽然血清学测量尚未被证明可用于在成像之前评估代谢状态，但鉴定容易测量的生物标志物，告知制备的质量将是极其有利的。此外，机器学习在解释非主体问题（例如局灶性增加的摄取叠加在弥漫性心肌摄取上）导致的具有挑战性和异质性图像中的作用值得进一步研究。减少心肌葡萄糖摄取的替代饮食策略，如酮体输注，在早期研究中显示出前景，应进一步评估。最后需着重指出的是，针对无须复杂患者准备（如抑制心肌本底摄取）的新型 PET 显像剂仍需持续探索。以心脏结节病成像为例，已显现潜在应用价值的替代性示踪剂包括反映细胞增殖的 ^{18}F- 氟胸苷（^{18}F-FLT）及靶向炎症巨噬细胞的 ^{68}Ga-DOTATATE。

第5章

心脏结节病

Patrick Martineau，Matthieu Pelletier Galarneau，David Birnie

概述

关于结节病的相关研究，尽管经历了一个多世纪，但是其病理生理学、诊断和治疗等领域，仍使临床医师和研究人员感到困惑。本病最初于1877年由英国医生乔纳森·哈钦森所描述，其特征为多系统受累，病理上为非干酪性肉芽肿，可以涉及几乎所有器官系统。鉴于结节病患者在临床表现、疾病严重程度及受累器官方面存在显著异质性，该疾病在历史上曾依据临床征象的不同组合被赋予多种不同名称及人名化综合征，例如：Löfgren综合征（淋巴结病合并皮肤受累）、Heerfordt综合征（眼、唾液腺及面神经受累）、狼疮性冻疮（皮肤受累）等。此类亚型的划分在某种程度上模糊了疾病本质，因所有亚型均源于同一病理生理机制——全身性肉芽肿性炎症反应。临床实际工作中，针对结节病往往是一个排除性诊断，目前还没有一种统一的特异性检验方法。人们研究的血清标志物在诊断结节病时通常既不敏感也不特异。

最近，人们认识到心脏结节病（cardiac sarcoidosis，CS）的患病率长期被低估，其重要原因在于对病变的诊断较为困难且其预后极差，而心脏受累是导致该疾病患者死亡的主要原因，无论采取何种治疗或是否治疗，其5年死亡率都在25%～60%。目前，核医学在本病的诊断方面取得了较大的进展，使用2-脱氧-2-[18F]氟-D-葡萄糖（2-deoxy-2-[18F]fluoro-D-glucose，FDG）的PET成像已被证明对炎症病理的检测具有高度敏感度，并且已被证明在诊断和评估结节病（包括心脏受累）方面尤为突出。

在本章中，我们将回顾CS的基础知识，特别强调FDG-PET的成像，讨论FDG-PET在CS患者中的诊断和预后意义，以及与其他成像方式的比较。

组织病理

结节病的病因仍不十分清楚，在探讨致病病因方面仍无清晰的结论。迄今为止，试图阐明结节病病因的最大规模研究是由美国国家卫生研究院资助的"结节病病因学病例对照研究"（A Case-Control Etiological Sarcoidosis Study，ACCESS）。这项研究招募了700多名受试者，以及近3万名一级和二级亲属，试图探讨结节病的病因和可能的遗传因素，但未能确定共同病原体或遗传位点。尽管未能明确其确切的病因，该研究却证实了结节病病例的家族聚集性和种族差异、支持结节病病理生理学中潜在有遗传因素，其中一个支持现象是单卵双胞胎结节病的发病率高于双卵双胞胎。

既往研究观察到，许多物质被认为与结节病相关，包括分枝杆菌、丙酸杆菌、支原体、病毒及各种无机物（滑石、铝、锆）和有机物（黏土、松树花粉）等，但目前尚未显示出有确切结论的证据。也有研究观察与结节病相关的环境因素，如地理、季节变化和职业的变化等。

目前，关于结节病的病理生理学病因的主要理论学说是基因-环境假说，即具有遗传易感性的个体暴露于特定的环境触发因素，从而促成疾病表型。对这一理论目前已经得到了许多观察结果的支持，包括上述遗传成分，在结节病患者中观察到的与抗原触发的Th1型应答相容的特定炎症应答，以及该病症与CD4$^+$T细胞之间的关联。这些因素提示结节病可能是机体对难降解抗原的反应，导致慢性炎症反应的持续。

在组织学水平上，结节病的标志性病变包括肉芽肿-单核吞噬细胞的有机聚集，并可能与其他类型的炎性白细胞有关。传统上，尽管这些肉芽肿被描述为非坏死性，但其中心区可存在一定程度的坏死。需要注意的是，结节病中出现的病理学病变不是该疾病的特异性病变，也可以在其他肉芽肿性疾病中观察到，因此，目前结节病仍然是一种排除性诊断，必须参考临床表现和影像学结果，以及病理学表现。

当炎症细胞处于异常活跃状态时，可过度表达特定的葡萄糖转运蛋白——GLUT1，GLUT3和GLUT4，导致这些细胞内葡萄糖摄取增加（以及作为葡萄糖类似物的FDG），这种摄取增加是PET显像检测结节病病变的关键。

流行病学

既往研究报道的结节病发病率差异很大，提示可能存在显著的地理差异（表5.1）。观察研究显示，结节病高发于生活在斯堪的纳维亚国家的人群及非洲裔美国人，而瑞典人和非洲裔美国人的患病率分别高达215/10万和141.4/10万。值得注意的是，这些结果来自医疗保健使用数据，其可能低估了无症状患者或轻症患者。除了种族和地理差异外，还观察到结节病的发病率在年龄和性别方面存在较大差异。其发病率在中年达到高峰，女性发病率略高。

心脏受累率

研究显示，结节病心脏受累患病率差异显著（表5.2）。ACCESS报告的CS患病率仅为2.3%；然而，值得关注的是，很多研究显示在相当大比例的无心脏症状结节病患者中，影像学上可显示心脏受累，但发生率存在较大差异，从3.7%到54.9%不等。尸检研究也观察到类似结果。一项研究显示，心脏结节病在日本人中很常见，可在高达58%的结节病患者中发现。在美国人群中，尸检发现27%～40%的患者心脏受累。据报道，心脏受累是导致结节病患者死亡的主要原因，约占结节病相关死亡人数的50%，在日本患者中上升至85%。

表5.1　报告的结节病发病率和患病率

出版年份	国家或地区	发病率（/10万）	流行率（/10万）	发病年龄（岁）	女性比例
2016	瑞典	11.5	160	男：45；女：55	45%
2016	美国	17.8（非洲裔美国人） 8.1（高加索人） 4.3（西班牙裔） 3.2（亚裔）	141.4（非洲裔美国人） 49.8（高加索人） 21.7（西班牙裔） 18.9（亚裔）	NR	NR
2016	美国	11（全体） 11（高加索人） 43（非洲裔美国人） 5（西班牙裔） 6（其他）	100（全体） 92（高加索人） 519（非洲裔美国人） 69（其他）	NR	100%：仅研究中纳入的女性
2017	美国	女：11.0；男：10.5	NR	男：42.8；女：48.3	50%
2017	意大利	NR	49	男：46.5；女：53.5	58.3%
2015	瓜德罗普	2.28	21.09	NR	59%
2017	法国	4.9	30	NR	55%
2017	中国台湾	NR	2.17	男：42；女：51	63%
2019	加拿大	6.8	143	男：45；女：49	53.1%

注：NR.未报告

表5.2 影像学检查报告的心脏结节病患病率

出版年份	国家	例数	患病率（%）	成像方式
2002	法国	31	54.9	CMR
2003	法国	50	14.0	CMR
2005	荷兰	82	3.7	CMR，SPECT
2008	美国	62	38.7	CMR，PET
2009	美国	81	25.9	CMR
2011	美国	152	19.0	CMR
2013	德国	155	25.5	CMR
2014	日本	61	31.0	CMR
2016	德国	188	15.4	CMR
2016	美国	205	20.0	CMR

临床表现和预后

结节病的临床表现有较大差异，取决于疾病程度和受累的器官系统。慢性肉芽肿性炎症可导致器官纤维化和功能障碍。虽然其临床症状在很大程度上取决于受累器官或组织类型，但心脏纤维化则具有重要的预后意义。心脏的肉芽肿浸润和纤维化可导致心律失常、传导阻滞，如累及传导系统，可导致心源性猝死（图5.1）。心脏病变累及范围较大时，也可导致心脏功能受损，甚至导致心力衰竭。有研究显示，部

分（16% ～ 35%）年龄 < 60岁的完全性心脏传导阻滞患者或病因不明的室性心动过速患者可能患有心脏结节病。

有研究显示，心外结节病患者、心脏受累而无相关症状者，可能在3.7% ～ 54.9%。

心脏受累较心外受累的预后更差，据报道，在日本，心脏结节病85%的死亡原因是心力衰竭和（或）心律失常等。

诊断检查

由于缺乏单一的特异性检测，CS患者的诊断检查应为综合性的，需要参考临床症状、血清生物标志物、组织样本和先进的成像模式（如PET和MRI）结果。

为了解决这一问题，已经提出了各种诊断指南，并结合一系列临床症状、ECG结果、组织样本和影像学表现。目前关于CS的诊断指南都提出了建立CS诊断的临床标准，包括1993年日本厚生省（JMHW）提出并于2007年修订的标准、世界结节病和肉芽肿性疾病协会（WASOG）于1999年首次发布并于2014年更新的标准，以及2014年发布的美国心律学会（HRS）专家共识声明。多数研究中，在应用影像学检查时，都参考JMHW或HRS标准并将其作为金标准。这些标准的比较见表5.3。

最近一项研究比较了上述三个标准和一个由多学科专家组成的团队做出的诊断结果，发现专家团队认为

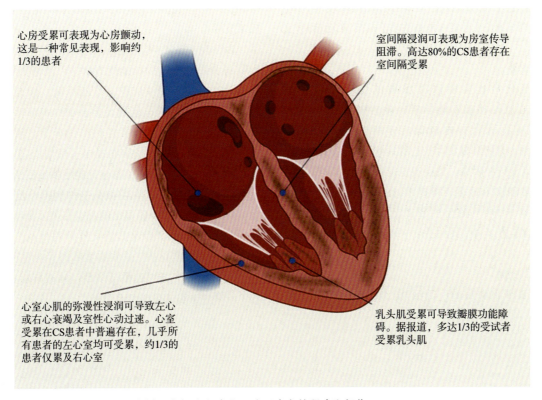

图5.1 心脏结节病的临床表现是多样，在很大程度上取决于病变的程度和部位

有CS的大部分患者未能满足以上三个诊断标准，此外，发现这三个诊断标准的一致性较低。然而，应该注意的是，该研究中患者队列中孤立性CS的发生率较高，由于敏感度较低及难以从心内膜活检中获得结节病的组织诊断，可能部分解释了专家共识与各种诊断标准之间的一致性较差。

血清生物标志物

众所周知，结节病与血清血管紧张素转化酶（angiotensin converting enzyme，ACE）水平之间存在关联，但据报道，仅60%结节病患者的ACE水平升高；此外，若参考ACE水平来诊断心脏结节病，需要关注有无应用ACE抑制剂治疗高血压的背景。在美国高达35%的高血压患者使用ACE抑制剂治疗，这在结节病诊断中的应用受到限制。用于诊断和随访结节病的其他血清生物标志物还包括新蝶呤、肌钙蛋白、IL-2、壳三糖苷酶、溶菌酶、血清淀粉样蛋白A等；然而，这些标志物相关方法均未显示出结节病诊断的高准确性。因此，血清生物标志物在评价结节病和CS中的作用有限，血清生物标志物结果不包括在前述诊断标准中。

心内膜心肌活检

CS诊断的金标准包括心内膜心肌活检（endomyocardial biopsy，EMB）阳性结果。但由于该病的特性，即心肌受累往往为斑片状、不均匀的心肌浸润，以及技术上仅限于右心腔的内膜活检，使得该技术的灵敏度相当低，研究报告显示为20%～30%。有研究采用心电解剖标测（EAM）或图像引导活检可提高灵敏度（高达50%）。目前多数CS患者未能通过心内膜心肌活检进行诊断。

ECG特征

ECG变化常作为疑似CS患者的筛选试验，有助于提示心脏结构或功能异常；显然ECG结果对CS诊断的敏感度和特异度较低，分别为33%～58%、22%～71%。有研究显示存在心脏症状和特定的心电图结果，如束支传导阻滞、二度或三度房室传导阻滞、室性心律失常和ST-T改变，可提示诊断。CS患者的ECG异常很常见，12%～62%的受试者报告ECG异常；但在无症状CS患者中，仅3.2%～8.6%的患者报告有ECG异常。

超声心动图

由于超声心动图的广泛应用，可作为疑似CS患者的初始心脏成像评估。虽然部分CS患者可无临床症状，但在有症状患者中可表现出局部室壁运动异常、收缩或舒张功能障碍、室间隔基底部变薄、左心室壁厚度增加、限制型或扩张型心肌病。偶尔，CS患者发生心房受累时可表现为心房扩大。以上超声心电图表现均非CS患者所特有，需要借助更先进的成像方法进行评估，超声心动图的优势在于左心室功能的初步评估和随访应用，而左心室功能是CS患者的重要预后指标。

心脏磁共振检查

心脏磁共振检查（cardiac magnetic resonance，CMR）对于心脏结节病的诊断并非具有特异性，但可以显示典型的CMR征象，如斑片状和多灶性的钆剂延迟强化（LGE）。CS最常累及的节段为基底节段，显示常见于中层心肌和心外膜区是LGE。CMR具有较高的空间分辨率，可准确评估左心室和右心室的功能，同时还可评估水肿和纤维化区域。在疑似CS患者中，通常会植入电子器械（CIED），这会使CMR检查受限。

心脏结节病患者的FDG-PET成像

最近，欧洲核医学协会（European Association of Nuclear Medicine，EANM）、欧洲心血管成像协会（European Association of Cardiovascular Imaging，EACVI）、美国核心脏病学会（American Society of Nuclear Cardiology，ASNC）和核医学与分子成像学会（Society of Nuclear Medicine and Molecular Imaging，SNMMI）联合发布了多学科诊疗路径声明，其部分目的是帮助指导CS患者使用FDG-PET成像。

EANM、EACVI和ASNC立场声明中，阐述了患者准备和图像采集的标准化方法，以及疑似CS患者的FDG-PET（结合灌注成像）诊断标准，标准中提出心脏病变中FDG的摄取区域代表活动性炎症部位，同时对摄取特征的解释主要关注FDG的分布，而不是范围或强度。此外，该立场声明提出了疑似CS患者的成像方法（图5.2）。鉴于PET能够直接反映炎症活动，因此该声明强调FDG-PET在监测免疫抑制治疗反应中具有重要作用。该立场声明提出的观点在很大程度上呼应了SNMMI-ASNC联合专家共识文件中的观点，这两个文件都明确了标准化PET采集方案和阅片标准的重要性。此外，这些标准共识列举了多数已知或疑似CS患者的PET成像对于临床可能会有帮助。

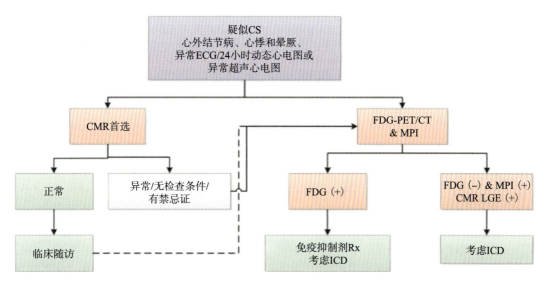

图5.2 欧洲核医学协会心血管、炎症和感染委员会，欧洲心血管成像协会和美国核心脏病学会推荐的评估疑似心脏结节病的影像学方法。CS.心脏结节病；CMR.心血管磁共振成像；ECG.心电图；FDG.^{18}F-氟脱氧葡萄糖；ICD.植入型心律转复除颤器；LGE.钆剂延迟强化；MPI.心肌灌注成像；Rx.治疗

表5.3 日本厚生省（JMHW）（2006年）和美国心律学会（HRS）CS临床诊断标准（2014年）

2006JMHW指南		美国心律学会专家共识建议	
1.组织学诊断		1.组织学诊断	
心脏活检标本显示非干酪化上皮样细胞肉芽肿，同时明确有心外结节病的组织学或临床诊断		心肌组织学检查中显示可见非干酪化肉芽肿，同时未发现其他可能的病原体	
2.临床诊断		2.临床诊断	
在没有心肌内膜活检或心脏活检未见典型肉芽肿的情况下符合以下标准可诊断为心脏结节病：已经明确心外结节病的组织学或临床诊断并且满足以下主要或次要诊断标准：		在有以下病情时，提示可能存在CS	明确有心外结节病的组织学诊断
满足以下4项主要标准中的2项或以上：	（a）高度房室传导阻滞（b）室间隔基底部变薄（c）心脏Ga摄取阳性[a]（d）左心室射血分数<50%	存在一种或多种：	（a）有或无类固醇＋/－相关免疫抑制剂反应性心肌病或房室传导阻滞（b）不明原因的LVEF降低（<40%）（c）不明原因的持续性（自发性或诱发性）室性心动过速（d）莫氏Ⅱ型二度心脏传导阻滞或三度心脏传导阻滞（e）专用心脏PET上的斑片状摄取（模式与CS一致）（f）心脏MRI显示钆延迟增强（模式与CS一致）（g）阳性Ga摄取（模式与CS一致）
满足4个主要标准之一和以下次要标准中的2个或以上：	（a）心电图异常，包括室性心动过速、多灶性频发室性期前收缩、完全性右束支传导阻滞、异常Q波或异常电轴偏离（b）超声心动图异常，显示局部室壁运动异常、室壁瘤或原因不明的室壁厚度增加（c）心肌闪烁照相发现的灌注缺损（d）心脏磁共振成像中显示心肌钆延迟强化（e）心肌内膜活检显示中度以上间质纤维化或单核细胞浸润大于中度	同时	已合理排除导致心脏异常征象的其他原因

注：CS.心脏结节病。应予以关注JMHW和HRS标准，有两种不同的CS诊断路径，第一种包括组织学诊断，而第二种更常用，依赖于一系列检查结果，包括心外结节病的病理诊断、典型的ECG变化和心脏成像结果。JMHW标准是首先明确可应用PET结果进行CS的诊断。[a].FDG-PET是广泛接受的Ga 67闪烁照相的替代品

心脏FDG-PET成像方案

由于生理性心脏FDG摄取变异较大，在使用FDG-PET评估疑似CS患者时，有必要首先明确标准化的患者准备方案。关于心脏代谢性质和抑制方案的更多详细信息，参见第3章和第4章。有文献介绍了一个患者准备流程框架，遵循该框架可降低FDG-PET对CS的阴性率。此外，Tang等综述文献研究，观察患者采用JMHW标准作为金标准的FDG-PET诊断CS的准确性的影响。这份分析纳入了16项研究、共计559例患者，作者发现，诊断优势比与禁食时间和肝素的使用呈正相关，但与高脂肪低糖饮食无关。

心脏FDG-PET成像阅片规范

若严格遵循规范化的患者准备流程（如禁食调控、血糖管理以抑制心肌生理性FDG摄取），心脏FDG-PET影像的判读并非十分复杂。如前所述，PET心脏图像阅片主要基于心肌摄取FDG的分布，而不是摄取的强度。图5.3显示了在临床实践中遇到的心脏FDG摄取的典型模式。提示CS的阳性征象往往为明显的局灶性FDG摄取，或至少呈不均匀性摄取，而均匀的（特别是在左心室外侧游离壁）或无摄取则可排除活动性心脏结节病。判断心脏结节病的"活动性"尤为重要，一个需要加以关注的是无活动

性炎症证据的、所谓"凝固性坏死"（burnt-out disease）的心肌瘢痕，后者由于没有活动性炎症，FDG-PET不会显示异常摄取，而在心脏灌注显像和CMR成像可显示所谓"凝固性坏死"CS的特征，即心肌瘢痕。因此，将CMR等检查结合FDG-PET进行此类病变的观察非常重要。

PET的另一个突出优势是可行全身显像，除了心脏病情外，心外结节病也易于评估（图5.4）。

FDG-PET评估CS的诊断准确性

由于缺乏唯一的参考标准，FDG-PET对CS的诊断准确性问题变得复杂。需特别指出的是，对于部分可能未采用完善心肌摄取抑制方案（如标准化患者准备流程）的早期研究，其结论需审慎解读，因心肌生理性FDG摄取可能成为显著干扰因素，从而削弱FDG-PET（氟代脱氧葡萄糖正电子发射断层成像）在特定临床应用中的诊断效能。此外，据报道，PET结果与JMHW标准之间的相关性较差，也使得在参考JMHW标准作为金标准时，报告PET显像结果的准确性受到质疑。

Yousef等对7项研究共164例患者进行了荟萃分析，使用JMHW指标作为金标准，显示其敏感度和特异度分别为89%和78%。最近的一项荟萃分析更新了上述结果，研究纳入了17项研究共891名受试者，报告汇总的

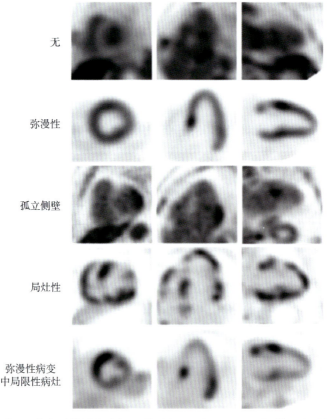

图5.3　FDG-PET评估疑似CS患者时常用心脏摄取类型和显示层面，即以短轴、水平长轴和垂直长轴显示。"无"、"弥漫性"和"孤立侧壁"摄取类型被视为CS阴性。此外，遇有"弥漫性"类型时，应了解患者是否遵守合适和恰当的检查前准备，此类显像特征往往提示为不适合诊断显像。CS的阳性显像特征应显示活动性局灶性摄取，即"局灶性"和"弥漫性伴局灶性"模式

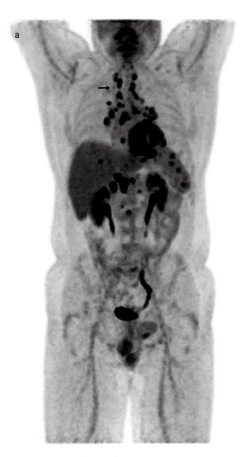
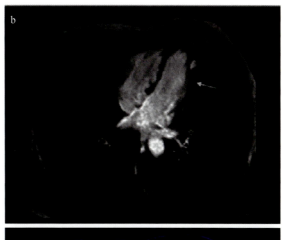
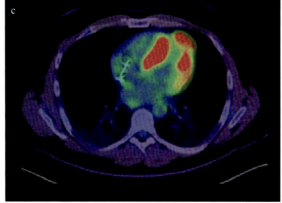

图5.4　CS合并心外结节病患者FDG-PET的典型表现。最大强度投影图像显示明显的心肌摄取及大致对称的双侧纵隔/肺门淋巴结肿大（如箭头所示），这是胸部结节病的典型表现（a）。该患者MRI（b）检查显示心肌呈片状钆剂延迟强化（如箭头所示），轴位FDG-PET/CT融合图像上观察到相应的活性（c）

表5.4　FDG-PET对心脏结节病诊断的敏感度和特异度

年份	例数	准备	敏感度	特异度	金标准	国家
2003	17	5小时禁食	82%	–	JMHW	日本
2004	22	12小时禁食	100%	91%	修订JMHW	日本
2005	19	6小时禁食，UFH	100%	81%	JMHW	日本
2008	21	6小时禁食，UFH	88%	38%	JMHW	日本
2009	30	18小时禁食	85%	90%	JMHW	美国
2010	24	12小时禁食	100%	33%	JMHW	日本
2012	24	12小时禁食	79%	79%	修订JMHW	加拿大
2013	43	12小时禁食	33%	96%	JMHW	意大利
2013	58	4小时禁食，HFLC饮食	50%	95%	JMHW	法国
2014	31	12小时禁食，HFLC饮食	95%	88%	修订JMHW	美国
2014	118	3小时禁食，HFLC饮食	42%	80%	JMHW	美国
2014	59	6小时禁食，UFH	93%	69%	JMHW	日本
2014	19	12小时禁食，UFH	75%	73%	JMHW	日本
2015	52	12小时禁食，UFH	74%	80%	JMHW	日本
2015	92	19小时禁食，LC饮食	97%	83%	修订JMHW	日本
2016	19	15小时禁食	33%	88%	JMHW	丹麦
2017	231	12小时禁食，HFLC饮食	69%	93%	JMHW	美国
2017	20	18小时禁食	85%	100%	JMHW	日本

注：JMHW.日本厚生省指南；UFH.普通肝素；HFLC.高脂肪低糖；LC.低糖

敏感度和特异度分别为84%和83%（表5.4），同时作者认为，FDG-PET与灌注显像相结合可提高诊断的准确性。应注意，上述荟萃分析仅使用JMHW或修订JMHW标准作为参考标准进行分析，目前尚不清楚参照其他标准（如HRS标准）会对诊断准确性产生何种影响。

预后意义

Blankstein等探讨了心脏结节病患者的PET异常（灌注和代谢）与结局之间的关系。该研究将患者分为3组，分别为正常灌注和代谢组、异常灌注或代谢组、异常灌注和代谢组。研究的主要结局包括全因死亡和记录到的持续性室性心动过速。该研究发现，灌注和代谢异常与死亡和持续性室性心动过速显著相关，在同时存在灌注缺失和代谢异常患者中显示出其相关性最强；此外，右心室局灶性摄取也与不良结局发生率增加相关，其发生率比无异常心脏灌注或代谢的患者高5倍。

另一项研究，在56例患者组中比较了钆剂延迟强化（LGE）和PET心肌FDG摄取对预后意义的研究，结果显示LGE可预测不良事件（定义为持续性室性心动过速、心室颤动、ICD休克和全因死亡），而FDG摄取则不可预测。应该注意的是，该结果与上述Blankstein等的结果不同。

Tuominen等在一项纳入137名受试者的回顾性研究中证实右心室受累的预后意义，这项研究发现，除了全心脏代谢活性升高外，右心室受累还与不良心脏事件（定义为死亡、LVEF降低或因心律失常住院）风险增加相关。Sperry等在一项回顾性研究中还探讨了CS中FDG高摄取显示心脏异常的范围和严重程度的预后意义，该研究以死亡、需要除颤的室性心动过速和心脏移植作为复合终点事件，分析PET灌注成像（使用铷作为示踪剂）、FDG-PET和临床结局之间的关系，测量指标包括心肌FDG摄取的FDG总评分、最大总体SUV评分、平均总体SUV评分、总体SUV的标准差及FDG摄取的变异系数（CoV，定义为标准差与平均值的比值），此外，也比较了FDG和灌注异常间的关系。研究结果表明，在所观察的各项变量中，灌注成像的累计静息评分（SRS）和FDG成像的CoV是不良事件的最佳预测因子。

Subramanian等定义最大左心室SUV与异常摄取节段数量的乘积，为一种新的定量测量指标，即摄取指数（UI）（以作为一优化），并分析摄取指数与经治疗后CS患者的临床效果和超声心动图反应之间的关系，研究发现，治疗前心肌FDG-PET摄取指数是治疗后短期（4～6个月）临床效果和超声心动图反应的独立预测因子。

灌注异常的范围可能比炎症范围具有更大的预后意义。Yamamoto等的一项研究，纳入了73名患有CS但无阻塞性冠状动脉疾病的受试者，应用[123]I-BMIPP SPECT和FDG-PET心肌摄取特征，判断对心肌缺血的预后意义。患者在平均1264天±996天的随访期接受了连续SPECT和PET显像，在此期间记录到20起主要心脏不良事件（定义为全因死亡、因心力衰竭住院和持续性室性心动过速/心室颤动）。患者确诊后，接受泼尼松龙治疗，在使用泼尼松龙超过2年后，FDG-PET上$SUV_{max} < 4$的患者被认为无复发的，而接受治疗后，至少一次$SUV_{max} > 4$的患者被认为病情复发。研究发现，较高的BMIPP缺损评分可预测病情复发和心脏不良事件，而FDG结果无法预测心脏不良事件；但在复发组，代谢体积（定义为$SUV \geq 4.0$的左心室壁体积）、病变糖酵解总量（代谢体积和平均SUV的乘积）和右心室受累概率更高。

FDG-PET评估CS治疗效果

当继发LV功能障碍、室性心律失常、心脏成像异常（如CMR显示LGE或FDG-PET显示心肌摄取）时，或发生RV功能障碍但无肺动脉高压时，建议CS患者接受免疫抑制剂治疗。事实上，大多数上述异常往往需要先进行横断面成像评估，多种成像模式评估对后续CS治疗至关重要。此外，由于超声心动图和CMR对活动性心脏炎症的检出并不特异，而活动性心脏炎症则是CS最适宜治疗特征，恰好FDG-PET可以作为这些患者治疗效果随访的理想方法（图5.5）。

PET成像的优点之一是易于行灌注或代谢异常的定量或半定量评估，这些定量测量的一个基本特征就是良好、可靠的可重复性，PET的这一优势尤其有利于对治疗反应进行评估。目前推荐用于评估CS患者疾病活动性的指标包括最大标准化摄取值（maximum standardized uptake value，SUV_{max}）、平均分段SUV、心肌SUV的变异系数（CoV）、心脏代谢活动（CMA）和心脏代谢体积（CMV）。其中一些指标被证明比其他方法更具启示性。例如，McArdle等的研究表明，与心房三支传导阻滞受试者相比，室性心动过速（VT）患者的SUV_{max}和平均节段SUV值更高，而Ahmadian等研究显示CMA与心脏不良事件（包括VT和其他心律失常、充血性心力衰竭和心脏传导阻滞）相关，可作为评估免疫抑制治疗效果的适宜标志物。

多项研究表明，心肌炎症程度的降低与心功能和NYHA分级的改善相关。Lee等通过比较各种定量指标［包括最大值（SUV_{max}）、部分容积校正平均标准化摄取值（SUV_{mean}）、部分容积校正代谢容积乘积和总体代谢容积乘积］与临床症状、NYHA分级和ECG变化，探讨了FDG-PET/CT在16例CS患者随访中的作用。结果表明，SUV_{max}和SUV_{mean}的降低与临床指标的改善相关，

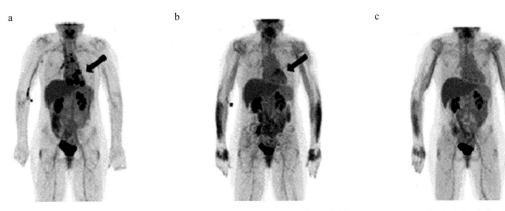

图 5.5　FDG-PET 可以直接评价结节病患者的治疗反应。CS 患者治疗前 FDG-PET 显示心脏（箭头）和纵隔淋巴结受累（a）；治疗 3 个月后（b）淋巴结未见显示已消退，但心脏内仍有轻度炎症征象（箭头）；继续 3 个月的治疗后，淋巴结和心脏活性炎症都已完全消失（c）

而疾病进展性的患者通过连续扫描，其定量指标统计学上未见显著性降低，然而，作者指出该研究的一个局限性是未分析 PET 征象与终点心脏结局（如死亡、心律失常、MACE 等）之间的关系。

Muser 等在 20 名受试者 92 次 PET 显像检查的回顾性研究中，探讨了 SUV_{max}、部分容积校正平均标准化摄取值（SUV_{mean}）、部分容积校正容积–强度乘积、整个心脏的容积–强度乘积和心脏代谢背景的预后意义。在 35 个月的中位随访期内，发生了 18 起 MACE（包括死亡、心脏移植、心力衰竭住院和 ICD 干预）。研究发现，缺乏代谢改善（通过部分容积校正的容积–强度乘积测量）是 MACE 的唯一预测因素，风险比接近 19。此外，作者发现部分容积校正的容积–强度乘积的变化与 LVEF 的变化之间存在显著负相关。

FDG-PET 显示 CS 的一个特征性表现是心肌摄取不均匀。这种异质性有助于将 CS 与其他疾病过程加以区分，目前多项研究通过使用纹理分析对其进行定量研究。纹理分析由一组计算技术组成，用于研究体素组之间的关系和不均匀性。有研究显示该方法用于评估疑似 CS 患者的 FDG-PET/CT 特征，在评估活动性病变分布方面优于其他定量测量方法（如 SUV）。尽管该项技术仍处于初期研发阶段，但迄今为止的结果表明，纹理特征可辅助 CS 的诊断和判断预后，同时不同操作者间提取特征具有较高的可重复性。

目前，FDG-PET 用于诊断和随访的最佳定量指标尚待明确，这些定量测量的使用尚未显示出更优于专家阅片的结果。总体而言，在 CS 评估中使用 FDG-PET 定量仍是一个活跃的研究领域。

FDG-PET/MR 评估 CS

Hanneman 等在 10 名已知或疑似心脏结节病或心肌炎的受试者中探讨应用 PET/MR 心脏成像的作用。结果显示 PET/MR 和独立 PET/CT 或 CMR 之间的阳性病例数没有显著性差异，显然 PET/MR 较 PET/CT 总有效辐射剂量显著降低。

Wisenberg 等比较了 10 例 CS 患者在单次注射 FDG 后的 PET/CT 和 PET/MR 结果，患者在 1 天内使用两种方式进行成像。研究发现，这两种方式显示了接近相同的摄取增加和摄取位置，两者的诊断效能相仿。

FDG-PET/CT 与 MRI 的比较

迄今为止，在 CS 患者中比较 FDG-PET 和 CMR 的研究有限。主要在于 FDG-PET 和 CMR 各自技术优势不同所致，FDG-PET 更多地用于心肌炎性疾病成像，但对心肌纤维化的检出能力较弱，而 CMR 检测炎症和纤维化的能力较强，因此，文献报道 FDG-PET 和 CMR 所显示征象的相关性仅为轻度至中度。与 CMR 相比，PET 的一个显著优势是能够对有心脏植入电子装置者及肾功能受损者进行检查，对于后者静脉内造影剂的应用明显受限。此外，PET 可准确量化心肌炎症的程度，除评估疾病程度外，还用于选择合适的治疗对象以及评估治疗后效果。PET 的另一个作用在于检出心外病变，尤其对需要进行活检证实的患者有帮助。

Ohira 等以改良的 JMHW 2006 标准作为 CS 诊断标准，比较 30 例未经治疗的 CS 和传导系统疾病（CSD）患者，对比 FDG-PET 和 CMR 之间病变评估效果。在 30 名受试者中，20 名 CMR 和 FDG-PET 显示异常。在将患者分为两组，即慢性 CSD 与新发 CSD 之后，发现慢性 CSD 患者更有可能在 CMR 上呈阳性，而新发 CSD 患者更有可能在 FDG-PET 上呈阳性。作者认为，尽管 CMR 和 FDG-PET 都可用于评估疑似 CS 患者，但 FDG-PET 可为新发 CSD 患者提供额外的信息。

Coulden 等在一项回顾性研究中检查了 FDG-PET 和

CMR在CS患者随访中的各自作用。该研究共纳入31例经活检证实的心外结节病和疑似CS受试者，其中22例接受了免疫抑制剂治疗，所有受试者均在中位228天后重复CMR和PET检出。接受治疗的患者显示心肌SUV_{max}显著降低，LVEF显著增加，治疗后LGE容积无显著变化，未接受治疗的患者在FDG-PET显像或CMR检查中未显示出明显变化。基于这些结果，作者认为心脏FDG-PET结果可作为评估治疗反应的潜在有用替代物。

未来方向

FDG-PET在CS患者评估中仍是一个活跃的研究领域，突出的问题包括用于诊断和随访的最佳定量测量及PET/MR应发挥的作用。虽然FDG-PET已证明是CS患者的一种有用成像方式，但为了抑制正常心肌摄取，需要患者的特殊准备是一个重要限制。因此，人们关注于研究开发理想的PET放射性示踪剂，即没有生理性心脏摄取的示踪剂。迄今为止，纳入研究的其他可用于检测CS的放射性示踪剂包括DOTA试剂、氟胸苷、NaF和FMISO，然而，与FDG相比，这些放射示踪剂中的大多数尚不能普遍应用于临床，其使用也未包括在（作者国家的）医保范畴内。

结论

FDG-PET用于CS在临床实践中的作用已得到明确，该技术方法除了提供重要的诊断和预后信息外，其较高的诊断准确性也源自其他技术方法（如CMR）。此外，FDG-PET基本上没有禁忌证，适合在所有患者中应用，因其显像的稳定性和征象可直接解读的特点，使该技术优于在CS诊断中应用的其他设备。

第6章

心 肌 炎

Geneviève Giraldeau, Julia Cadrin-Tourigny, Patrick Martineau, Matthieu Pelletier-Galarneau

概述

心肌炎是一种心肌炎性疾病,临床表现多种多样,从慢性、亚急性、急性到暴发性不等。在心肌炎中,炎症(可能是局灶性或弥漫性的)是心肌功能障碍的主要原因。诊断需要临床高度怀疑和排除其他原因。心内膜心肌活检结合组织学、免疫学和免疫组织化学分析是诊断心肌炎的金标准。心肌炎可根据浸润心肌的炎症细胞类型进行分类,分为淋巴细胞性、嗜酸性、多形性、巨细胞性和非干酪样肉芽肿,与心脏结节病相符。欧洲学会心肌炎工作组还建议纳入以下子集:病毒性心肌炎(PCR证实的病毒复制)、伴或不伴血清心脏自身抗体的自身免疫性心肌炎,以及病毒PCR阳性和心脏抗体阳性相结合的病毒性和免疫性心肌炎。心肌炎可能导致完全可逆的损伤,或可导致心肌瘢痕形成和慢性重塑,随后发生扩张型心肌病。因此,及时诊断对于建立适当的监测和管理至关重要。鉴于早期诊断的重要性及其与疾病非特异性症状、临床表现异质性相关的挑战,亟须开发更优的诊断工具以提升病变识别能力、优化随访流程,并辅助明确炎症病因。在本章中,我们将回顾流行病学、临床表现、分类、心肌炎的治疗方案,以及目前的诊断策略和心脏磁共振成像(CMR)和正电子发射断层扫描(PET)的作用。

流行病学

心肌炎的真实发病率并不确切,部分原因是临床表现的多样性,以及并不总是需要作为心肌炎诊断金标准的心内膜心肌活检。早期临床识别是正确诊断和管理的关键。最近一项使用《国际疾病分类》(第9版)编码的研究估计,心肌炎的全球患病率约为22/10万人年。猝死的年轻人尸检时心肌炎的患病率变化很大,从2%到42%。在不明原因的扩张型心肌病患者中,9%～16%的患者有活检证实的心肌炎。因此,虽然心肌炎的确切发病率尚不清楚,但心肌炎并不罕见。

临床表现

心肌炎与广泛的临床表现相关,这使得其诊断具有挑战性。有些患者完全无症状,而另一些患者则表现出非特异性症状,包括胸痛、呼吸急促、心悸和发热。在最严重的情况下,心肌炎患者最初可能出现危及生命的情况,如心源性休克和恶性心律失常。有趣的是,心肌炎可以类似急性冠脉综合征,伴有急性胸痛,伴或不伴心电图变化,心室节段性运动异常和肌钙蛋白升高(急性或长期/持续)。在这些患者中,冠状动脉造影不会显示明显的心外膜狭窄。心肌炎也可以在没有冠状动脉疾病情况下表现为新发或恶化的心力衰竭。在这些情况下,症状包括呼吸急促、疲劳、外周水肿和胸痛。可伴有传导系统异常(房室传导阻滞和束支传导阻滞)或心律失常。最后,由于严重的心肌功能障碍、心源性休克、难治性室性心律失常而导致血流动力学不稳定甚至死亡。

心肌炎分类

淋巴细胞性病毒性心肌炎

淋巴细胞性病毒性心肌炎是一种表现为心肌淋巴细胞浸润的病毒性疾病。通常病毒前驱症状可在心脏症状发展之前被鉴定。淋巴细胞性病毒性心肌炎可以是暴发性的、急性的、亚急性的或慢性的。一些病毒直接浸润心肌细胞,包括嗜心脏病毒(如腺病毒、肠道病毒、柯萨奇病毒和埃可病毒)和嗜血管病毒(如细小病毒B19),而其他病毒(如巨细胞病毒、EB病毒、单纯疱疹病毒6型)可间接浸润心脏。其他病毒,如流感病毒、HIV、丙型肝炎病毒,以及可能的SARS-CoV-2,可通过触发细胞因子风暴或分子模拟的细胞免疫应答引起心肌炎症。暴发性表现的特征是危重的急性疾病,但那些在急性期存活的患者具有极好的长期预后（无心脏移植患者有93%的存活率）。另一方面，急性表现尽管最初表现不太严重，但与进展性病程相关，死亡率较高，更常需要心脏移植（无心脏移植患者存活率为45%）。免疫抑制剂在淋巴细胞性病毒性心肌炎患者中的应用仍然存在争议。一些研究表明，在活动性淋巴细胞性心肌炎患者中，如果心脏自身抗体阳性且心肌中没有病毒基因组，可能获益。然而这在临床实践中几乎不适用，因为病毒PCR并不总是常规对心内膜心肌进行活检。图6.1和图6.2显示了一个淋巴细胞性心肌炎病例。

巨细胞心肌炎

巨细胞心肌炎被认为是一种罕见的（根据NoRD-

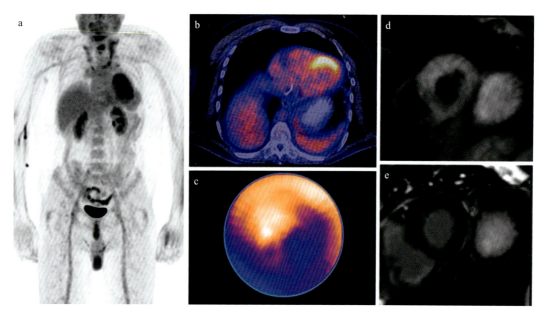

图6.1　一位41岁男性，活检证实淋巴细胞性心肌炎。全身FDG-PET最大密度投影（MIP）图像（a）、轴位FDG-PET/CT图像（b）和FDG牛眼图（c）显示相对广泛的FDG摄取增加，涉及前间隔、前壁和前侧壁，并延伸到外侧基底壁。这种摄取分布并不代表不良抑制的典型模式（如孤立的侧壁），因此符合炎症表现。在CMR上，T$_2$加权短tau反转恢复（STIR）序列（d）显示轻度水肿（心脏：肌肉比2：1）。无明显的钆剂延迟强化（e）

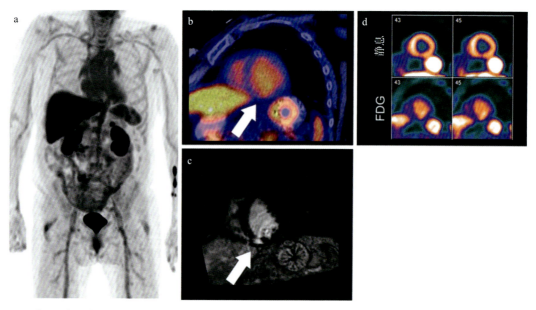

图6.2　一位60岁男性，因心肌炎、非缺血性心肌病和肌钙蛋白升高（＞10 000）就诊。全身FDG-PET最大密度投影图像（a）和轴位FDG-PET/CT图像（b）显示下间隔壁中的小区域异常FDG摄取（箭头），对应于CMR上的钆剂延迟强化区域（c，箭头）。铷静息心肌灌注显像（d）显示相应区域的局灶性灌注减少

国家罕见疾病组织的文献中描述了约300例）、暴发性、快速致命的疾病。在20%的病例中，它与另一种自身免疫病有关。炎症是由含有巨细胞的炎性浸润引起的，导致心肌破坏。临床表现包括心力衰竭、室性心律失常和房室传导阻滞、血流动力学不稳定、心源性休克和猝死。死亡或心脏移植的发生率约为90%，症状发作后的中位生存期为5.5个月。在免疫抑制的情况下，无移植存活率为65%，有或无移植存活率为85%。巨细胞心肌炎与猝死的高风险相关，患者可能从除颤器中受益。图6.3显示了一个巨细胞心肌炎病例。

心脏结节病

结节病是一种引起非干酪样肉芽肿形成的多系统炎症疾病。心脏受累与预后较差相关，根据尸检或心脏成像研究，约25%的系统性结节病患者被诊断为心脏受累。本病病因未知，但已假设其是由于暴露于未知抗原而引起的，随后在可能的遗传易感个体中发生了过度的免疫应答。常见的初始临床表现包括房室传导阻滞。在60～65岁以下房室传导阻滞患者中，心脏结节病的发生率高达25%～35%。心脏结节病常伴发室性心律失常，可导致难治性恶性心律失常、室性心动过速（ventricular tachycardia，VT）发作和猝死。这是17%～18%的特发性单形性VT患者和10%～20%符合致心律失常性右室发育不良（arrhythmogenic right ventricular dysplasia，ARVD）标准的患者的基础诊断。由于片状病变，心内膜心肌活检仅在约25%的病例中呈阳性。心脏超声心动图的常见发现是基底间隔变薄和非冠状动脉分布的室壁运动异常。已证明CMRI和FDG-PET可用于诊断心脏结节病和监测治疗反应。治疗包括在出现炎症时进行免疫抑制和早期植入心脏除颤器以防止猝死。有关心脏结节病的更全面综述，参见第5章。

嗜酸性心肌病

嗜酸性粒细胞增多综合征（hypereosinophilic syndromes，HES）的特征是持续显著的嗜酸性粒细胞增多（嗜酸性粒细胞＞1500个/mm^3），缺乏嗜酸性粒细胞增多的最初病因（如寄生虫病或过敏性疾病），以及嗜酸性心肌浸润的证据。其他一些涉及嗜酸性粒细胞增多的诊断可能与心脏疾病重叠，包括Churg-Strauss综合征、早期巨细胞心肌炎、超敏反应、寄生虫感染、Loeffler或热带肌内膜纤维化和恶性肿瘤。HES的心脏病理学传统上分为3个阶段：①急性坏死；②血栓形成；③纤维化。临床表现包括心力衰竭、心内血栓、心律失常和罕见的心包炎。超声心动图检查结果包括左、右心尖部层状血栓，可能累及二尖瓣后叶。管理包括外周嗜酸性粒细胞计数正常化，筛查*FIP1L1-PDGFRA*突变，如果存在突变，则用伊马替尼治疗，并在患有血栓并发症或有血栓并发症风险的患者中开始抗凝治疗。一些患者需要心脏移植和更积极的心律失常管理。

诊断和调查

临床病史和体格检查可能会引起对心肌炎的怀疑，但临床表现通常是非特异性的。非侵入性检查有助于提高诊断信心、评估疾病严重程度，并评估是否需要进行更具侵入性的检查。心电图很容易获得，并包括在有心血管症状的患者早期常规检查中。心肌炎患者的心电图通常异常，但无特异性或敏感性特征。相对常见的发现包括ST段异常、房室传导阻滞、束支传导阻滞、QRS波群延长、房性和室性心律失常或复极异常。虽然心电图既不能确定也不能排除心肌炎的诊断，但对所有怀疑心肌炎的患者都应进行心电图检查，以排除其他潜在的病理，如急性冠脉综合征。此外，生物标志物对心肌炎无特异性；C反应蛋白（C reactive protein，CRP）在心

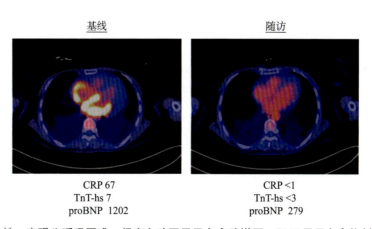

基线   随访

CRP 67   CRP <1
TnT-hs 7   TnT-hs <3
proBNP 1202   proBNP 279

图6.3 一名60岁女性，表现为呼吸困难。超声心动图显示心房壁增厚，CMR显示心房钆剂延迟强化（未展示）。初始FDG-PET/CT显示两个心房中的强（SUV_{max}为15）摄取，左心室或右心室中无异常摄取。在随访研究中，心房炎症完全消退。右心房活检诊断为巨细胞心肌炎

肌炎中经常升高，但不具有特异性，无法确诊。心肌肌钙蛋白经常升高，提示心肌损伤，但也是非特异性的，肌钙蛋白阴性不能排除诊断。冠状动脉造影通常在早期进行，以排除可能导致心肌功能障碍和心脏生物标志物升高的基础性冠状动脉疾病。

心内膜心肌活检

如上所述，心内膜心肌活检是诊断心肌炎的金标准。当前指南建议在以下情况下进行心内膜心肌活检，主要是为了排除可逆和可治疗的原因并确定预后。

Ⅰ类

1.新发心力衰竭持续时间<2周，与正常大小或扩张的左心室和血流动力学受损相关。

2.持续2周至3个月的新发心力衰竭，伴有左心室扩张和新发性心律失常、二度或三度心脏传导阻滞或1～2周常规护理无效。

Ⅱa类

1.心力衰竭持续时间>3个月，伴有左心室扩张和新发室性心律失常、二度或三度心脏传导阻滞或1～2周常规护理无效。

2.与疑似过敏反应和（或）嗜酸性粒细胞增多症相关的任何持续时间的扩张型心肌病相关的心力衰竭。

3.心力衰竭与疑似蒽环类药物心肌病相关。

4.心力衰竭与原因不明的限制型心肌病相关。

5.疑似心脏肿瘤。

6.不明原因的儿童心肌病。

Ⅱb类

1.持续2周至3个月的新发心力衰竭，伴左心室扩张，无新发室性心律失常或二度或三度心脏传导阻滞，常规治疗后症状可在1～2周缓解。

2.心力衰竭持续时间>3个月，伴有左心室扩张，1～2周无新发室性心律失常、二度或三度心脏传导阻滞或常规护理无效。

3.不明原因肥厚型心肌病伴心力衰竭。

4.疑似ARVD/C。

5.不明原因的室性心律失常。

心内膜心肌活检的常规方法是通过右颈静脉或股静脉从右室间隔采集5～10个样本，左心室活检是可行的，在某些临床情况下是有意义的，并且可以与右心室活检结合以提高诊断率。由于担心出血、全身性栓塞和主动脉瓣或二尖瓣瓣下结构的可能损伤，左心室活检很少进行。右心室活检的并发症风险较低（<2%），包括动脉穿刺、血管迷走神经反应、出血、心律失常、传导异常、穿孔、心脏压塞、气胸和死亡（<0.5%）。

活检的诊断率根据基础疾病和相对于疾病阶段的手术时间而变化。由于取样误差和疾病随时间的发展，阴

性活检不能完全排除心肌炎，例如，在非常急性（<2周）阶段的淋巴细胞性病毒性心肌炎中，活检的敏感度为80%～90%，在巨细胞性心肌炎中为85%，而在心脏结节病中只有20%的右心活检因斑片状疾病而呈阳性。达拉斯标准是在1986年首次引入的，该标准依赖于炎症细胞的组织学描述，无论是否存在坏死和（或）纤维化，以及免疫组化描述。尽管它们通常被认为是金标准，但它们受到采样质量和组织病理学解释中观察者间变异性的限制。

超声心动图

超声心动图是可疑心肌炎患者的一线影像学检查。事实上，所有疑似心肌炎的患者都应接受经胸超声心动图（TTE）检查，如果出现临床或血流动力学恶化，应重复进行TTE检查，因为心肌功能障碍可能是进行性的，并在疾病急性期迅速发展。超声心动图结果可能包括整体双心室功能障碍、局部室壁异常、舒张功能障碍、正常大小或扩张的心室、增厚的心室壁（由于水肿）和心室内血栓。整体纵向应变也有助于早期的诊断和随访。

心脏磁共振检查

心脏磁共振检查（cardiac magnetic resonance，CMR）是目前诊断心肌炎的首选成像模式。CMR除了具有评价心脏功能的优秀能力外，还提供了精细的组织表征。CMR的时机将取决于患者血流动力学的稳定性和当地的可用性。心肌炎与心肌病理生理学改变相关，包括充血、血管通透性增加、水肿、坏死和纤维化，所有这些均可在CMR上进行评估（表6.1）。

表6.1　心肌炎的不同CMR表现及其诊断准确性

	参数	发生率	敏感度	特异度
水肿	T_2比值	52%	56%	77%
充血和血管通透性	EGE	66%	62%	72%
坏死	LGE	77%	69%	95%

注：EGE.钆剂早期强化；LGE.钆剂延迟强化

水肿或含水量增加将导致心肌T_2弛豫时间延长。T_2比值可以通过心肌的T_2信号强度除以骨骼肌的T_2信号强度来计算；比值≥2.0表示水肿。值得注意的是，尽管存在心肌水肿，并发骨骼肌炎症可能导致正常的T_2比值。充血增加了血管通透性，毛细血管渗漏可以通过使用T_1加权序列的钆剂早期强化（early gadolinium enhancement，EGE）进行评估。与T_2比值类似，EGE比值可以通过心肌信号强度除以骨骼肌信号强度来计算，比值≥4.0被视为异常。使用钆前后进行T_1标测测量细胞外间隙的较新序列也可以使用。由于基于钆的造影剂在细胞

外间隙中积聚，因此在注射造影剂后可观察到信号增强。心肌炎的另一个标志是坏死和纤维化，其可以在注射基于钆的造影剂 10 分钟后获得的 T_1 图像上表现为信号增加的区域，通常称为钆剂延迟强化（late gadolinium enhancement，LGE）。LGE 的不同模式已被描述，并与不同的诊断相关，可以提供对心肌病病因的见解。淋巴细胞性心肌炎可引起透壁和（或）心外膜下 LGE，而结节病可引起斑片状、心外膜下或透壁 LGE。嗜酸性粒细胞增多性心肌病通常会导致内膜下 LGE。典型的心肌炎，LGE 将遵循非血管性分布，心内膜下区域强化通常是斑片状，并且经常影响基底和中下外侧段。一个值得注意的例外是嗜酸性心肌炎，其可表现为环形心内膜下 LGE。最后，CMR 的其他发现与心肌炎的存在有关，包括心包积液和左心室壁运动异常。有趣的是，在心肌炎急性期，水肿的存在与较好的功能恢复和结局相关联，而 LGE 的存在则与不良结局相关，与 LVEF 不相关。

露易丝湖标准

就其本身而言，各种诊断标准对心肌炎的诊断既不敏感也不特异（表 6.1）。露易丝湖标准（Lake Louise criteria，LLC）旨在解决这一局限性，通过纳入几项标准来达到最终诊断。根据 LLC，在临床疑似心肌炎的情况下，如果符合以下标准中的 2 项及以上，CMR 结果与心肌炎症一致：①局部或整体 T_2 信号强度增加；②EGE 增加；③非缺血模式后的 LGE。据报道，LLC 的敏感度和特异度分别为 78% 和 74%。2018 年，LLC 的更新版本被提出。更新版 Lake Louise 标准（简称 2018 版标准）明确规定，对于具有中高检查前概率的心肌炎疑似患者，若存在基于 T_2 加权成像的水肿标志物（如心肌 T_2 信号强度比升高）或基于 T_1 加权成像的心肌损伤标志物（如 EGE、LGE），或两者兼有，可为心肌炎症提供强有力证据。研究表明，2018 版 Lake Louise 标准（LLC）相较于原始标准，在保持诊断特异度的同时提升了敏感度，但需注意的是，其诊断效能可能受研究人群特征（如疾病分期、合并症等因素）影响。

正电子发射断层扫描

关于 FDG-PET 在心脏结节病以外心肌炎症中的应用文献非常少。目前，文献主要限于小系列和病例报告，没有前瞻性研究评价 FDG-PET/CT 在心肌炎中的诊断性能。此外，FDG-PET 是否能够识别各种类型的心肌炎尚不清楚，FDG-PET 对疑似心肌炎患者的治疗影响尚未研究。尽管如此，鉴于 FDG-PET 在特发性肉芽肿性心肌炎（心脏结节病）的初始诊断和治疗反应评估中发挥的中心作用，可以想象 FDG-PET 可能在疑似心肌炎患者的评价中发挥作用（表 6.2）。尽管如此，仍需要进行稳健的前瞻性研究。

表 6.2　FDG-PET 在心肌炎中的潜在作用

最初诊断
残余活动性心肌炎和瘢痕形成的区别
预后评估
缓解治疗评估
引导活检
伴随或诱发病理学评估

FDG 结果在各种类型的心肌炎中均有描述。在病毒感染（包括细小病毒 B19 和 EB 病毒）后的心肌炎中，已报道了异常 FDG 摄取。Simon 等报道了一个有趣的心肌炎病例，表现为巨细胞动脉炎，伴有明显的和弥漫性心肌 FDG 摄取。在另一份病例报告中，Gracia 等显示，嗜酸性心肌炎患者的 FDG 摄取增加。Langwieser 等报道了一例相对明显的局灶性 FDG 摄取，对应于 Loeffler 心内膜炎患者的双心室心尖部肿块，这是一种罕见的心肌病，由心内膜心肌嗜酸性粒细胞浸润引起。Moriwaki 等报道了一例嗜酸性粒细胞性心肌炎，在开始治疗后伴有明显的、主要是间隔的摄取，在充分治疗后完全消退。

Kandolin 等报道了 32 例经活检证实的 GCM 受试者。在他们的样本中，除了静息灌注研究外，12 例在心脏结节病心肌抑制方案后接受了 FDG-PET/CT。在这 12 例受试者中，10 例显示出局灶性摄取，其中 9 例有相应的静息灌注异常。2 例 GCM 患者和无明显 FDG 摄取的受试者出现灌注异常，提示疾病分期不同，并强调了获得静息灌注的重要性。作者认为，用 FDG 和 CMR 结果指导活检可能会提高其检出率。

Lamacie 等报道了一个接受连续 FDG-PET/CT 扫描的 GCM 患者的病例。在就诊时采集的初始 FDG-PET 中，左心室和右心室中存在弥漫性和明显的 FDG 摄取，SUV_{max} 为 25。免疫抑制治疗 2 周后，摄取显著降低，SUV_{max} 为 6.4。治疗 4 个月后，未发现明显的残留 FDG 摄取。发现摄取强度与肌钙蛋白水平相关。在一例暴发性心肌炎患者中获得了类似的结果，在成功治疗后，FDG 摄取异常消退。当炎症消退时，FDG 摄取消退，而 LGE 通常持续存在于 CMR 上，从而区分活动性疾病和后遗症。这可能解释了为什么 FDG-PET 检测心肌炎相关炎症的敏感度在出现后早期最高。由于缺乏监测心脏疾病的血清学标志物，因此在嗜酸性粒细胞性心肌炎中使用 FDG-PET 作为治疗反应的生物标志物可能更重要。

PET/MR

鉴于FDG-PET和MR在心脏结节病中的互补作用以及CMR在评估疑似心肌炎患者中的关键作用，将PET和MR整合到一项研究中是有吸引力的。鉴于CMR结果不一定与心肌炎症水平相关，这一点尤其正确。此外，CMR和FDG-PET结果之间存在良好但不完美的相关性。Nensa等报道，当使用CMR［LGE和（或）T_2］作为金标准时，FDG-PET的敏感度和特异度分别为74%和97%。由于使用了金标准，因此应谨慎解释这些敏感度和特异度值。事实上，FDG-PET和CMR是对同一病理的不同方面进行成像。这突出了两种模式的互补作用；正常的CMR并不一定排除心肌炎症的存在，这可以在FDG-PET上识别。

成像方案和判读

PET采集应采用与心脏结节病成像相同的方式进行，包括使用心肌抑制方案（参见第4章）。显像应在示踪剂注射后相对较早（40～60分钟）时进行，以避免在延迟显像中观察到缓慢心肌摄取。还应采集SPECT或PET静息灌注图像，尤其是在未进行CMR LGE序列的情况下。在适当的临床环境中，异质性或局灶性心肌摄取增加应被视为心肌炎的可疑因素。图像判读可能具有挑战性，因为与心脏结节病相反，摄取可能模拟抑制不佳的心肌，包括弥漫性心肌摄取或孤立的侧壁摄取。FDG摄取可能

非常明显和弥漫（图6.1），或非常局灶性和轻度（图6.2），这取决于心肌炎类型和显像时间（急性炎症vs.延迟表现）。表6.3列出了可能有助于区分心肌抑制不良和弥漫性心肌炎症的情况。当临床高度怀疑心肌抑制不良时，可在48小时低糖高脂肪饮食和长时间禁食后重复行PET。在存在静息灌注和（或）CMR异常的情况下，阳性PET研究的可能性更大。重要的是要记住，FDG-PET可识别活动性炎症，因此，FDG-PET上无发现并不能排除慢性或静止性心肌炎，尤其是在症状发作后8～10周后进行时（图6.4）。

表6.3 在疑似心肌炎患者FDG-PET摄取中，有助于区分心肌抑制不良与弥漫性心肌炎症的因素

更可能是抑制不良	更可能是心肌炎症
未遵循抑制方案	严格抑制协议
正常CRP	CRP升高
肌钙蛋白正常或偏低	肌钙蛋白升高
无灌注缺损	相应的静息灌注异常
糖尿病患者	相应的MRI异常
接受高剂量皮质类固醇的患者	在重复研究中持续摄取
	心肌摄取极高，骨髓和（或）脾摄取增加
	间隔摄取大于侧壁摄取
	心房摄取

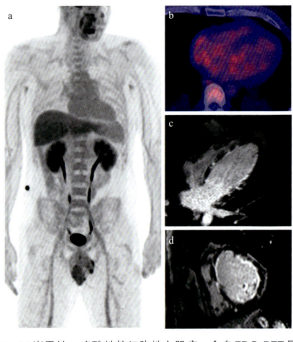
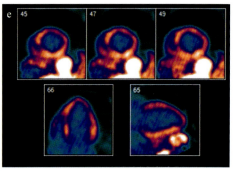

图6.4 29岁男性，嗜酸性粒细胞性心肌病。全身FDG-PET最大密度投影（MIP）图像（a）和轴位FDG-PET/CT图像（b）未显示异常心肌摄取。CMR在两腔（c）和短轴（d）视图上显示斑片状钆剂延迟强化区域。铷静息心肌灌注成像（e）显示了不符合冠状动脉解剖结构的中间隔和前外侧壁的异常灌注区域

结论

心肌炎代表以心肌炎症为特征的广泛病理。心肌炎的初步诊断可能具有挑战性，因为临床表现是可变的，治疗往往局限于支持疗法。FDG-PET在评价心肌炎患者中的确切作用尚不清楚。FDG-PET的诊断性能取决于疾病发作及疾病亚型的成像时间。尽管如此，FDG-PET识别活动性炎症的高能力可能有助于指导治疗。需要更多的研究来更好地验证FDG-PET在心肌炎评估中的作用。

第7章

大血管炎

Pieter H. Nienhuis, Elisabeth Brouwer, Riemer H. J. A. Slart

概述

大血管炎（large vessel vasculitis，LVV）是一种以大中型动脉血管壁炎性病变为主要特征的慢性自身免疫病。这些血管壁病变可能导致动脉瘤形成、破裂、主动脉夹层、狭窄及中动脉的终末器官损伤。LVV有两种主要变体：Takayasu动脉炎（Takayasu arteritis，TAK）和巨细胞动脉炎（giant cell arteritis，GCA）。TAK的特征是主动脉及其主要分支炎症，影响50岁以下的患者。在GCA中，主动脉及其主要分支也可能受到影响，但不如TAK常见。相反，主动脉的第三至第五级分支（如颞动脉和椎动脉）受到影响。此外，GCA仅出现在50岁以上患者中，因此年龄是两种疾病之间的主要区别因素。

除了与主动脉受累相关的上述并发症（在TAK和GCA中都有出现）外，频繁受累的血管决定了许多临床特征。在TAK中，锁骨下动脉闭塞导致肢体跛行和无脉。这种临床过程随后可能因外周缺血而复杂化。在GCA中，颅动脉闭塞会导致头痛和下颌运动障碍。相关可能的并发症包括视力丧失和卒中。

两种类型的LVV都存在全身症状，如发热、体重减轻和关节痛。表现为肩部（或髋部）疼痛和僵硬的GCA患者经常被诊断为伴有风湿性多肌痛（polymyalgia rheumatica，PMR），属于与GCA相同的疾病谱。多达一半的GCA患者有PMR的证据。

尽管这两种疾病的诊断主要基于临床怀疑和升高的炎症标志物，但现今使用的各种影像学检查方法经常被用于辅助诊断。在最近的建议中，早期影像学检查在GCA的诊断过程中比颞动脉活检更被优先考虑，后者历来被认为是诊断的金标准。

在临床高度怀疑的患者中，阳性影像学检查可确诊GCA或TAK。用于检查LVV的影像学方法包括超声、磁共振血管造影（MRA）、计算机断层扫描血管造影（CTA）和^{18}F-氟脱氧葡萄糖正电子发射断层扫描（FDG-PET）。超声检查显示"晕征"高度提示GCA。MRA是通过显示血管壁增厚和水肿来诊断TAK的主要影像学检查。此外，脑动脉MRA可用于诊断GCA。CTA同样可用于检测大动脉中的血管壁炎症。

尽管目前的诊断工具的价值已得到证实，但任何诊断工具的阴性结果都不能明确排除LVV。例如，患者可能具有阴性颞动脉活检、超声检查无晕轮征、磁共振成像和计算机断层扫描无壁增厚，但仍患有LVV，如通过阳性FDG-PET/CT所证明的那样。

FDG-PET是一种基于检测葡萄糖摄取增强的功能成像技术。它是肿瘤学领域的一种成熟工具，用于检测恶性细胞的高糖酵解活性。为了在解剖学上定位FDG摄取，FDG-PET总是与另一种成像方法结合使用，最常见的是低剂量CT。

FDG-PET/CT还通过检测巨噬细胞等炎症细胞的糖酵解活性增加，在感染和炎性疾病成像中发挥作用。通过这种方式，可以在FDG-PET/CT上检测到LVV的血管壁炎症。由于FDG-PET/CT通常作为全身扫描进行，它可以检测全身许多区域的LVV。使用FDG-PET/CT评估主动脉及其一级分支的炎症已经在日常临床实践中得到广泛应用。由于这些动脉的直径较小，其用于评估颅动脉中的血管壁炎症一直被认为是不可行的。例如，颞动脉浅支的平均直径为2mm，PET摄像机系统对此没有足够的分辨率。此外，颅动脉的摄取难以与大脑的高生理FDG摄取区分开来。然而，最近的研究表明，程序调整和更高分辨率的PET相机系统也可以揭示颅动脉中的炎症。

除了检测血管壁炎症外，FDG-PET/CT还可以通过识别其他可能解释患者临床表现的炎症过程来辅助鉴别诊断。

关于FDG摄取在炎症性疾病中的解读仍有许多未

知之处。FDG摄取增加主要出现在代谢率高的活跃疾病过程中。在LVV中，这可以在疾病的早期阶段观察到，在血管壁的解剖变化显现之前。因此，FDG-PET/CT可能无法显示炎症导致的血管壁破坏，因此无法捕获所有具有临床意义的结果。

本章将讨论FDG-PET/CT在LVV的诊断中的当前应用。FDG-PET程序和图像解读的技术方法以及FDG-PET/CT在LVV诊断检查中的作用构成了本章的核心内容。此外，还将回顾FDG-PET/CT在LVV的诊断中的潜在缺陷。

FDG-PET流程

LVV患者的FDG-PET流程决定了FDG-PET图像的质量，因此也决定了其可读性。FDG-PET程序中的重要因素是患者准备、图像采集和图像重建。FDG-PET程序的标准化对于确保诊断的最佳图像质量、能够与随访成像进行比较以及能够验证研究结果至关重要。推荐的手术参数总结见表7.1。

患者准备

患者准备的主要目标是减少健康组织中的生理示踪剂摄取，同时维持或增强炎症组织中的示踪剂摄取。由于FDG是葡萄糖类似物，葡萄糖可竞争性抑制组织中的FDG摄取。事实上，已经发现血清葡萄糖水平改变FDG的生物分布并降低FDG-PET的诊断灵敏度。理想情况下，FDG给药前血糖水平不超过7mmol/L。因此，指导患者在FDG给药前6小时禁食。与某些恶性肿瘤不同，尽管血糖水平较高，FDG-PET仍可以检测炎症性疾病。因此，高血糖症不被认为是绝对禁忌证，糖尿病（控制不佳）患者仍然可以接受FDG-PET。

糖皮质激素是LVV治疗的最初支柱。特别是当怀疑GCA时，需要立即给予糖皮质激素治疗，以降低缺血性并发症（如视力丧失）的风险。因此，在通过影像学确诊LVV之前，可能已经开始糖皮质激素治疗。

然而，糖皮质激素治疗可能会降低超声和FDG-PET成像中LVV的可检测性。研究表明，FDG-PET成像在开始糖皮质激素治疗后3天内进行时，可保持其检测LVV的准确性。糖皮质激素治疗10天后进行FDG-PET成像显著降低其诊断灵敏度。糖皮质激素也可能增加肝脏对FDG的摄取，导致与肝脏相比，对血管FDG摄取进行评分时诊断灵敏度较低。评分方法将在下面的"图像解释"中进一步讨论。

表7.1 LVV的诊断中FDG-PET/CT的推荐患者准备和图像采集参数总结

参数	推荐
膳食准备	FDG给药前禁食至少6小时
	如果出现不明原因的发热或疑似心脏受累，应考虑在扫描前12～24小时饮食中不含碳水化合物
血糖水平	优选≤7mmol/L
皮质激素	除非存在缺血性并发症的风险，否则停止或延迟治疗直至PET检查后
扫描范围	从头到脚
注射FDG后的孵育时间	标准60分钟

PET采集流程

FDG注射和采集之间的间隔时间是影响成像结果的主要因素之一。在LVV成像中，最常用的间隔时间约为60分钟。在动脉粥样硬化的另一种类型的血管壁炎症中更常使用120分钟的延长间隔时间。在LVV成像中，延长的间隔时间已被证明可以降低血池中的FDG摄取，可能由于背景活性较低而导致血管壁摄取的可检测性增强。120分钟的间隔时间可能识别出更多具有临床活动性的LVV患者。FDG-PET成像的一个重要的比较优势是它能够评估几乎所有的中型和大型血管。因此，建议从头到膝或从头到脚（全身成像）进行扫描。此外，将成像时间加倍并应用更大的矩阵可以提高图像分辨率。当成像头部和颈部动脉时，由于其尺寸较小，较高的分辨率可能特别有益。

图像分辨率还取决于所选的图像重建设置。增加迭代次数会提高分辨率，也会增加图像噪声。在重建过程中必须使用飞行时间信息，并尽量减少图像滤波。

FDG-PET/CT的判读和报告

动脉FDG摄取可能受到几个因素的显著影响。多年来，已经提出了几种用于临床实践的解释方法。FDG-PET判读的最简单方法是基于有经验的阅片人的视觉第一印象。这种方法在文献中也用德语单词"Gestalt"描述，可以快速得到结果，但主观性很强，因此不具有可扩展性。判读方法总结见表7.2。

表7.2　大血管炎FDG-PET/CT判读方法总结

FDG-PET/CT LVV判读方法		
阅片分析		
参照背景进行分级	0级（无血管摄取）	
	1级（血管摄取＜背景）	
	2级（血管摄取＝背景）	
	3级（血管摄取＞背景）	
	背景：	
	肝	
	血池	
	肺	
	周围组织	
摄取模式	局灶性（动脉粥样硬化）	
	弥漫性（血管炎）	
半定量判读（目视）		
总血管评分（TVS）	＝［等级目标1］＋［等级目标2］＋…	
	血管靶点：	
	大血管	升主动脉
		主动脉弓
		降主动脉
		腹主动脉
		肺动脉
		头臂干
		锁骨下动脉
		腋动脉
		髂动脉
		股动脉
	颅血管	颞动脉
		上颌动脉
		椎动脉
		枕动脉
半定量（SUV）		
靶血管背景比率（TBR）	＝ SUV_{max}靶血管/$SUV_{max/mean}$背景	
	靶血管：	
	同上	
	背景：	
	血池	上腔静脉
		下腔静脉
	肝	右叶
（PET/）CTA/MRA LVV阅片方法		
常规血管壁厚度（mm）		
强化情况		
存在狭窄和（或）动脉瘤		

视觉评分量表

通过创建统一的、可再现的和易于使用的标准，可以使用视觉分级量表来克服这种主观性偏差。此外，视觉分级量表也可以通过比较血管壁摄取与背景器官来校正全身FDG摄取的个体差异。为了在临床实践中实现更多的标准化，2018年有学者提出使用0～3的视觉分级量表，将血管壁摄取与肝进行比较。该方法如图7.1所示，其工作原理如下：0级为无摄取；1级为低于肝的血管摄取；2级为等于肝的血管摄取；3级为高于肝的血管摄取。在活动性LVV中，大中型动脉壁中3级可见FDG摄取的平滑线性和节段性模式被认为是阳性FDG-PET。在免疫抑制治疗下，2级可能被认为是阳性。除肝外，腔静脉中的血池也可用作比较的背景。

在LVV中，所有中型和大型血管都可能受到影响。对于LVV的FDG-PET解读，区分TAK和大血管-GCA（LV-GCA）中受影响的全身大血管及C-GCA中的中型颅血管是有用的。最初在LVV中使用FDG-PET是基于对全身大血管中示踪剂摄取增加的评估。主动脉和颈总动脉、锁骨下动脉、腋动脉、髂动脉和股动脉的FDG-PET/CT成像和评估越来越多地用于GCA和TAK的诊断性检查，尽管在TAK中使用程度较低。重要的是，FDG-PET成像被认为不适合评估颅动脉，因此不适合诊断C-GCA。

颅动脉评估

由于近年来PET系统的程序适应性和技术进步，PET图像分辨率已经增加。使用数字PET系统，特别是具有飞行时间功能的系统，可以评估GCA中颅外动脉受累。此外，头部/颈部区域采集时间的略微增加（5分钟而不是2～3分钟）可以改善颅外动脉的可视化。C-GCA的诊断是可能的，因为颞动脉、上颌动脉、椎动脉和枕动脉的联合评估，并且可以像之前描述的视觉评分一样报告（图7.2）。

定量

到目前为止，仅讨论了通过目视评估进行评分。也可使用其他类型的（半）定量评分，并可视为FDG-PET判读的更客观方法。标准化摄取值（SUV）度量可以通过在血管病变周围绘制感兴趣区域（ROI）或感兴趣体积（VOI）来计算。此外，靶血管病变的SUV指标也可针对全身摄取进行校正。通过将靶血管损伤的SUV除以背景区域的SUV，可以根据体重、注射的放射性示踪剂量、血糖水平和肾清除率对示踪剂摄取的个体差异进行校正。常用的背景区域是肝和在上腔静脉或下腔静脉中测量的血池。

重要的是，使用SUV指标的半定量测量目前仅建议用于研究。尽管研究表明SUV指标可用于诊断，但尚

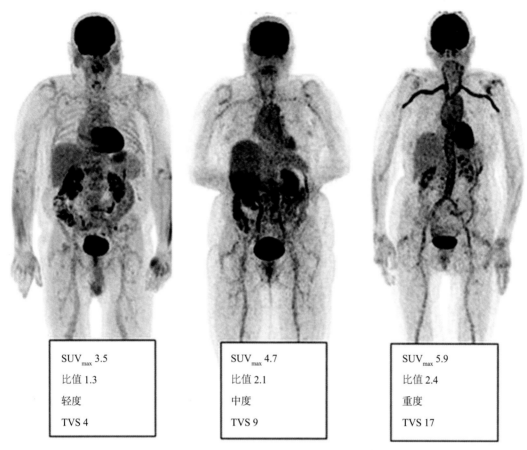

SUV$_{max}$ 3.5	SUV$_{max}$ 4.7	SUV$_{max}$ 5.9
比值 1.3	比值 2.1	比值 2.4
轻度	中度	重度
TVS 4	TVS 9	TVS 17

图7.1 FDG-PET。轻度（1级）、中度（2级）和重度（3级）FDG摄取模式，包括GCA患者胸主动脉的SUV$_{max}$值。比值定义为胸主动脉的平均SUV$_{max}$除以肝区的平均SUV$_{max}$。右侧患者的总血管评分（TVS）最高

未在任何大规模前瞻性研究中得到证实。此外，SUV指标高度依赖于FDG-PET成像程序，这可能使推广和可比的多中心诊断实施变得困难。同样，在FDG-PET中使用SUV指标作为监测生物标志物或预测工具可提供额外获益。但是，这一点还没有得到调查证实。

诊断性能

FDG-PET显像对LVV的诊断性能为良至优。FDG-PET/CT检测LV-GCA的敏感度为80%～90%，特异度为89%～98%，具体取决于参考诊断标准。当评估C-GCA中的颅动脉时，诊断性能相似，敏感度为82%，特异度接近100%。相比之下，对TAK患者的诊断准确性较低，敏感度为87%，特异度为73%。如前所述，如果患者已接受糖皮质激素治疗超过3天，则FDG-PET对LVV的诊断准确性会降低。

如上所述，可以通过计算总血管评分（TVS）来扩展视觉分级量表的使用。通过将多个血管和血管段的视觉分级分数相加来计算TVS。正如预期的那样，LVV患者的4个主动脉段（升、弓、降和腹）和4个分支动脉（颈动脉和锁骨下动脉）的TVS显著高于对照组。目前尚不清楚TVS是否也显示了疾病的范围或严重程度。最

近的一项研究得出结论，TVS可能与医师的总体评估相关，但与患者报告的疾病严重程度无关。同样，目前还不清楚包括如腋动脉、髂动脉和股动脉这样较少涉及的血管是否增加TVS的区分价值。类似地，包括颅血管可以提高诊断性能。

监测和后续

正如引言所述，临床症状、体征和实验室检查对于诊断LVV是不可靠的。同样，对于确定复发性疾病也是如此。超过50%的LVV患者将经历复发性疾病。

连续FDG-PET检查作为LVV影像学生物标志物的价值仍存在争议。随访FDG-PET/CT成像可能能够分别通过更高和更低的TVS区分临床活动性和非活动性疾病。此外，糖皮质激素剂量与TVS之间可能不存在相关性，患者报告的评估与TVS之间也不存在相关性。在LVV患者的随访FDG-PET扫描研究中，持续临床缓解患者的FDG摄取存在差异，范围从FDG摄取降低的患者到与基线相比摄取增加的患者。相反，其他研究表明，随访扫描主要是FDG摄取减少。

同样，一些研究表明，高TVS可能预示着未来的临床复发。然而，这种预测能力可能取决于TVS计算、所

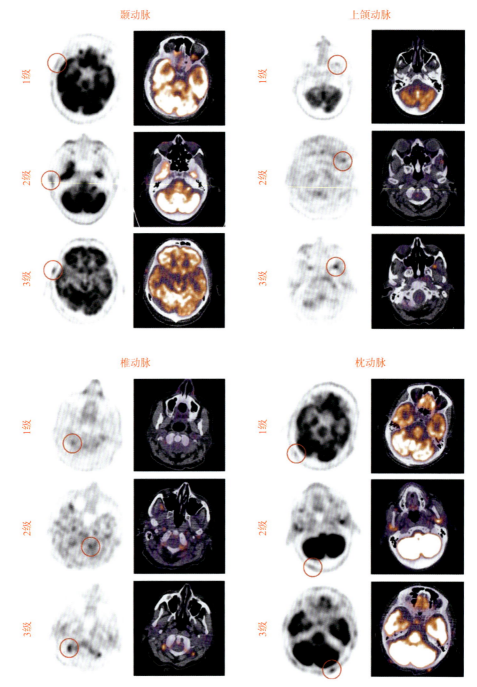

图7.2　FDG-PET/CT。轻度（1级）、中度（2级）和重度（3级）头颅FDG摄取模式：颞动脉、上颌动脉、椎动脉和枕动脉。红色圆圈突出显示了视觉确定的摄取增加区域

包括的血管床数量、所使用的重建技术及用于半定量评分的背景器官。

PET联合CTA或MRA

LVV诊断中的标准FDG-PET/CT成像利用低剂量CT进行衰减校正，还利用PET信号的解剖学参考。作为LVV诊断的一种成像工具，低剂量CT本身没有什么附加价值，但有助于区分LVV和动脉粥样硬化活动。

或者，PET成像可以通过具有血管造影术的血管成像来补充，所述血管造影术或者是CT血管造影术（CTA）或者是MR血管造影术（MRA）的形式。当与这些成像技术结合使用时，FDG-PET提供了正在进行的炎症过程的可视化，而CTA和MRA可以可视化血管壁的形态学变化，例如壁增厚、动脉瘤形成和动脉狭窄评估。

目前，CTA和MRA在不同情况下使用。CTA显示血管壁增厚（＞2～3mm）或主动脉扩张（3～4cm）可能提示LVV，并且在TAK中显示出特别高的诊断准确性。在C-GCA中，其用于研究颅动脉的用途有限。

相反，MRA 是一种研究颅动脉壁炎症的既定方法。其本身也可用于研究脑内动脉的炎症，由于脑对 FDG 的高摄取，因此无法进行 FDG-PET 研究。FDG-PET/MRA 联合应用可协同改善 C-GCA 的诊断，因为其结合了形态学和功能成像，同时辐射负荷较低。

LVV FDG-PET 的潜在缺陷

本章已经提到了 LVV 的诊断中 FDG-PET 成像的潜在缺陷。FDG-PET 程序的许多方面都会影响结果图像，突出了程序标准化的重要性。患者因素，如血糖水平、糖皮质激素使用和体重，都可能影响 FDG 在组织中的摄取。其他因素，如肾清除率、代谢疾病和免疫抑制剂的使用也可能影响成像结果。手术因素（如注射示踪剂剂量和成像时间延迟）也会影响 FDG-PET 图像。

图像判读也可能带来一些挑战。实施上述推荐的视觉评分方法可能需要额外的培训。由于解剖定位，颅动脉摄取的解释可能特别具有挑战性。然而，通过培训可以实现高诊断准确性和读者共识。

与 LVV 一样，动脉粥样硬化也可显示动脉壁 FDG 摄取。因此，可能难以区分动脉粥样硬化和 LVV，特别是当这两种疾病可能重叠时。因此，对于 CT 上有明显钙化的患者，应谨慎解释血管炎症。目前还没有明确的方法来区分这些类型的血管炎症，但与 LVV 相比，动脉粥样硬化似乎表现出较低强度和斑块状的 FDG 摄取，因为后者是一种更强烈和弥漫性的模式（图 7.3）。

LVV 的前景

根据现有文献，FDG-PET/CT 在诊断 LVV 中发挥重要作用，但需要额外的随机研究来验证现有证据。为了提高未来研究的可重复性和结果的可推广性，未来的研究应考虑 FDG-PET/CT 成像在 LVV 的诊断中的最新国际推荐。

未来的研究应侧重于纳入真实世界的前瞻性数据，并在现有诊断（成像）研究中实施 FDG-PET/CT。诊断算法的开发可进一步阐明 FDG-PET/CT 在诊断过程中的作用及其在此类算法中的位置。FDG-PET/CT 判读的新半定量方法，重点关注 SUV 指标，包括 TVS，可能在监测和预测 LVV 病程方面特别有益。在总病变糖酵解（TLG）的计算中可以找到一个新的半定量度量的例子。TLG 测量已经用于肿瘤学，并且还考虑了炎性病变的体积，而不仅仅是 FDG 摄取的强度。尽管尚未进行广泛研究，但 TLG 可能被证明在监测疾病活动性方面有价值。

全身 PET 成像为真正系统性研究 LVV 提供了机会，LVV 是一种全身性疾病，可能存在于全身几乎所有的大中型动脉中。FDG 示踪剂的可用性允许在 LVV 的诊断中广泛使用和实施 FDG-PET/CT 检查。然而，FDG 在

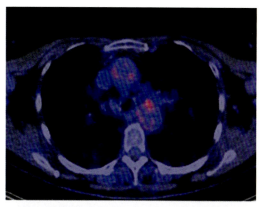
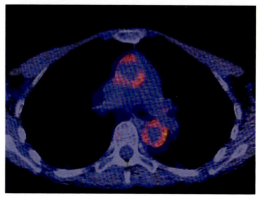

图 7.3 动脉粥样硬化性 FDG 摄取（上图）和血管炎性 FDG 摄取（下图）的 FDG-PET/CT 横断面图像。与动脉粥样硬化 FDG 摄取相比，血管炎 FDG 摄取特征性更强烈和更外周化

炎症过程的研究中仍然是非特异性的，不能提供任何关于炎症性质的信息。此外，大脑中高 FDG 摄取使 FDG-PET 无法评估脑中的炎症过程，但颅外动脉可在数字高分辨率 PET/CT 相机系统上可视化。

靶向特异性免疫细胞的新型 PET 示踪剂可能为 LVV 的基础研究及更特异性的炎性病变表征和识别开辟新的领域。巨噬细胞靶向 PET 示踪剂（如 ^{18}F-PEG- 叶酸）和靶向转运蛋白（TSPO）的示踪剂在（自身）炎症和血管疾病中显示出有希望的结果。同样，靶向成纤维细胞活化蛋白抑制剂（FAPI）的示踪剂也很有前景，证明在健康组织中的摄取较低，并显示出在监测疾病活动性方面的前景。

重要的是，FDG-PET/CT 可能在临床实践中发挥越来越大的作用。其实施可通过额外的医生培训来进一步辅助解释 LVV 的诊断中的 FDG-PET/CT 扫描。此外，FDG-PET/CT 在 LVV 的诊断中的作用在未来可能会发生变化，可能用于监测和预测疾病进程。随着研究（和治疗）选项的增加，管理将变得更加个性化，血管炎多学科专家团队可以确保 FDG-PET/CT 在 LVV 的诊断中的最佳使用。此外，附属医学会还应支持对成像仪进行

FDG-PET/CT最佳阅读的培训。

　　在研究中也必须考虑到以患者为中心和多学科协作的方法。因此，为了将未来的研究纳入临床实践，临床相关性和患者健康至关重要。这包括尽可能减少诊断负担，并在必要时利用FDG-PET/CT的优势——其高诊断性能和全身评估。

第8章

心包疾病

Matthieu Pelletier-Galarneau，Patrick Martineau

概述

心包由两层组成，外层为纤维层，内层为浆膜层，附着于心肌层，包裹心脏和大血管根部，同时为胸腔感染等外部损伤提供物理屏障。此外，心包内含有心包液，能减少两层心包之间的摩擦。

心包疾病由多种不同的病理学改变组成。症状通常是非特异性的，但可包括胸痛和（或）呼吸困难。临床表现的严重程度取决于潜在病因，范围从无症状患者的心包积液偶然发现到危及生命的心脏压塞。2015年欧洲心脏病学会（ESC）心包疾病诊断和管理指南将心包疾病的病因分为感染性和非感染性原因。非感染性原因进一步分为自身免疫性、肿瘤性、代谢性、创伤性、医源性和药物相关性原因（表8.1）。

超声心动图应作为评价疑似心包疾病的初始影像学检查。必要时，计算机断层扫描（CT）和心脏磁共振（CMR）也可能有所帮助。^{18}F-氟脱氧葡萄糖正电子发射断层扫描（FDG-PET）通常用于挑战性或非典型病例。尽管如此，FDG-PET对于区分良性和恶性病因以及识别可能导致心包疾病的全身性疾病的心外表现可能有价值（表8.2）。此外，Gerardin等报道，心包液中FDG摄取越强，特发性急性心包炎复发风险越高，这突出了FDG-PET的预后价值。FDG-PET在肿瘤和感染性/炎性疾病的成像中具有既定的作用，并且通常提供全身成像，非常适合这些目的。本章将回顾FDG-PET在心包疾病评估中的作用和效用。

表8.1　心包疾病病因分类

感染性	病毒	**最常见病因**
		柯萨奇病毒、埃可病毒、EB病毒、巨细胞病毒、腺病毒、细小病毒B19和人疱疹病毒6
	细菌	**在结核病流行的发展中国家更常见**
		结核分枝杆菌、贝纳柯克斯体（Q热）、肺炎球菌、链球菌、葡萄球菌
	真菌	**罕见，通常在免疫功能低下患者中**
		组织胞质菌属、曲霉菌属、念珠菌属
	寄生虫	**非常罕见**
		棘球绦虫属、弓形虫属
非感染性	自身免疫性	**结缔组织病**
		系统性红斑狼疮、类风湿关节炎、干燥综合征、硬皮病
		其他
		结节病、血管炎
	肿瘤性	**原发（非常罕见）**
		心包间皮瘤
		继发（较多见）
		肺癌、乳腺癌、淋巴瘤、食管癌、黑色素瘤
	代谢性	尿毒症、黏液性水肿、厌食
	外伤或医源性	穿透性胸部损伤、心脏手术、心肌梗死后等
	其他	药物相关、淀粉样变性、主动脉夹层、慢性心力衰竭

表8.2　FDG-PET成像在评价心包疾病患者中的潜在作用

评估可能患有自身免疫病的患者，以排除大血管炎或结节病

疑似结核性心包炎患者疾病活动性和程度的评估

可疑心肌心包炎患者心肌炎症的评价

疑似肿瘤性心包疾病的诊断和分期

特发性心包炎复发风险的评估

治疗反应评估

传染性心包疾病

引起传染性心包疾病的病原体因人口、地理和社会经济因素而异。在发达国家，最常见的心包疾病是病毒性心包炎，最常见的病毒是柯萨奇病毒、埃可病毒、EB病毒、巨细胞病毒、腺病毒、细小病毒B19和人类疱疹病毒6型。在结核病（TB）流行的发展中国家，TB是最常见的病原体。结核性心包炎患者可表现为渗出性心包炎、缩窄性心包炎、心脏压塞和心肌心包炎。贝纳柯克斯体（Q热）心包炎也有描述，而其他细菌较少观察到。真菌性和寄生虫性心包炎很少见。

在感染性心包炎中，FDG-PET结果将根据所涉及的病原体而有所不同（表8.3）。病毒性和特发性心包炎通常表现为缺乏至轻度的均匀心包摄取，可能伴有心包积液（图8.1）。在结核性心包炎中，FDG摄取强烈，SUV值经常超过5（图8.2）。此外，全身FDG-PET可检测其他感染区域，这可能有助于识别更适合采样的区域，并可能影响区分考虑。在Q热患者中，FDG-PET可定位持续性感染病灶。在特发性和结核性心包炎中，FDG-PET摄取已被证明可预测治疗反应，与无反应者相比，基线研究中有反应者的FDG摄取更高。

表8.3　各种心包疾病病因的典型FDG分布

		摄取分布		
			均匀	不均匀
摄取强度	轻	特发		真菌
		病毒		寄生
		自身免疫性		肿瘤性
		真菌		医源性
		寄生虫		创伤性
		德雷斯勒（Dressler）综合征		
	中度到强	结核		肿瘤性
		其他细菌性		结核
				创伤性

译者注：Dressler综合征——心脏损伤后综合征，是一种在心肌梗死数月后至数周内出现发热、乏力、胸痛等症状，以心包炎、胸膜炎、肺炎为主要表现的综合征

自身免疫性心包病

心包疾病可能与自身免疫病相关，包括结缔组织疾病，如系统性红斑狼疮（SLE）、类风湿关节炎和舍格伦综合征，以及结节病和血管炎。在这些情况下，心包疾病通常表现为急性或复发性心包炎。心包受累可能是由全身炎症性疾病本身引起的，也可能是由于对其他不相关疾病的易感性增加所致。

FDG-PET可在疑似自身免疫性病因患者的评估中发挥重要作用。在这种情况下，尽管PET可以检测心包炎症（图8.3），但其优势在于能够在全身成像上评估炎症区域，这可能有助于揭示潜在的致病病理学，并可能指导活检。例如，特征性亲FDG纵隔淋巴结和肺部病变可提示结节病的诊断，而血管FDG摄取增加可证实存在大血管炎。此外，FDG-PET可轻松定位疑似类风湿性疾病患者的炎性关节炎，其通常为对称性、亲FDG性，存在于多个大小关节中，有时可伴有亲FDG性淋巴结。在SLE和干燥综合征中，FDG-PET可突出活动性炎症区域，包括心包、关节、淋巴结、唾液腺和肺。

肿瘤性心包疾病

在绝大多数病例中，与恶性肿瘤相关的心包疾病继发于转移性疾病，包括肺癌、乳腺癌、淋巴瘤和黑色素瘤。原发性心包肿瘤，最常见的是心包间皮瘤，是罕见的，发病率为0.002 2%，占原发性心脏肿瘤的不到3%（参见第10章）。并且可能与石棉暴露有关。相反，恶性肿瘤继发性心包受累并不罕见，根据尸检研究，1%～20%的癌症患者受到影响，但通常诊断不足。肿瘤性心包疾病可表现为急性心包炎、心包积液伴或不伴心脏压塞和缩窄性心包炎。

由于在大多数恶性肿瘤中观察到的FDG摄取增加，FDG-PET的作用在肿瘤性疾病的诊断、分期和反应评估中得到了很好的确立。因此，在疑似肿瘤性心包疾病的病例中，FDG-PET结合全身成像有助于明确心包疾病的病因，识别和评估潜在恶性肿瘤的程度，并指导活检（图8.4）。肿瘤性心包病变（即转移瘤）通常表现出强

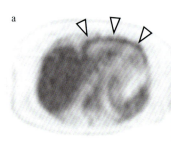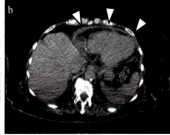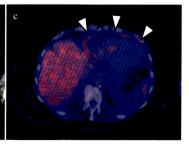

图8.1　一位89岁女性因体重减轻、下消化道出血和心包积液就诊。轴向FDG-PET（a）、CT（b）和融合PET/CT（c）图像显示轻度弥漫性心包摄取伴少量心包积液（箭头），归因于特发性心包炎

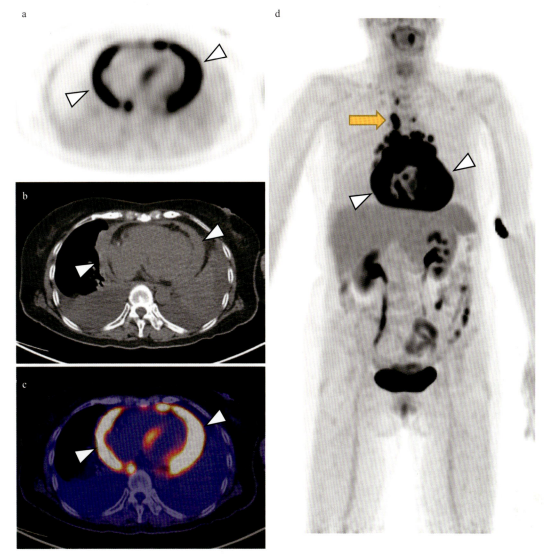

图8.2　一例73岁女性患者，因不明原因的渗出性缩窄性心包炎就诊，其轴位FDG-PET（a）、CT（b）、融合PET/CT（c）和全身MIP（d）图像。心包积液（箭头）中有强烈（SUV$_{max}$ 14）和一些不均匀的FDG摄取，纵隔淋巴结（黄色箭头）中也有强烈摄取（SUV$_{max}$ 11）。这种表现高度提示恶性肿瘤或结核性心包炎。通过心包液培养和分析最后诊断为结核性心包炎

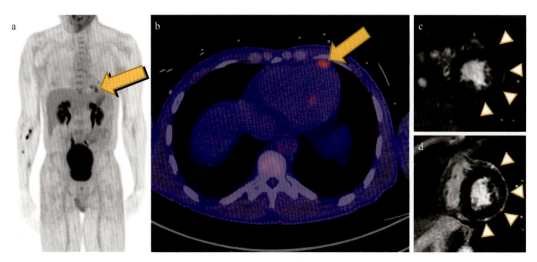

图8.3　一例53岁男性患者，有白塞病、口腔溃疡和肾梗死病史。全身FDG-PET（a）和轴位FDG-PET/CT（b）图像显示心包轻度局灶性摄取增加（箭头）。在心脏磁共振上，平扫短轴电影图像（c）和增强扫描心肌活性序列（d）显示心包强化（箭头），与心包炎一致。局灶性摄取是心包炎的一种少见表现

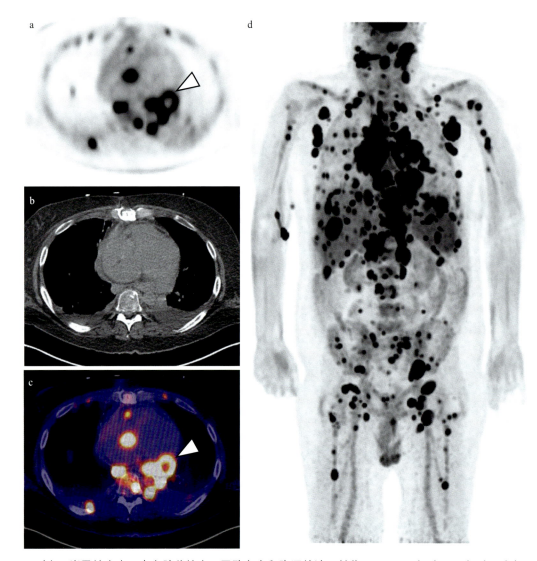

图8.4   一例43岁男性患者，有心脏移植史，因败血症和腹泻就诊。轴位FDG-PET（a）、CT（b）、融合PET/CT（c）和全身MPI（d）显示大量FDG摄取灶投射在淋巴结以及心肌、心包（箭头）、脾、肝和骨骼内，符合淋巴组织增生过程。移植后淋巴组织增生性疾病（PTLD）的最终诊断是通过活检确定的

烈和不均匀的FDG摄取，CT上有相应的结节。在直接从相邻肿瘤（通常来自肺部原发灶）扩散的情况下，累及心包的FDG亲和性肿块通常很容易识别。

其他非感染性心包疾病

心脏损伤后综合征，也称为Dressler综合征，发生在心肌或心包损伤的情况下，可在心脏手术、心肌梗死、穿透性损伤、起搏器插入等之后看到，通常在损伤后1～6周发生。心肌梗死后综合征在再灌注治疗出现后变得罕见。然而，在心肌梗死后的几周内，特别是对于那些没有接受血运重建或延迟血运重建的患者，症状包括发热、全身无力和胸膜炎性胸痛应对心肌梗死后综合征引起怀疑。在FDG-PET上，心肌梗死后综合征与特发性和病毒性心包炎难以区分，表现为轻度至中度弥漫性心包摄取增加（图8.5）。

心包切开术后综合征发生在心脏手术后的几周内，发病率在2%～30%。FDG-PET可能显示心包摄取弥漫性增加，伴有相关积液。重要的是，在这种情况下，可能很难区分术后变化和心包炎。FDG摄取的分布有助于区分手术后改变和心包切开术后综合征。

非感染性心包疾病的一种不常见原因是IgG4相关疾病，这是一种罕见的多系统免疫介导的纤维炎性疾病，通常类似于恶性肿瘤。FDG-PET可以识别活动性炎症区域，因此可用于评估器官受累、治疗反应监测和指导干预。IgG4相关性心包炎可能表现为心包积液中的弥漫性或异质性摄取。有时也可以看到冠状动脉受累，在受累的心外膜血管水平观察到更多的局灶性活动。全身成像可用于疑似IgG4相关疾病的患者，以评估疾病程度，因为可能存在其他非心脏部位的纤维化和炎症。

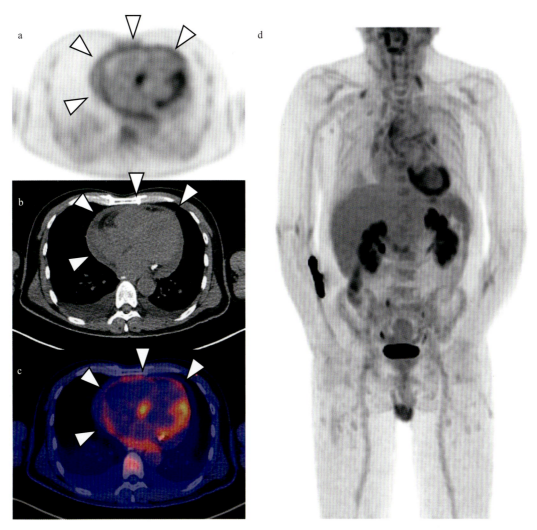

图8.5 一名57岁女性因不明原因发热转诊。患者在研究前2周患有ST段抬高型心肌梗死（STEMI）。轴位FDG-PET（a）、CT（b）、融合PET/CT（c）和全身MIP（d）图像显示心包积液内轻度和弥漫性摄取增加，符合心肌梗死后综合征

结论

心包疾病相对常见，明确病因对于给予适当的治疗和识别潜在的危及生命的疾病至关重要。FDG-PET是一种新兴的评价心包疾病的有用工具，因为它可以识别和评估疾病的程度。已经显示它对于评估结核性心包炎和肿瘤性心包病变特别有用。此外，FDG-PET在预测治疗反应方面显示出潜力。需要进一步的研究来评估FDG-PET的作用，特别是对于非感染性和非肿瘤性心包疾病。

第9章

室性心律失常

Daniele Muser，Abass Alavi，Pasquale Santangeli

概述

室性心律失常（VA）包括从特发性室性期前收缩（PVC）到恶性持续性室性心动过速（VT）或心室颤动（VF）的广泛临床实体。VA背后的机制是异质性的，包括在不存在结构性心脏病的情况下触发活动或自动性加重，以及与结构性心脏病（SHD）相关的心肌瘢痕存在相关的折返机制，如缺血性心脏病和非缺血性心肌病。心肌炎症在多种情况下，如心肌炎、心脏结节病（CS）和查加斯（Chagas）心肌病中，也可能在室性心动过速的发生和维持中发挥作用。这是通过确定细胞丢失和修复性纤维化来维持折返性心律失常，以及在炎症区域内的触发活动和加剧自律性来实现的。最近，还报道了亚临床心肌炎症在不明原因VA患者中的潜在作用。心脏¹⁸F-氟脱氧葡萄糖（¹⁸F-FDG）正电子发射断层扫描（PET）是评价心肌炎症的金标准，可用于改善VA患者的心肌基质表征、风险分层和识别潜在治疗靶点。在本章中，我们将介绍¹⁸F-FDG-PET显像在检测室性心律失常环境中的原理和主要的临床应用。

机制

心肌炎症以多种方式促进VA的发生。首先，活动性炎症是导致心肌细胞死亡和随后的替代性纤维化的直接细胞损伤的原因。存活的心肌纤维存在于纤维组织内，导致缓慢传导通路的形成、激活分散和不应性，这些共同构成折返回路的病理生理学基础（图9.1）。全身炎症反应也可能通过细胞因子释放、电重构和交感神经功能亢进促进心肌电不稳定。最后，由于微血管功能障碍和炎症心肌内的需求/供应不平衡导致的心肌缺血，可以进一步增加促炎性。

室性心律失常¹⁸F-FDG-PET/CT成像的一般原则

使用¹⁸F-FDG-PET识别心肌炎症的可能性依赖于¹⁸F-FDG在活动性炎症区域相比于健康心肌的优先蓄积，这归因于炎症细胞的较高代谢活性（葡萄糖需求）。考虑到在正常情况下，心肌代谢可能依赖于葡萄糖消耗，生理性心肌葡萄糖摄取可能是假阳性结果的主要来源，因此抑制其对识别真正的病理受累区域至关重要。

已经提出了几种策略来充分抑制生理性¹⁸F-FDG摄取，包括长时间禁食（≥18小时），进食低糖高脂肪食物，以将心脏代谢从葡萄糖转变为游离脂肪酸，并给予未分级肝素（¹⁸F-FDG注射前15分钟静脉推注50U/kg），以增加循环游离脂肪酸水平。遗憾的是，即使在采取了上述所有预防措施后，心肌¹⁸F-FDG摄取的高度变异

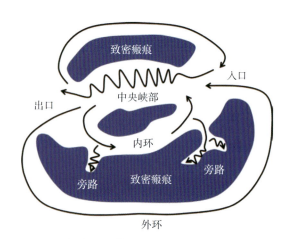

图9.1　史蒂文森等在1993年首次描述的折返回路示意图。在这个模型中，两个激活波前围绕共享共同通路（中央峡部）的两条传导阻滞线传播。致密瘢痕（蓝色）区域在心动过速期间不能被激活。旁路可以连接到回路中的任何一点，代表被波前激活但在折返回路中不起积极作用的组织区域

性仍能被观察到，导致假阳性结果的比例高达30%。为了优化扫描的可靠性，已经开发了特定的标准用于图像解释。特别是，弥漫性[18]F-FDG摄取应始终视为抑制不充分的可能结果，而局灶性或局灶性弥漫性摄取模式通常被视为更有意义。为了进一步解释[18]F-FDG-PET结果，下侧壁的选择性[18]F-FDG摄取已被报道为正常的生理模式，即使在其余心肌完全抑制的情况下。在这方面，比较[18]F-FDG-PET结果与其他成像模式，如CMR与T_2加权成像来检测心肌炎症和钆剂延迟强化以检测坏死/纤维化，可能会提高其特异性。其他可能导致的错误结果包括由于患者移动导致的错位，或起搏器（PM）或植入式心脏复律除颤器（ICD）电极导线周围的[18]F-FDG摄取异常。最近，开发了新型放射性示踪剂如镓-68（[68]Ga）-DOTATATE，它们在健康心肌内不发生生理性蓄积，可能潜在地克服[18]F-FDG的局限性。[68]Ga-DOTATATE靶向激活的巨噬细胞上的生长抑素受体，而正常心肌细胞上不存在生长抑素受体，使得[68]Ga-DOTATATE成为心肌炎症的选择性标记物。

心脏结节病

结节病是一种全身性炎性疾病，其特征为淋巴细胞CD4[+]介导的非坏死性肉芽肿形成。5%～10%的患者出现明显心脏受累的情况，相对罕见。心脏结节病的特征是心肌炎症和纤维化的斑片状区域，根据位置和严重程度，可能临床上无症状或导致房室传导阻滞、室上性心律失常（VA）和进行性心力衰竭。在CS的病理生理过程中，疾病不同阶段的病变总是共存，活动性炎症区域与致密的代谢不活跃的瘢痕区域重叠（图9.2）。在出现复发性室性心动过速的CS患者中，致炎性基质的表征有助于检测基于基质的消融的潜在靶点，但也提供了重要的诊断要素和信息，以识别导管消融（CA）后复发风险高的患者，这些患者可能受益于更积极的免疫

抑制药物。有趣的是，侵入性电解剖电压标测上的单极电压异常区域与活动性炎症的存在相关，这些区域没有大量瘢痕，这些瘢痕代表心内膜心肌活检（EMB）的最佳靶点，从而提高了其敏感度和特异度（组织学上的非特异性发现）（图9.3）。现有的证据有力支持了与活动性炎症相比，瘢痕在维持VA中的关键作用。在一项包括50例CS患者的研究中，14%的患者在随访期间发生了VA：LGE-/FDG-患者中无一例发生VA，LGE＋/FDG＋患者中有19%发生VA，LGE＋/FDG-患者中有21%发生VA。在接受术前[18]F-FDG-PET和CMR的42例因VA转诊的CS和VT患者系列中，48%的病例发现了活动性炎症的证据，而LGE区域几乎无处不在（90%的病例）。有趣的是，在根据代谢量量化心肌炎性活动后（MV——亲[18]F-FDG心肌的体积）和代谢活动（SUV和MV之间的MA产品），显示存在异常电描记图的心肌区域（代表CA的潜在靶点）与无异常电描记图证据的患者相比，CMR上的瘢痕透壁程度更高，MV和MA更低（图9.3）。此外，通过电生理标测确定的VA关键部位与CMR上的LGE比PET上的[18]F-FDG摄取增加更密切相关（70%的LGE＋/PET-心肌节段与27%的LGE-/PET＋心肌节段存在异常电描记图）。所有上述数据表明，折返性室性心动过速回路与瘢痕的存在密切相关，即使在活动性疾病患者中也是如此，并且位于具有更广泛纤维替代和更少炎症的区域，强调了纤维化在VA发生中的中心作用。炎症作为心肌损伤、细胞丢失和纤维化替代的主要来源，在VA中仍然起着重要的致病作用。为此，在首次尝试后接受重复CA的患者中，仅在FDG-PET检测到持续炎症活动的患者中发现了显著的瘢痕进展（图9.4）。相应地，开始免疫抑制治疗后PET缺乏改善与随访时临床结局较差相关，MA变化与左心室射血分数变化之间呈显著负相关（图9.4）。[18]F-FDG摄取异常的存在也与VT CA后复发的长期风险相关，基线时[18]F-FDG

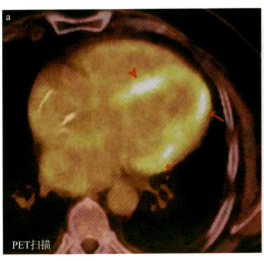

PET扫描

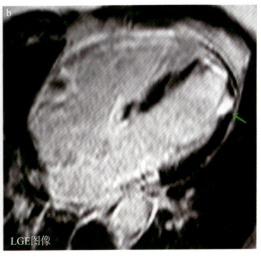

LGE图像

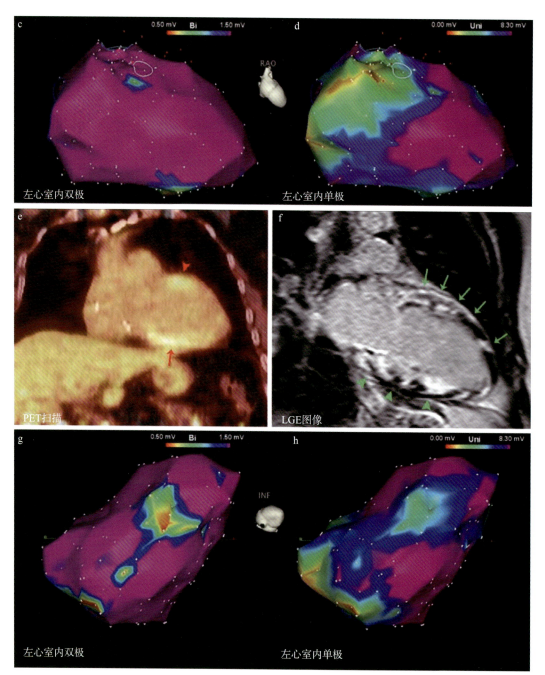

图9.2 心脏结节病和复发性室性心动过速患者的影像学和电解剖学表现。正电子发射断层扫描（PET）（a～e）显示中-基底下间隔（a，红色箭头）、基底（a，星号）和心尖（a，红箭）前外侧壁、基底下（e，红箭）和前（e，红色箭头）壁的活动性炎症。同一患者的对比增强磁共振成像（b～f）显示弥漫性心肌瘢痕，累及远端前侧壁（b，绿箭）、前壁（f，绿箭）和下壁（f，绿色箭头）。中隔和基底前外侧壁虽然被活动性炎症累及，但无瘢痕。左心室（LV）内膜电解剖标测图（EAM；c、d、g和h）显示小面积的低双极电压（≤1.5mV）在心尖中下壁（g，下视图）和更弥漫的低单极电压区域（≤8.3）；单极EAM显示异常电压区域，伴瘢痕和炎症（经Muser等许可修改）

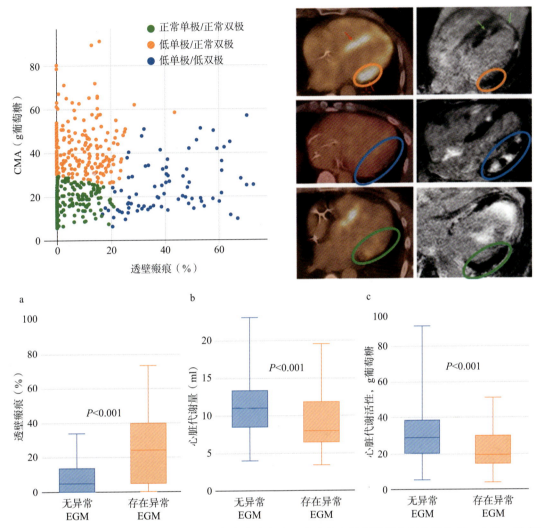

图9.3 接受室性心动过速消融术的心脏结节病患者的瘢痕、炎症和电解剖结果之间的相关性。上图：散点图显示了根据成像和电解剖结果显示的心肌节段分布。单极和双极电压均正常的节段（绿点）代表"健康心肌"，无瘢痕或炎症。具有低单极电压但正常双极电压的区段（橙色点）表示"活动性疾病"的部位，其没有或很少有瘢痕并且存在活动性炎症，其中没有记录或仅记录很少的异常电描记图。这些部位是心内膜心肌活检的潜在良好靶点。具有低单极和双极电压的区段（蓝点）代表具有高瘢痕透壁性和无/很少炎症活性的"晚期疾病"部位。在这些场所，经常记录异常电描记图，其代表用于基底改性的潜在良好目标。下图：箱形图显示CMR上瘢痕透壁程度较高（a），心肌节段内通过心脏代谢体积（b）和心脏代谢活性（c）量化的炎症程度较低，表明与无异常电描记图的患者相比，存在异常电描记图（VT回路的关键部位）（经Muser等许可修改）

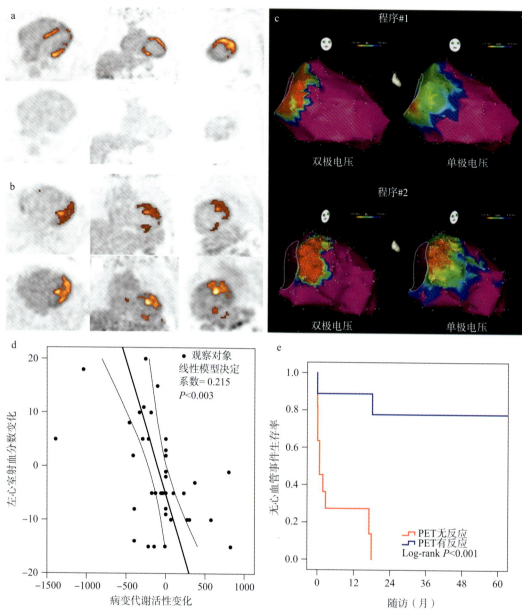

图9.4 FDG-PET评估心脏结节病患者的治疗反应、瘢痕进展和长期结局之间的相关性。a.心脏结节病（CS）患者的PET扫描，累及左心室中基底隔、中基底前壁和基底下壁（顶排），经6个月免疫抑制治疗后完全正常化（底行）；b.基线时累及左心室侧壁和前壁以及前外侧乳头肌的CS患者（顶行）和免疫抑制治疗后持续炎症（底部原始数据）；c.FDG-PET显示的持续性心肌炎症患者的内膜电压图，以及3个月内进行的两次连续室性心动过速消融术之间瘢痕进展的证据；d.免疫抑制治疗患者病变代谢活性变化与左心室射血分数变化的相关性；e.Kaplan-Meier生存曲线显示CS患者根据代谢应答无心血管事件生存率（经Muser等许可修改）

摄取异常的患者风险增加4倍，免疫抑制治疗无应答者风险增加2倍。

病因不明的室性心律失常

　　亚临床心肌炎症可能是VA的原因，否则病因不明。在103例病因不明的非缺血性心脏病和VA患者中，49%的病例发现了心肌¹⁸F-FDG摄取异常的证据，其中34%的病例有心外受累的体征。只有表现为心肌¹⁸F-FDG摄取的局灶性或局灶性弥漫性模式的患者被认为是PET阳

性。在接受EMB的患者中，60%的病例发现CS，30%的病例发现非肉芽肿性炎症，而其余10%的病例没有发现炎性浸润。在接受CA治疗的患者中，79%的病例报告了¹⁸F-FDG-PET结果与电压异常之间的相关性。90%的¹⁸F-FDG-PET阳性患者开始免疫抑制治疗，显示出更好的临床结局趋势。因此，这些患者可能受益于潜在炎症的早期检测（在不可逆的心肌瘢痕形成发生之前）和免疫抑制药物治疗。这些发现最近得到了一项单中心前瞻性研究（心肌炎和室性心律失常登记——

MAVERIC）的证实，在该研究中，对107例病因不明的频繁（≥5000/24h）PVC患者进行了^{18}F-FDG-PET。如前所述，只有局灶性或局灶性弥漫性心肌^{18}F-FDG摄取患者被认为是显著的。^{18}F-FDG-PET阳性的患者接受免疫抑制治疗（口服泼尼松40 mg，每日1次，每3周递减10 mg，共3个月）。在3个月时有次优反应或无反应的患者中，考虑使用硫唑嘌呤、环孢素、霉酚酸酯、甲氨蝶呤或单克隆抗体进行二线免疫抑制治疗。每3个月重复^{18}F-FDG-PET扫描，以监测治疗反应并相应地调整治疗方案。在基线时，51%的患者有心肌^{18}F-FDG摄取异常的证据，其中50%的患者进行了EMB，46%的病例显示淋巴细胞浸润，7%的病例显示CS，25%的病例仅显示轻至中度间质纤维化，其余25%的病例无病理结果。即使EMB未显示非干酪化性肉芽肿的存在，^{18}F-FDG-PET阳性的患者中有24%根据心外检查结果诊断为CS，而其余74%的此类病例被标记为特发性心肌炎症。共有46例患者接受免疫抑制治疗，平均随访6个月后，其中67%的患者有最佳反应（连续PET扫描显示PVC负荷降低≥80%，^{18}F-FDG摄取完全消退），15%的患者有次佳反应（PVC负荷降低＜80%，^{18}F-FDG摄取仅部分降低），其余13%的患者无反应。在左心室功能不全患者中，37%的患者显示平均LVEF改善。值得注意的是，54%的患者对单独使用类固醇的免疫抑制治疗无反应，需要二线治疗。所有上述数据均来自相对较小的单中心经验，受治疗策略（包括CA、抗肿瘤药物及免疫抑制治疗的类型、剂量和持续时间）的显著异质性的影响，因此在临床实践中常规使用前应谨慎考虑。

结论

^{18}F-FDG正电子发射断层成像在心脏电生理学领域的作用越来越大，通过评估心肌炎症，有助于复杂VA患者的诊断、风险分层和管理。将来，PET成像与电解剖标测系统的集成可能通过识别VT的关键部位来改善VT消融策略。

第 10 章

心 脏 肿 瘤

Patrick Martineau，Matthieu Pelletier-Galarneau

概述

现代肿瘤学中心脏肿瘤较不为人所了解的原因有很多。首先，原发性心脏肿瘤的罕见性是对这些病理的诊断方法和管理进行研究的严重障碍。此外，尽管心脏肿瘤在影像学上相对罕见，但20世纪的尸检研究一再表明，全身恶性肿瘤患者的心脏受累相对普遍，这表明成像人员可能在常规成像研究中系统地低估了心脏疾病的程度。随着FDG-PET在系统性恶性肿瘤患者的常规分期和随访中的应用日益增多，以及这种成像模式在评估心脏病变中的实用性已得到证实，人们希望这项技术能够为心脏肿瘤的评估提供新的见解。

心脏肿瘤包括非肿瘤性病变，以及原发性和继发性肿瘤。原发性心脏肿瘤通常是罕见的良性肿瘤；然而，重要的是要注意，由于心脏生理学的动态性质，即使是良性病理也可能与高死亡率和发病率相关，症状表现高度依赖于心脏内肿瘤的位置及其与局部结构的关系。继发性肿瘤（即转移）根据定义是恶性的，并且构成了心脏肿瘤的绝大多数。

虽然大多数心脏病变患者无症状，但心脏肿瘤的临床表现多种多样，可能有心包积液和心脏压塞、心律失常（包括房颤/房扑、室性心动过速、多灶性房性心动过速和阵发性室上性心动过速）、心肌梗死（来自冠状动脉中的肿瘤栓塞或来自冠状血管的外源性压迫）和肿瘤栓塞，具体症状高度依赖于病变部位。

治疗方案在很大程度上取决于肿瘤类型、疾病程度以及肿瘤与心脏结构之间的关系。例如，转移性肺腺癌累及心脏的老年患者的治疗选择与原发性心脏横纹肌瘤的年轻患者的治疗选择有很大不同。

心脏肿瘤的诊断复杂，部分原因是获取组织活检存在挑战，因此，影像学在这些病变诊断中往往起着关键作用。有几种影像学方法可用于评估心脏肿瘤，并且经常可以提供补充信息。最常用和广泛使用的成像检查是超声心动图——无论是经胸还是经食管，它提供了高空间和高时间分辨率病变图像，以及心脏功能评估，包括病变与瓣膜平面的关系、心包积液的存在等。然而，超声心动图可能受到声学窗不佳，操作者依赖性和组织表征差的限制。尽管如此，超声心动图通常作为初始的，有时只是成像评估。增强的心脏门控计算机断层扫描（CT）非常适合评估转移性疾病的程度，提供高空间分辨率成像，并且有助于手术计划的制订。心脏磁共振（CMR）提供了优于超声心动图和CT的组织定征，以及与CT相比改进的功能评估；然而，该技术仅限于肾功能受损患者和置入电子器械的患者，并且在继发性心脏肿瘤患者中提供的信息有限。正电子发射断层扫描（PET）成像，通常使用2-脱氧-2-[^{18}F]氟-D-葡萄糖（FDG），在心脏肿瘤的初步评估中很少使用；然而，它在评估转移性疾病（心脏或其他部位）中的作用已经确立，研究表明它特别适合区分恶性与良性心脏病变，以及切除术后评估心内肿瘤复发。此外，在继发性心脏病变的情况下，PET可以帮助识别非心脏病变，这些病变可能比心脏病变更适合组织采样。

原发性心脏和心包肿瘤

原发性心脏肿瘤的流行病学

原发性心脏肿瘤是罕见的。据报道，患病率为0.001 7%～0.28%，数据来自尸检系列，这反映了许多病例中死亡前诊断的困难。此外，绝大多数原发性心脏肿瘤是良性的，黏液瘤占其中的大部分。原发性恶性心脏肿瘤（PMCT）甚至更为罕见。SEER项目的40年回顾性审查确定其患病率为0.008%，其中大多数（54.1%）发生在中位年龄为50岁的女性。预后较差，50%以下的PMCT患者在诊断后1年内存活。

原发性心脏和心包肿瘤的类型

心脏肿瘤的分类见第4版《WHO肺、胸膜、胸腺和心脏肿瘤分类》。该框架将心脏肿瘤分为4个单独类别：

1. 良性肿瘤。

2. 生物学行为不确定的肿瘤。

3. 生殖细胞肿瘤。

4. 恶性肿瘤。

如上所述，大部分原发性心脏肿瘤是良性的，只有约10%的病变是恶性的。生物学行为不确定的肿瘤和生殖细胞肿瘤由非常特殊的病变类型组成，并且不常见。组织学上，成人中大多数原发性恶性心脏肿瘤属于肉瘤（64.8%）、淋巴瘤（27.0%）或间皮瘤（8%）类型。肉瘤的具体类型随年龄变化而变化，横纹肌肉瘤更常见于儿科患者，而血管肉瘤或未分化肉瘤更常见于成人人群。最常见的心脏占位类型见表10.1。

表10.1 最常见的心脏占位类型

心脏原发肿瘤

恶性		良性	
成人	儿童	成人	儿童
血管肉瘤	横纹肌肉瘤	黏液瘤	横纹肌瘤
横纹肌肉瘤		脂肪瘤	错构瘤
间皮瘤		乳头状纤维弹性组织瘤	纤维瘤
淋巴瘤			黏液瘤

继发性心脏肿瘤的常见来源

肺

乳腺

食管

黑色素瘤

肉瘤

肾细胞癌

淋巴瘤

非肿瘤性占位性病变

血栓

赘生物

症状和临床表现

与心脏占位相关的病理学是可变的，并且在很大程度上取决于它们在心脏、心包和大血管内的位置。一般来说，三大类症状被认为是由心脏占位引起的。全身症状包括发热、体重减轻、关节痛和疲劳。此外，一些心脏占位存在副肿瘤症状。心脏症状可包括心功能障碍（可能是由于病变填充心腔或干扰瓣膜功能所致）、心律失常（通常见于心肌内存在占位的患者）和心脏压塞（继发于心包积液，常见于心包受累）。最后，心脏肿瘤患者可能发生栓塞（肺或全身），因为许多类型的心脏病变具有栓塞潜力。不幸的是，这些症状都不是心脏肿瘤所特有的。

诊断方法

与其他全身性病变相比，心脏病变通常较难进行组织采样。因此，这方面的诊断方法依赖于以下信息。

1. 临床背景/流行病学可能性在确定病变性质方面起着重要作用。

2. 年龄是一个重要的诊断因素，例如，某些肿瘤类型更常见于儿科患者。

3. 最后，影像学特征（包括病变部位、增强特征、FDG亲和力、其他病变部位）都是检查心脏肿瘤时需要考虑的重要因素。各种心脏病变的典型位置如图10.1所示。

经胸超声心动图通常作为一线影像学检查。如果需要额外的成像，经食管超声心动图、计算机断层扫描（CT）、磁共振成像（MRI）和越来越多的正电子发射断层扫描（PET）可以提供进一步的表征。

心脏良性占位性病变

心内血栓

血栓是最常见的心内占位性病变，最常见于左心房、心耳和左心室，但也可出现在右心室。血栓可能是可移动的或黏附在心内膜上。心房或心房内血栓最常见于心律失常、心房扩大或二尖瓣功能障碍患者。当在心室中观察到时，这些最常与心尖动脉瘤或收缩功能障碍相关。血栓通常见于高凝状态患者，如恶性肿瘤、抗磷脂综合征或心内置入假体材料的患者。

FDG-PET成像报告中，偶尔会发现心腔内血栓。虽然FDG摄取通常较低或不存在，但在组织血栓中报告了异常高的摄取。

赘生物

心内赘生物与心内膜炎有关，通常表现为沿三尖瓣或二尖瓣的心房侧或沿肺动脉瓣或主动脉瓣的心室侧出现的可移动、不规则肿块。较少见的情况下，赘生物也可以来自心房或心室壁。FDG-PET在心内膜炎成像中的作用已得到证实，这将在第12章和第13章进一步讨论。

处于高凝状态的患者也可能出现非感染性赘生物，称为消耗性心内膜炎。在这种情况下，赘生物包括血小板聚集体和血液散布纤维蛋白。与血栓一样，这些病变中描述了FDG累积。

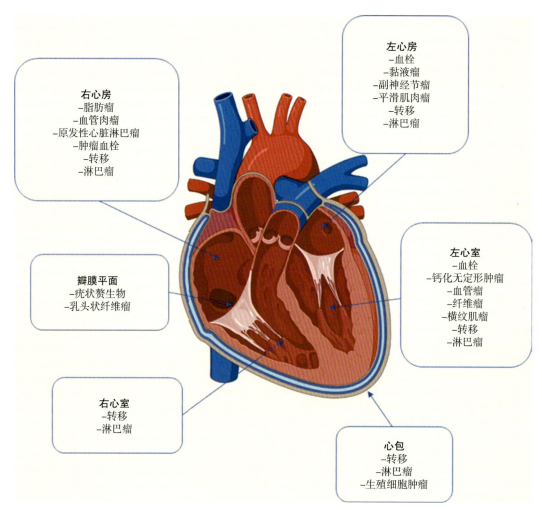

右心房
-脂肪瘤
-血管肉瘤
-原发性心脏淋巴瘤
-肿瘤血栓
-转移
-淋巴瘤

左心房
-血栓
-黏液瘤
-副神经节瘤
-平滑肌肉瘤
-转移
-淋巴瘤

瓣膜平面
-疣状赘生物
-乳头状纤维瘤

左心室
-血栓
-钙化无定形肿瘤
-血管瘤
-纤维瘤
-横纹肌瘤
-转移
-淋巴瘤

右心室
-转移
-淋巴瘤

心包
-转移
-淋巴瘤
-生殖细胞肿瘤

图 10.1　各种心脏病变的典型部位

钙化无定形肿瘤

钙化无定形肿瘤（CAT）是一种病因不明的非肿瘤性病变，其特征是在无定形肿瘤物质背景下出现结节状钙化。这些病变通常是有蒂的，可以出现在任何腔室，但在左心室更常见。由于钙化的存在，影像学表现可提示骨肉瘤、钙化黏液瘤或赘生物；然而，CAT的组织病理学诊断是简单的。CAT可以在患有瓣膜疾病（如二尖瓣环复杂钙化）和终末期肾病的患者中遇到。

心脏黏液瘤

心脏黏液瘤是最常见的良性心脏肿瘤，约占所有原发性心脏肿块的2/3。这些病变中约80%发生在左心房，约80%附着于房间隔。这些很少发生在心室内或来自瓣膜。90%的患者在30～60岁被诊断出来，这些肿瘤在女性中的发病率是男性的1.5～2倍。这些肿瘤在儿童中很少见，约占良性心脏肿瘤的10%。

组织学上，这些肿瘤由多能间充质细胞组成，心内膜附着物的大小、轮廓和类型各异；大小通常为3～4cm（也可以更大），具有分叶状轮廓，通常有蒂。较小的带

蒂肿瘤可以高度活动，并脱垂穿过房室（通常是二尖瓣）瓣膜，导致舒张期充盈障碍。此外，黏液瘤可能被表面血栓覆盖——这些血栓通常与栓塞事件相关，至少有10%～20%的患者存在。这些病变可能会钙化（高达14%的病例），有时骨化。

心脏黏液瘤的诊断通常通过超声心动图完成，辅以它们典型的位置和外观。在非典型病例中，可以使用先进的成像技术进行研究。在FDG-PET上，大多数心脏黏液瘤表现出很少或没有摄取。

治疗包括手术切除。复发是罕见的，除了家族性或复杂性黏液瘤的情况，复发率可达10%～20%。

Carney综合征是一种遗传性多发性神经内分泌综合征。这种常染色体显性遗传疾病与染色体17q上发现的*PRKAR1A*肿瘤抑制基因突变相关，与大多数受影响个体中存在的（通常是多发性）心脏黏液瘤相关。

乳头状弹性纤维瘤

这些良性内膜病变占良性瓣膜肿瘤的大多数（75%）。最常见的位置是主动脉瓣的下游侧，其次是二

尖瓣、左心室内膜和三尖瓣。在组织病理学水平上，这些肿瘤呈凝胶状，并具有叶状外观。像黏液瘤一样，这些肿瘤可以导致栓塞或通过干扰瓣膜运动或阻塞腔室而阻碍心脏功能。手术切除可以治愈。虽然经验有限，但这些病变通常未呈现显著的FDG摄取活性。

脂肪瘤

心脏脂肪瘤最常见于右心房或左心室，可以是心内膜下（最常见）、心外膜下或心肌。这些病变约占原发性良性心脏病变的10%。虽然这些病变可能是无症状的，但所遇到的症状类型可能与它们的位置有关——内膜下病变可引起阻塞性症状，而心肌病变可导致心律失常。由于这些通常被包裹，栓塞是罕见的。此外，包膜的存在有助于区分这些病变与房间隔脂肪瘤性肥大。

横纹肌瘤

横纹肌瘤是最常见的原发性儿科心脏肿瘤，最常见于婴儿和胎儿。横纹肌瘤是由心肌细胞组成的生长物，可以被认为是错构瘤。这些通常为多个，位于室间隔或心室游离壁。横纹肌瘤通常可以自发消退。有研究表明，结节性硬化症与横纹肌瘤有关，约50%的结节性硬化症婴儿被发现患有横纹肌瘤。

纤维瘤

心脏纤维瘤是儿童第二常见的原发性心脏肿瘤。与横纹肌瘤一样，这些从出生就存在，但症状往往只在生命的第二或第三个10年出现。这些通常见于左心室游离壁或室间隔。在组织学上，它们由成纤维细胞和胶原纤维及钙化组织组成。与家族性腺瘤性息肉病和Gorlin综合征有关。与横纹肌瘤不同，这些肿瘤不会自发消退，需要手术切除。

血管瘤

血管瘤和其他血管畸形可以在儿童中看到，但更常见于成人。在儿童中，这些最常见于右心房。在成人中，这些通常发生在左心室或与心脏瓣膜相关。由于它们的外形多变，很难与其他病变区分开来，并且由于它们可能是浸润性的，在成像上可能易与恶性病变混淆。

生物学行为不确定的肿瘤

心脏副神经节瘤

副神经节瘤起源于心脏和心房底部的副神经节组织。这些病变最常见于左心房（55%）、房间隔（16%）或心脏前壁（10%）。它们被归类为生物学行为不确定的肿瘤，可能具有侵袭性，侵入局部结构，应切除。像嗜铬细胞瘤一样，这些病变可以是分泌性的也可以非分泌性的。这些肿瘤中的少数可分泌导致患者呈现高血压、心悸、头痛和（或）出汗的儿茶酚胺。图10.2

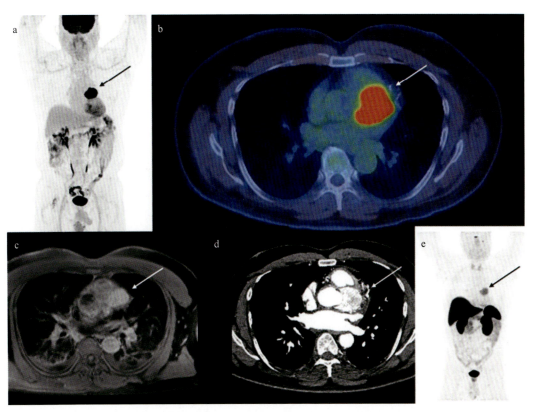

图10.2　56岁男性原发性心脏副神经节瘤患者，最大强度投影图像（a）和横轴位PET/CT（b）显示FDG明显摄取（SUV为27）。病变中心位于左心耳和主肺动脉之间，CMR（c）和心脏CT（d）显示均匀强化。此外，发现病变有DOTA摄取（e）

给出了一个例子。

生殖细胞肿瘤

心脏生殖细胞肿瘤相对罕见，大多数病例发生在心包腔内。这些通常是多房性的，边界清楚，通常含有脂肪和（或）钙化。鉴于此，MR在表征这些病变方面特别有用。通常存在大量胸腔积液。

恶性心脏占位性病变

鉴于心脏中存在的组织类型，因此大部分原发性恶性心脏肿瘤由肉瘤家族中的病变组成。图10.3展示出了一个例子。这些病变通常在年轻人中诊断发现，没有明显的性别优势。临床表现是可变的，通常与病变的位置有关，症状与良性病变引起的症状相当。

提示恶性病变的影像学表现包括快速增长的肿瘤、坏死和（或）出血、累及多个腔室和心包积液；然而，这些特征均不敏感或特异。

心脏血管肉瘤

这种内皮间充质细胞肿瘤是最常见的原发性恶性心脏肿瘤，占病例的30%～40%。这些病变在男性中更常见，通常发生在右心房（75%）和右房室沟。血管瘤倾向于侵犯心包，通过三尖瓣延伸到右心室，并累及右冠状动脉。由于坏死和出血的区域，病变通常表现为异质性。尽管做了手术，血管瘤的复发率很高，并且经常产生全身性转移。事实上，在高达47%～89%的病例中可以观察到转移，并报道了肺、骨、肠和脑的受累。预后不佳，不手术仅存活数月。

平滑肌肉瘤

平滑肌肉瘤占心脏肉瘤的8%～9%，患者通常在40岁时出现。这些病变通常表现为起源于左心房后部的

无蒂肿块，尽管已报道累及所有腔室。在约1/3的病例中，病变可以是多个。

横纹肌肉瘤

大多数横纹肌肉瘤发生在儿童，平均发病年龄为14岁。与血管瘤和平滑肌瘤不同，横纹肌肉瘤似乎对任何腔室都没有明显的偏好。这些横纹肌原发性病变是最常见的儿童心脏恶性肿瘤。尽管进行了治疗，但预后很差，大多数患者在1年内死亡。

原发性心脏淋巴瘤

原发性心脏淋巴瘤（PCL）约占原发性心脏恶性肿瘤的27%，是仅次于肉瘤的第二常见原发性心脏恶性肿瘤。弥漫性大B细胞淋巴瘤（DLBCL）最常见（80%），其次是滤泡性B细胞淋巴瘤。与EB病毒和艾滋病相关，以及有心脏移植的历史。此外，已报道与置入心脏器械相关，并认为与慢性异物反应相关——这种情况被称为纤维蛋白相关大B细胞淋巴瘤。

PCL通常是多灶性的，最常见的是累及右心房，尽管任何腔室都可能受累。1/3的病例报告心包受累，1/4的病例报告上腔静脉受累。可出现纵隔淋巴结增大。预后较差，中位生存期为12个月。

继发性心脏肿块

继发性心脏占位性病变的流行病学

继发性（即转移性）心脏肿块比原发性心脏肿瘤更常见。然而，报道的患病率差异很大，范围为所有恶性肿瘤患者的2.3%～18.3%（表10.2），或为原发性心脏肿瘤的40～50倍。由于对心脏功能的潜在影响，无论组织学如何，所有继发性心脏病变均被认为是恶性的。

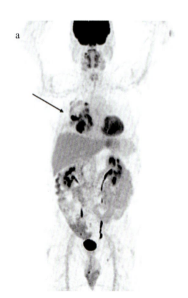
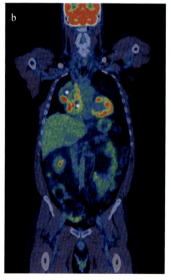

图10.3　49岁男性患者，原发性心脏滑膜肉瘤，MIP图像显示该大病灶明显但不均匀的FDG摄取（SUV 15）（a），并以右心房为中心，延伸穿过心包并进入纵隔，如冠状图像所示（b）。中央坏死区域（*）在PET上明显

表10.2 检查恶性肿瘤患者心脏转移患病率的尸检研究结果

年份	恶性肿瘤数	患病率（%）
1936	1450	2
1939	1082	10.9
1948	2027	2.3
1954	476	19.1
1955	4124	5.0
1960	694	18.3
1968	2595	4.7
1968	250	15.1
1971	1164	12.6
1972	716	8.5
1980	1303	14
1988	6240	15.0
1989	2564	5.1
1990	477	8.2
1990	1095	10.7
1991	1311	4.3
1997	1928	8.4
2007	7289	9.1

继发性心脏肿块的来源

对于男性，心脏转移的最常见来源是肺和食管肿瘤，而在女性中，大多数心脏病变起源于肺癌或淋巴瘤。这在很大程度上是由于这些恶性肿瘤的流行，以及它们接近心脏。特别是肺癌与心脏病的高发病率相关，尸检研究报告显示约1/6的病例涉及心脏。

除患病率外，心脏转移率最高的恶性肿瘤包括黑色素瘤（图10.4）、间皮瘤和肾细胞癌。已知黑色素瘤在1/4～1/2的患者中涉及心脏，而间皮瘤在近1/2的病例中影响心脏。

继发性心脏淋巴瘤

在约25%的播散性淋巴瘤患者中观察到心脏受累。据报道，霍奇金淋巴瘤的心包受累更常见；然而，心脏受累在非霍奇金淋巴瘤中更常见。图10.5给出了一个例子。

其他心脏病变

房间隔脂肪瘤性肥大

在WHO心脏肿瘤分类第4版中，房间隔脂肪瘤性肥大（LHIS）不再被认为是一种独特的心脏病变；然而，在评估脂肪密度心脏肿瘤时，它仍然是一个重要的诊断考虑因素。在组织学水平，LHIS由棕色脂肪细胞和心肌细胞组成。在影像学上，LHIS表现为房间隔内的脂肪密度病变，卵圆窝除外。棕色脂肪的存在可能解释了为什么LHIS在PET上可见明显FDG活性。

扩散至心脏和心包的机制

有4种主要的心脏转移途径：直接扩散，血行播散，逆行淋巴扩散，沿上腔静脉（SVC）、下腔静脉（IVC）或肺静脉经静脉（肿瘤血栓）扩散。正如在肿瘤学中通常看到的那样，某些肿瘤类型优先使用特定途径扩散，尽管也可以看到沿多个途径的扩散。研究表明，逆行淋巴扩散可能是主要途径，导致大多数心脏转移。

扩散途径在很大程度上决定了心脏转移灶的位置。由于冠状动脉循环的性质，通过血行途径扩散的转移瘤

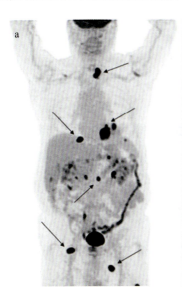
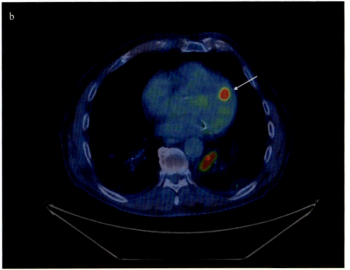

图10.4 黑色素瘤的心脏转移在文献中有很好的描述.这位91岁的男性患有广泛转移性黑色素瘤（箭头），MIP图像最佳显示（a）。此外，在室间隔有一个明显的病变（b，箭头）

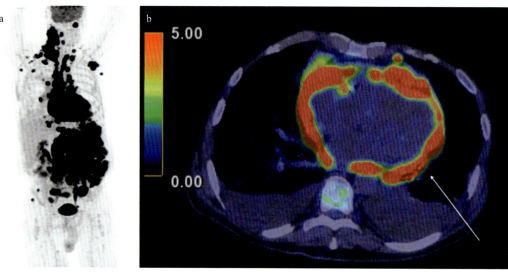

图10.5 淋巴瘤累及心包或心脏相对常见。45岁男性，广泛弥漫性大B细胞淋巴瘤，最佳MIP图像（a）。在经轴PET/CT图像（b）上，可见近环形心包疾病（箭头）

通常会沉积在内膜或心肌。同样，通过淋巴管扩散的转移将优先积聚在心外膜下和心包中，其中心脏淋巴通道主要位于心外膜下和心包中。某些颅内恶性肿瘤，如肾细胞癌（RCC），常产生肿瘤血栓，沿下腔静脉上行进入右心房，而纵隔或肺原发灶可直接侵犯上腔静脉，肿瘤可延伸至右心房，或沿肺静脉延伸至左心房（图10.6）。最后，在肺和纵隔肿瘤中可以看到直接的侵犯，并且在越过心包脏层之前总是累及心包壁层，随后侵犯心肌层。

恶性肿瘤引起的心包引流障碍可导致心包积液。由于肿瘤浸润继发的心包炎症也可能发生心包积液；然而，研究表明，大多数恶性心包积液患者因淋巴扩散而发生心脏转移。

心脏淋巴解剖学

心脏淋巴管的存在早在17世纪就被Rudbeck记录下来；然而，与其他器官系统相比，心脏和心包淋巴管解剖的特殊性常被忽视。例如，在纵隔淋巴解剖学的情况下，已经提出了一种明确的淋巴结站分类及其关系，并被广泛使用。

研究表明，心脏淋巴系统分为心内膜下丛、心肌丛

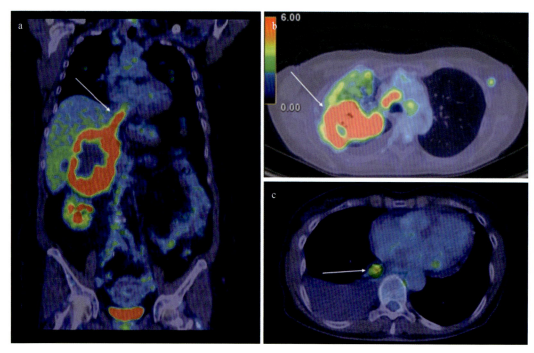

图10.6 癌栓。a.中年女性，右肾上腺皮质癌，伴有延伸至右心房的下腔静脉癌栓（箭头）；b. 52岁男性，右肺上叶有一个大的腺癌（箭头），在右侧肺静脉内形成了癌栓（c，箭头）

和心外膜下丛。引流液从心内膜下淋巴丛离心式流出，到达位于心外膜和心肌之间的结缔组织中心外膜下丛。从那里，引流沿冠状血管路线的左右淋巴干进行。尽管存在变异，但在大多数个体中，左侧传出干与右侧下纵隔淋巴结合并，而右侧淋巴干通常与左侧前纵隔淋巴结相连。

心包淋巴引流通过多条独立路径进行：心包胸骨肋面引流：外侧路径：沿膈神经向尾侧延伸至膈肌；腹侧路径：汇入心包与膈肌前交界处的心包前淋巴结。心包后壁引流：引流入上、下气管旁淋巴结。心包外侧壁引流（具解剖变异性）：头侧部分：引流入气管旁及气管支气管淋巴结；尾侧部分：直接引流至膈肌淋巴系统。

掌握心脏淋巴系统解剖结构在心脏病变评估中具有重要临床应用价值，特定部位（如心包淋巴结、下气管旁淋巴结等）的病灶可辅助识别心脏受累高风险患者。

FDG-PET 显像在心脏肿瘤诊断中的作用

心脏FDG-PET 的心脏代谢和患者准备

心肌代谢由Randle循环决定，Randle循环规定了心肌细胞在不同生理条件下利用的特定代谢底物。这些底物包括葡萄糖和游离脂肪酸（FFA），这些营养物质代谢的相对量取决于可用性、内分泌因素、心肌工作和心脏灌注。长期禁食导致脂肪细胞中脂解的上调，除了循环葡萄糖和胰岛素水平的降低之外，血清FFA水平增加。增加的FFA驱动心肌细胞代谢优先使用FFA作为代谢底物。使用FDG（葡萄糖类似物）对心脏病理进行成像的能力完全取决于区分生理性和病理性心脏摄取的能力。这可以通过抑制正常的生理心脏摄取来最好地实现。

标准肿瘤患者准备方案（禁食4～6小时）通常导致正常患者的FDG心脏摄取不均匀、弥漫或局灶。因此，在评估心脏病理学时提出了几种方法，包括长期禁食（5～18小时）、高脂肪低糖饮食、使用普通肝素输注或禁食联合普通肝素输注。然而，这些方案都不是普遍有效的，约20%的患者将表现出未抑制的良性心脏FDG摄取。

FDG-PET/CT

当用FDG-PET检查心脏肿瘤时，建议获得心脏和呼吸门控图像，以减少运动伪影的影响。

CT可以为心脏肿块的表征提供有用的发现，因为某些特征更能提示良性或恶性病变。这些特征如表10.3所示。

Rahbar等的一项回顾性研究检查了24例接受FDG-PET/CT的心脏肿瘤患者。其中包括7个良性、8个原发性和9个继发性恶性心脏病变。将PET结果与对比

增强CT特征进行比较。特别是，评估的特征包括增强、周围组织浸润、心外膜受累、不规则肿瘤边缘、坏死、心包积液及多个心腔受累。恶性病变的标准摄取值（SUV）明显大于良性病变。然而，SUV不能用于区分原发性和继发性恶性病变。受试者工作特征（ROC）分析显示，敏感度和特异度分别为94%和100%，最佳截止最大SUV（SUV_{max}）为4.2。当至少存在上述3种CT特征时，CT性能最佳，敏感度和特异度分别为82%和86%。

同样，Qin等的一项回顾性研究检查了FDG-PET/CT在64例患者的65个心脏肿瘤的诊断和鉴别中的作用。研究人群包括38例原发性和继发性心脏恶性肿瘤患者，其中27例良性病变也纳入分析。研究结果显示，许多PET指标，包括SUV_{max}，调整到瘦体重的SUV（SUV_{lean}），代谢肿瘤体积（MTV）和总病变糖酵解（TLG），在恶性病变中明显大于良性病变。淋巴瘤的SUV_{max}和SUV_{lean}明显高于其他心脏恶性病变。将PET结果与CT特征（包括周围组织浸润、心包受累、存在不规则边缘、坏死、心包积液、胸腔积液及累及多个腔室或血管）相补充，作者发现，结合CT特征和$SUV_{max} \geqslant$ 6.75可以区分恶性和良性病变，准确率为92.3%。多变量Cox回归分析发现，$SUV_{max} \geqslant 6.715$是独立的预后因素，而年龄、性别和是否存在积液则不是。Meng等在38例心脏病变患者的回顾性研究中报道了类似特征。Shao等还表明，SUV可以区分23例受试者的恶性和良性心脏病变。

表10.3 有助于鉴别心脏良、恶性肿瘤的CT表现

CT表现	良性	恶性
大小	< 5 cm	> 5 cm
肿块数目	单个	多个
位置	心腔内	肌壁间
附接	窄基底	宽基底
边缘	边界清楚	边界不清
强化	轻微强化	中至明显强化
浸润	无	可有
心包积液	无	可有

一项由Kikuchi等参与的研究中，也报道了与其他心脏病变相比，心脏淋巴瘤的FDG摄取增加的情况。这些作者发现，多探测器CT和FDG-PET/CT的组合能够根据显著更高的FDG摄取，以及病变位于右房室沟、冠状动脉包裹无狭窄和存在大量心包积液，将DLBCL（N = 5）与其他心脏肿瘤（原发性或继发性，N = 12）区

分开来。

同样，Liu等检查了增强CT结合FDG-PET在原发性心脏肿瘤评价中的应用。在这些回顾性研究中，46例原发性心脏肿瘤在双期（动脉和静脉）对比增强CT及FDG-PET上进行了表征。46个病灶中有17个具有恶性组织学。位于右腔、多腔受累、纵隔或大血管受累、基底广泛附着、大小＞5cm、至少中度强化均符合恶性肿瘤的CT表现。相反，内部钙化、边界光滑、缺乏增强的发现提示良性病变。在PET结果方面，检查SUV、根据血糖水平调整的SUV及组织背景比（TBR）。在PET参数中，经血糖水平校正的SUV在ROC分析中具有最高的区分能力。对于病变特征，增强CT的诊断准确率为83%，而FDG-PET为85%。结合FDG-PET与增强CT准确性显著提高（为93%）。

D'Angelo等回顾性比较了60名受试者的心脏CT和FDG-PET/CT。其中40例为恶性肿块，包括18例原发性心脏病变。CT表现包括密度、大小、钙化、强化、肿瘤边缘、心包积液、浸润性及向周围组织的侵犯。检查的PET特征包括SUV_{max}、平均SUV、MTV和TLG。在CT参数中，边界不规则对鉴别良、恶性肿块的准确性最高（91.7%），而瘤内钙化最少（31.7%）。在PET特征中，TLG对良恶性病变的诊断准确率最高（91.7%），而SUV_{max}和MTV均显示出良好的诊断性能（准确率分别为89.3%和86.1%），由此发现SUV_{max}是独立的预后指标。基于上述发现，作者还提出了一种用于心脏肿瘤成像检查的诊断算法：在存在5个或更多（或2个或更少）CT特征的情况下，心脏病变可以准确地表征为恶性（或良性）；但是，PET可以用于其余病例的进一步表征，因为CT显示诊断准确性不足。

Chan等比较了CMR和FDG-PET在66名受试者中心脏肿瘤可检测性的结果。这些作者报道，使用CMR作为金标准，FDG-PET对心脏肿瘤（良性或恶性）的敏感度和特异度分别为70%和78%。此研究的一个重要局限性是缺乏专用心脏抑制方案，或心脏或呼吸门控图像的采集——与CMR相比，所有这些因素都可能改善PET性能。他们进一步表明，心脏肿瘤的FDG亲和力（通过SUV评估）随CMR对比增强程度（通过信噪比测量）而变化。

Lemasle等对诊断模式进行了进一步比较，他们回顾性研究了各种模式（包括TEE、CT、MRI和PET）在119名受试者心脏肿瘤诊断和管理中的作用。在各种影像学检查中，FDG-PET被认为是区分良性和恶性病变的最有用的方式。

尽管在上述研究中观察到SUV升高可用于识别恶性病变，但应注意的是，已报道了几例具有高FDG亲和力的良性心脏肿瘤。

FDG-PET/CT除了用于病变定性外，还可用于分期，即检测原发性心脏恶性肿瘤的转移性疾病或识别全身性恶性肿瘤的心脏受累。在病例报告和一项研究中描述了FDG-PET在这方面的应用。在心脏病变的背景下，转移性疾病的检测可能非常有用，因为转移可能比心脏病变更适合组织采样。然而，迄今为止的研究还没有彻底研究这一点。

FDG-PET/MRI

Nensa等检查了PET/MR用于评估心脏质量的用途。这些作者前瞻性评估了16例心脏肿瘤患者，以及4例既往切除的心脏肉瘤患者。与上述PET/CT研究一样，这些作者发现恶性病变（原发性和继发性）的SUV显著高于良性肿块。ROC分析显示，病变可分为良性或恶性，敏感度为100%，特异度为92%，SUV截止值为5.2。MR表现包括肿瘤体积、T_2信号特征、对比增强和心包积液的存在对病变定性的作用较小。使用所有MR特征的知情同意解释显示与使用SUV相同的准确性。此外，同意MR和SUV的组合导致100%的敏感度和特异度。鉴于PET和MRI在评估心脏肿瘤方面的高诊断准确性，作者建议该技术应"保留用于预期真正受益的选定病例"。

结论

FDG-PET在评价心脏肿瘤患者中的作用仍在继续定义和完善。然而，迄今为止的证据提出了一些突出的意见。值得注意的是，FDG-PET（与CT或MRI结合）可以使用FDG亲和力的测量来区分良性和心脏肿瘤（即SUV、TLG、MTV）。此外，将PET结果与解剖特征相结合可以增加区分能力，从而说明混合成像的协同效应。最后，通过全身成像识别转移性疾病的能力有助于将心脏发现表征为原发性或继发性病变及识别潜在的活检部位。

第 11 章

纤维性纵隔炎

Matthieu Pelletier-Galarneau，Stephanie Tan，Francois Harel，Patrick Martineau

纤维性纵隔炎又称硬化性纵隔炎，是一种罕见病，其特征是纵隔进行性和过度纤维化。纤维性纵隔炎通常继发于感染性或炎性病理。在大多数病例中，纤维性纵隔炎是荚膜组织胞浆菌感染的晚期并发症，可伴有旺盛的免疫应答。纤维性纵隔炎的其他病因已被确定，但被认为不太常见，相对患病率因地理位置而异。结核分枝杆菌感染已被确定为纤维性纵隔炎的原因之一，在结核病流行的地区可能更为常见。已报道了非感染性原因，包括结节病和纵隔辐射，纤维性纵隔炎也与免疫球蛋白G4（IgG4）相关疾病和血管炎相关。临床表现各不相同，取决于受累的纵隔结构（表11.1）。如果出现症状，症状是可变的和非特异性的，包括咳嗽、呼吸困难、胸痛、面部肿胀、头痛、吞咽困难、咽喉痛等。病程通常在数月至数年，症状的严重程度不等。治疗方法通常为免疫抑制治疗，一些患者可能需要手术干预以解决并发症。

在CT上，纤维性纵隔炎可以有局灶性或弥漫性表现。但纤维性纵隔炎最常见表现（82%）为局限于单个纵隔腔的浸润性软组织影（图11.1），通常位于中纵隔、右肺旁、隆凸下或肺门区域。在这些浸润性区域常可发现斑点状或粗大钙化。弥漫性软组织浸润会累及多个纵隔腔室，但很少钙化。

表11.1 纤维性纵隔炎累及部位和相关临床表现

累及部位	临床表现
肺血管	肺动脉高压
	肺梗死
大血管	上腔静脉综合征
胸膜	缩窄性心包炎
	乳糜胸
气道	肺炎
	肺不张
食管	食管压迫

纤维性纵隔炎可以包裹或侵入纵隔结构，这可能会导致血管和气道狭窄。肺阴影可能是肺不张或气道狭窄引起的肺炎或肺血管闭塞引起的肺梗死。当纤维性纵隔炎累及心包时，心包可能增厚（>4 mm）和钙化，这可能导致缩窄性心包炎，伴小锥形心室和增大的心房，以及间隔变平。钙化的肺、肝或脾肉芽肿或淋巴结提示既往组织胞浆菌感染，并支持纤维性纵隔炎的诊断。

在MRI上，与纤维性纵隔炎相关的软组织浸润通常在T$_1$加权图像上显示与肌肉等强度的信号，在T$_2$加权图像上显示取决于纤维化和炎症程度的可变信号，在造影后序列上显示不均匀增强。钙化在MRI上比在CT上更

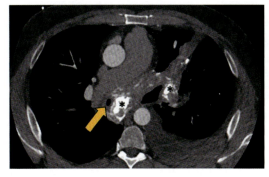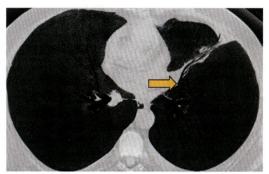

图11.1 局灶性纤维性纵隔炎。胸部CT轴位图像（左）显示中纵隔组织浸润伴钙化（＊）。中间支气管被包裹（箭头）。最小强度投影（MinIP）轴位图像（右）显示舌支气管严重狭窄（箭头），伴有远端肺不张

难识别，因为其信号强度可变，偶尔尺寸较小。通常，钙化在所有序列上都表现为低信号病灶，但最好在X线片或CT上确认。

在FDG-PET上，纤维性纵隔炎通常代表疑似肿瘤或其他炎症或免疫病理患者评价中的偶然发现。纤维性纵隔炎可能表现为高代谢、侵袭性病变，与肿瘤性病变难以区分（图11.2）。钙化的存在可能提示在适当的临床环境下诊断为纤维性纵隔炎。尽管如此，可能需要组织采样来确认诊断。

FDG-PET成像已被证明可用于评估各种肉芽肿性疾病和非典型感染，如结节病、组织胞浆菌病和结核病，通过区分活动性和静止性疾病。FDG-PET可能在评估纤维性纵隔炎患者中起到类似的作用。然而，鉴于该疾病的发病率较低，迄今为止的文献仅限于病例报告和病例系列。Ikeda等报道了一例纤维性纵隔炎导致左颈总动脉狭窄的患者。在基线研究中，受影响区域观察到FDG摄取增加，而在随访扫描中，在使用类固醇进行成功免疫抑制治疗后，异常摄取完全消失。同样，Takalkar等报道了一例吞咽困难、胸痛和慢性咳嗽的患者，患有纤维性纵隔炎，并通过活检证实受累区域存在强烈的FDG摄取。在免疫抑制治疗后的扫描中，异常摄取显著消退。在利妥昔单抗治疗后的3例纤维性纵隔炎患者的小型病例系列中报道了相似的结果。在另一份病例报告中，Chong等报道了一例静止性纤维性纵隔炎，其显示无明显FDG摄取。Imran等报道了一例病例，该患者在初始PET扫描中没有明显的摄取，而疾病处于静止状态。一项随访研究中指出，在上纵隔肿块中观察到异常摄取。这种情况下，摄取强度似乎与疾病严重程度相关。虽然支持在这种情况下使用FDG-PET的证据仍然很少，但这些研究报告表明，疾病分期和FDG亲和力之间可能存在相关性，FDG可能用于评估对治疗的反应和进展潜力。

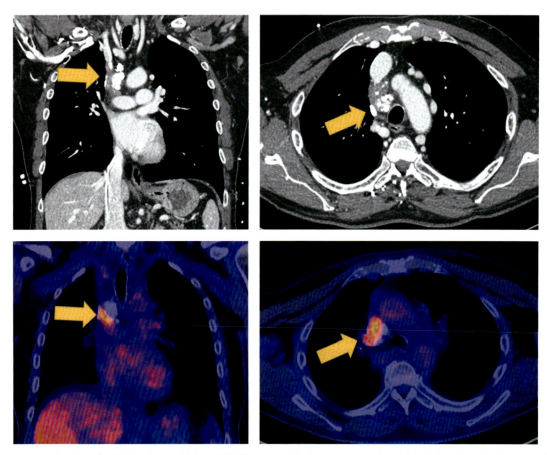

图11.2　71岁男性纤维性纵隔炎。冠状位和轴位增强CT图像（上图）显示右上侧脑室旁区部分钙化的纤维病变，上腔静脉阻塞（箭头）和广泛的侧支静脉网（未显示）。相应的冠状位和轴位FDG-PET/CT图像（下图）显示与病变的非钙化部分相对应的摄取中度增加

第三部分
心血管感染性疾病

第12章

人工瓣膜置换后心内膜炎

Martina Sollini, Francesco Bartoli, Roberta Zanca, Enrica Esposito, Elena Lazzeri, Riemer H. J. A. Slart, and Paola Anna Erba

人工瓣膜置换后心内膜炎（PVE）的流行病学、微生物学和病理生理学

心血管感染性疾病是一组疾病，它可以影响心脏固有结构的各种成分（如心包、肌肉、心内膜、瓣膜、交感神经和血管）及置入设备如人工瓣膜（所有类型的人工瓣膜、瓣环成形术环、心内补丁和分流）、心血管的可植入式电子设备（implantable electronic devices，CIED）、左心室辅助装置导管、移植血管。过去几十年里，可植入式设备及外科生物材料使用的增加导致了相关感染及并发症的增加。例如，到2050年，预计全球范围内心脏瓣膜介入手术数量每年将达到80多万。医疗保健相关的感染是心脏手术和设备置入后最常见的非心血管并发症，每年影响约170万例患者，仅在美国就有近10万人死亡。

感染性心内膜炎（infective endocarditis，IE）是一种严重的疾病，发病率和死亡率都很高。虽然它的诊断和治疗策略有所改进，但它的发病率和严重性一直没变，甚至还有所增高。最近的数据来自EuroEndo的注册研究，它是最全面和影响最深远的国际观察性研究，这项研究招募了40个国家在2016年1月至2018年3月共3116例感染性心内膜炎的成年患者，研究表明住院死亡率仍然非常高，约17.1%，且更多见于人工瓣膜置换后心内膜炎（PVE）。死亡率的独立预测因素包括查尔森（Charlson）指数、肌酐＞2 mg/dl、充血性心力衰竭、赘生物长度＞10 mm、大脑并发症、脓肿和不能早期手术治疗。

人工瓣膜置换后心内膜炎占所有心内膜炎的20%，发生在高达6%的人工瓣膜置换后的患者中。人工瓣膜置换后心内膜炎的发生频率在EuroEndo的注册研究中也有所增加，占全部病例的30%，而在欧洲心脏调查研究的病例中占26%，在2008年法国注册研究中占25%，在2009年的国际合作心内膜炎前瞻性队列研究报告中占21%。

外科手术主动脉瓣置换术（surgical aortic valve replacement，SAVR）与经导管主动脉瓣置换术（transcatheter aortic valve replacement，TAVR）患者的主动脉PVE的流行病学有所不同。在SAVR中，PVE的发生率约为6/1000，与机械瓣膜相比，人工生物瓣膜病例的感染率更高。在TAVR中，PVE的发生率与使用人工生物瓣膜的SAVR中PVE的发生率相近。然而，TAVR的使用越来越多，TAVR后感染性心内膜炎的数量预计也将增加。TAVR后感染性心内膜炎的一个主要问题是，通常需要SAVR来替换受感染的瓣膜。然而，TAVR患

者往往是老年人，且有较多的合并症，使他们无法手术或处于高风险状态，从而导致总体预后差。此外，与手术瓣膜相比，经导管人工瓣膜叶的支架框架中含有较多的金属，导致感染性心内膜炎的结局和处理发生显著变化。

早期SAVR的PVE通常是人工瓣膜在围手术期发生细菌感染的结果，通常继发于远处感染灶，如导管或伤口感染。在瓣膜植入后的最初几天内，生物体可以直接进入瓣环界面和沿瓣旁区缝合线的组织。它们很容易黏附在瓣膜旁区域的纤维蛋白原和纤维连接蛋白上，导致脓肿的形成。分离到的微生物最常见的是金黄色葡萄球菌、表皮葡萄球菌、革兰阴性菌和真菌。葡萄球菌和链球菌都倾向于感染经导管瓣膜。有趣的是，在TAVR的PVE中，肠球菌也是围手术期的一个主要病原体，可能与经腹股沟中的股动脉穿刺术有关。

来自EuroEndo注册的研究数据表明，被鉴定的微生物中最常见的是葡萄球菌（44.1%）、口腔链球菌（12.3%）、肠球菌（15.8%）和溶血性链球菌（6.6%）。最近，在EuroEndo注册研究中观察到培养结果阴性的感染性心内膜炎的数量（21%）高于以前的报道，在2002年法国调查研究和2009年国际合作心内膜炎前瞻性队列研究中报道的分别为14%和11%。

社区获得性晚发性PVE通常由内源性微生物群引起，这些微生物也见于原生瓣膜心内膜炎，如链球菌、葡萄球菌和肠球菌。在没有血栓形成物的情况下，人工瓣膜不允许生物体附着在叶片上。缝合环和缝合线在瓣膜实施几个月后内皮化。瓣膜和瓣膜旁表面的改变可导致微血栓的形成，细菌生物体可以黏附在微血栓上繁殖，并引起感染。

PVE感染的严重程度取决于几个因素，包括所涉及的微生物、在设备上形成的生物膜的成熟度、生物材料的位置和类型，以及宿主防御状态。生物膜是一种嵌入在自产的细胞外聚合物基质中的黏附微生物群落，它的存在提供了一个物理屏障，导致抗生素耐药性和宿主吞噬防御的存在。因此，有效根除感染的唯一策略通常是手术切除受感染的装置。

PVE不能通过单一的症状、体征或诊断测试进行诊断。临床表现的多样性使多学科团队的方法整合诊断标准成为必要。微生物学和影像学是目前及时和准确诊断的基准。标准的微生物学调查包括微生物鉴定和指导治疗的抗生素敏感性试验。血培养是最重要的实验室检测。如果在血培养前已经进行过抗生素治疗，血培养阳性率会下降，从而降低诊断标准的敏感性。多模态成像（包括分子融合成像技术）被广泛应用，与传统的诊断标准相结合用于诊断。

本章将重点讨论^{18}F-氟代脱氧葡萄糖正电子发射断层扫描/计算机断层扫描（^{18}F-FDG-PET/CT）在PVE中的应用。此外，我们将对这个领域可能特别感兴趣的最新发展提供一些见解。

诊断性试验

影像学上出现瓣膜或心内材料受累的证据是PVE的主要诊断标准，超声心动图（echocardiography，ECHO）是首选的检查方法。然而，超声心动图有一定的局限性。而其他检查方法如CT、MR和核医学成像已逐渐被证明有助于判断瓣膜受累情况和存在感染性心内膜炎相关的周围并发症（转移性感染和脓毒性栓塞），以及可能是感染源的隐匿性诱发病变。结合解剖成像和代谢信息的融合成像，如PET/CT或SPECT/CT已被证明在有植入式/人工瓣膜材料的存在下特别有价值。因此，这些技术已经逐渐纳入疑似感染性心内膜炎患者的整体评估、2015年ESC指南和美国心脏协会（AHA）2020指南，用于管理心脏瓣膜病患者，同时也认识到在评估感染性心内膜炎患者时多模态方法的价值和团队合作的重要性。

图12.1显示了笔者中心目前使用的诊断方法。对疑似感染性心内膜炎患者首选超声心动图成像。经胸超声心动图（transthoracic echocardiography，TTE）和经食管超声心动图（trans-esophageal echocardiography，TEE）均应进行，TEE可以在TTE敏感性有限的一些情况下有更好的评估，如存在感染性心内膜炎人工瓣膜的小赘生物及瓣膜周围脓肿。超声心动图对于感染性心内膜炎的诊断、疾病严重程度的评估、包括栓塞风险在内的预后数据和患者随访评估非常重要。PVE典型的超声心动图表现为赘生物和瓣膜周围并发症，如脓肿、假性动脉瘤、人工瓣膜新裂开、心内瘘、瓣膜穿孔或动脉瘤。超声心动图在预测栓塞方面也具有很大的价值，赘生物的大小和流动性是栓塞更强的预测因子。

在疑似PVE病例中，在FDG-PET/CT或白细胞SPECT/CT图像上，人工瓣膜部位的异常摄取被认为是一个主要标准。对近期栓塞或感染性动脉瘤（沉默事件）的影像学识别被认为是一个次要标准。通过心脏CT识别瓣膜旁病变也是ESC 2015诊断标准的一个主要标准。事实上，心电门控心脏CT（A）能够评估瓣膜和瓣膜周围感染性心内膜炎病变，并能够检测瓣膜周围病变（如脓肿和假性动脉瘤），具有非常高的敏感性和特异度（＞95%），特别是对于主动脉瓣，也可以用于检测瓣膜病变如赘生物、瓣叶增厚、瓣膜穿孔及瓣膜动脉瘤。

FDG-PET/CT和PET/MR成像

两种不同的方法被用于感染的分子成像。第一种

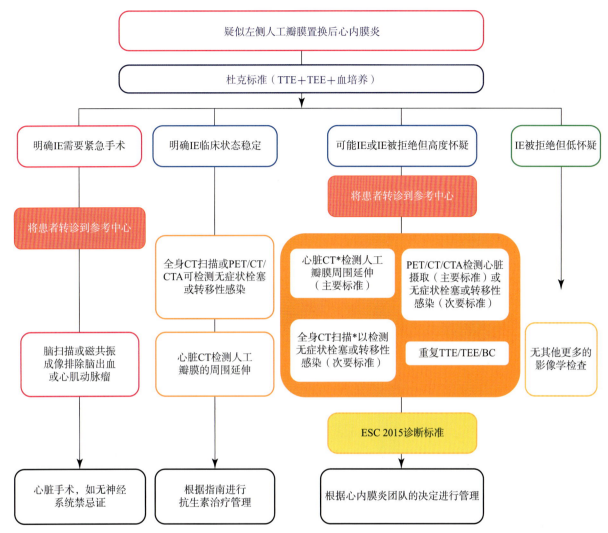

图 12.1 疑似人工瓣膜感染性心内膜炎的诊断算法，经 Erba 等许可转载。*.如果造影剂注射没有禁忌证

是基于使用针对微生物引起感染的制剂，第二种是针对炎症过程的病理生理变化和（或）宿主对感染性病原体的反应。由于炎症细胞（即活化的白细胞、单核巨噬细胞和 CD4$^+$ T 淋巴细胞）的葡萄糖转运蛋白过度表达，FDG 被炎症细胞活跃结合在感染部位。PVE 的 FDG-PET/CT 成像通常在 FDG 注射后使用一个单一的采集时间点（通常在 45 ～ 60 分钟）进行（图 12.2）。FDG-PET/CT 相对于其他核医学成像方式（比如放射性同位素标记的白细胞显像）的优点是不需要血液处理、更短的成像时间、允许在示踪剂给药后 1 ～ 2 小时完成扫描（不包括准备时间），以及较高的靶本比和更高的图像分辨率。

FDG-PET/CT 和 PET/MR 在心血管感染和炎症成像中发挥着越来越重要的作用。它们可以因为不同的目的而用于整个病程中（图 12.3）。在疾病早期阶段，菌血症可能导致微生物黏附在天然和（或）人工瓣膜上。在这一阶段，该病的主要临床表现是局部的，是赘生物形成的直接结果。在这个阶段，超声心动图对于识别瓣膜异常和早期赘生物生长非常有用。基于它们直接识别维持感染的微生物的能力，可以假设细菌特异性制剂可能是这个疾病早期阶段选择的放射性药物。在后期，一旦宿主对感染的免疫反应被激活，白细胞和其他炎症细胞聚集在赘生物部位，使用放射性同位素标记的白细胞和 FDG 成像已经有效地检测局部疾病范围和（或）并发症，识别由赘生物/瓣膜栓子脱落引起的疾病。PET/MR 是一种令人振奋的新型融合成像仪器，可以通过心脏解剖、功能和组织成分评估疾病，除了一个疑似病例外，尚未对 PVE 患者进行评估（图12.4）。

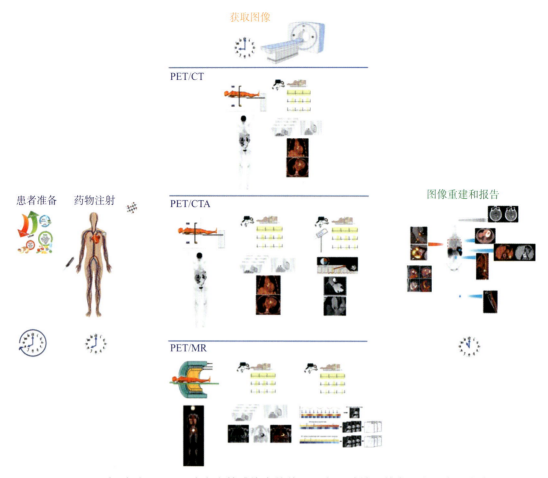

图12.2　FDG-PET/CT（A）和PET/MR在心血管感染中的使用示意图总结。首先，在图中，患者应适当准备好至少24小时的高脂肪低糖饮食，然后在放射性药物给药前禁食12小时。静脉注射药物1小时后，患者根据特定的方案进行成像（中间图像，上排图PET/CT，中排图PET/CTA及下排图PET/MR）。最后，对图像进行重建、重新定位，并评估瓣膜摄取和心外受累情况，如有脓毒性栓塞、感染转移部位和入侵门户或感染源

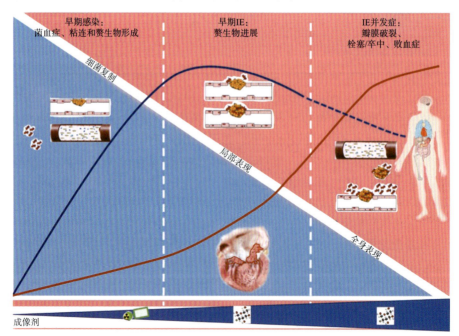

图12.3　从微生物进入和随后的心脏固有瓣膜/人工瓣膜黏附到疾病的局部和全身表现的感染性心内膜炎发病机制示意图。在下排图中，使用与不同疾病阶段相关的放射性药物的类型：细菌特异性制剂可能导致早期诊断或识别宿主对感染的免疫反应，如白细胞成像和FDG成像。蓝色曲线表示局部感染负荷的强度，红色曲线表示全身感染的强度

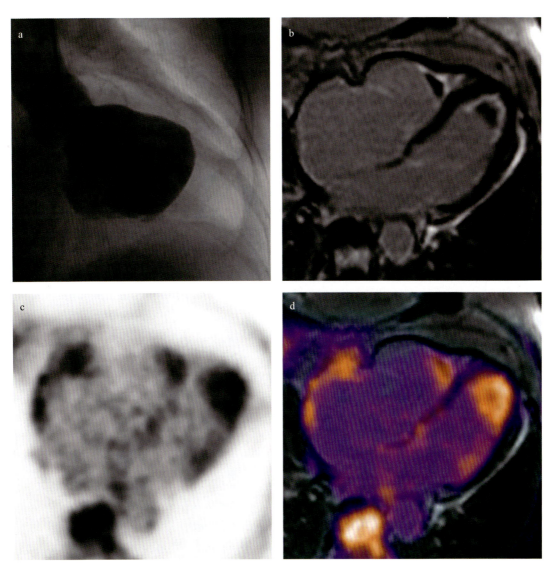

图12.4　一例Loeffer心内膜炎患者的FDG-PET/MR图像。a.左心室造影显示左心室心尖部心内膜增厚；b.磁共振成像长轴四腔心定位显示晚期钆剂对比增强（LGE）病变局限于环绕双心室心尖部区域的心内膜，而左、右心室心尖部肿块无LGE；c. FDG-PET长轴四腔心定位显示在双心室的整个心尖部区域有明显的FDG摄取；d. MRI和FDG-PET长轴四腔心定位融合图像上，不仅在LGE区域，特别是在双心室心尖部肿块区域都有FDG摄取，确定了活跃的炎症组织存在（转载自Langwieser等）

专业技术注意事项

为了进行最佳的测试，必须特别注意患者的准备、成像方案和研究解释。一项关于主要关键技术问题的广泛述评提出"IE和CIED感染核医学和多模态成像推荐"和"炎症性、传染性、渗透性、神经相关的心血管疾病PET/CT成像标准化的EANM程序推荐：EACVI和EANM联合合作"。

患者的准备

患者的准备对于减少心肌对FDG的生理摄取非常重要（参见第4章）。有一个普遍共识是使用患者准备方案，包括扫描前高脂肪无糖饮食12～24小时，长时间禁食12～18小时，FDG注射前约15分钟使用或不使用静脉注射肝素（50U/kg）。此外，在检查前至少12小时内应避免剧烈运动。患者在注射FDG后，在获得图像之前，应继续禁食，并避免任何体力活动，因为两者都会增强心肌摄取葡萄糖。高血糖并不是检查的绝对禁忌证。事实上，Rabkin等的一项研究表明糖尿病和高血糖对感染和炎症成像的假阴性率没有显著影响。应在皮下注射速效胰岛素4小时后或皮下注射短效胰岛素6小时后注射FDG。不建议在注射中效和（或）长效胰岛素后的同一天注射FDG。

放射性药物：给药剂量

注射剂量可以根据所使用的PET扫描仪的类型和采集的持续时间而有所不同。炎症/感染FDG-PET成像的EANM指南推荐的注射剂量为2.5～5.0MBq/kg，体重70kg

标准成人的即为175～350MBq或4.7～9.5mCi。在美国，推荐成人的FDG给药活度为370～740MBq（10～20mCi），儿童的为3.7～5.2MBq/kg（0.10～0.14mCi/kg）。

相关治疗

虽然对心脏感染的抗菌治疗有望降低炎症强度，降低FDG摄取，但目前没有证据建议在进行PET/CT检查前常规停止治疗。如果在CRP＞40 mg/L时进行成像，则FDG-PET扫描假阴性的风险可能最低。这与大血管炎等炎症性疾病形成了对比，这些疾病使用类固醇治疗可导致假阴性结果。

其他特别注意事项

FDG显像在肾功能衰竭患者中可安全实施，但需注意图像质量可能欠佳且存在误判风险。若计划使用静脉注射造影剂，则应根据国家指南评估血清肌酐及肾小球滤过率；当患者存在肾功能损伤但确需行含静脉CT造影剂的FDG-PET/CT检查时，应依据地方或学会指南采取规范的肾毒性预防措施。

图像采集方案和后处理

图像采集通常在放射性示踪剂给药后45～60分钟开始，采集时长取决于扫描仪的灵敏度和给药剂量。如果打算使用SUV进行半定量分析，则FDG注射和扫描之间的时间间隔至关重要，但对仅用视觉分析不那么重要。虽然心血管成像的推荐时间间隔为60～90分钟（类似于肿瘤成像），但120～180分钟有时用于帮助评估血管壁的炎症活动，因为左心室血池中的本底活度较低，但这些延长的时间间隔对检测感染可能效果较差。

感染性心内膜炎成像采用了一种特殊的采集方案。首先，通过从颅底到大腿中部的视野进行全身采集，也可以考虑下肢和大脑的成像。全身FDG-PET成像对疑似全身受累的患者特别有用，可以识别脓毒性栓塞、真菌性动脉瘤和病菌侵入门户（portal of entry，POE）。这种采集可以通过心电门控方法，包括延长心脏区域采集，这可以单独重建以改善对心脏的评估。一种单独的和专用的心脏心电门控采集方法可能提高图像质量，特别是在冠状动脉粥样硬化和PVE评估中，但缺乏支持文献。可以考虑将平均呼吸低剂量CT用于胸部的衰减校正，因为这可能会使心脏在PET和CT上有更好的匹配。此外，可以遵循推荐的FDG肿瘤成像用低剂量CT衰减校正。

诊断性CT血管造影（CTA）可联合实施以最大化检查的诊断信息量。执行PET/CTA混合扫描的技术要求包括：硬件要求：需配备至少64排探测器的PET/CT扫描仪，且两种技术均需支持心脏门控（ECG-gating）。扫描协议：左侧人工瓣膜心内膜炎（PVE）评估：必须采用动脉期ECG门控CTA（以清晰显示瓣周解剖结构及脓肿形成）。心脏植入装置感染诊断：推荐前瞻性

ECG门控静脉期CTA序列（用于评估局部软组织改变、电极导线赘生物及血管通路静脉血栓）。造影剂注射方案：常规方案：等渗碘造影剂50～120ml，注射流速4～7ml/s，后续以30～50ml生理盐水冲刷。个性化调整：需根据患者体重指数（BMI）及扫描时长调整剂量（如BMI＞30kg/m²者需增加造影剂总量）。可选优化方案：稀释造影剂的三相注射法（增强心腔解剖分辨，便于心内膜炎解剖定位）。

药物可能与静脉注射造影剂相互作用（例如二甲双胍），应考虑相关的病史（如肾功能受损）。由于可能存在肾毒性，这组患者在使用造影剂前一般应评估肾功能。造影剂致肾毒性风险较高的患者包括eGFR＜30 ml/（min·1.73m²）。此外，必须注意既往有造影剂过敏反应史的患者。预先使用糖皮质激素和H₁、H₂受体阻滞剂可降低过敏反应的风险，但对于已知有严重造影剂过敏反应的患者通常不做增强CT检查。

在感染性心内膜炎和CIED感染的病例中，FDG-PET与CTA联合使用有助于识别更多的解剖病变，并减少扫描次数。CTA可以帮助诊断与瓣膜感染相关的假性动脉瘤、瘘和脓肿，并准确评估人工瓣膜。CTA对主动脉移植物或先天性心脏病和复杂解剖结构的患者特别有用。另一个优点是，在大动脉瓣感染的情况下，CTA可以提供关于瓣膜解剖的有用信息，如瓣膜和升主动脉钙化的大小或程度，因为它也可以区分血管翳和经瓣膜压力梯度升高时的血栓/赘生物。这些信息对于手术治疗正确开展很重要。

感染性心内膜炎的心脏PET/MR方案要求采集MR衰减校正序列，全身PET，然后是心电门控心脏PET，包括从主动脉弓到膈肌上缘的区域（12cm，持续时间约30分钟）。MR多参数序列与PET同时进行采集，可能有不同的序列，如电影序列、T₁或T₂加权快速自旋回波、灌注和瓣膜相位对比序列。在使用造影剂时，注射造影剂后10分钟的短轴延迟增强序列覆盖心脏基底部到心尖。图12.2展示了通常用于PVE患者FDG-PET/CT、PET/CTA和PET/MR成像方案的示意图总结。

图像重建

建议同时进行衰减校正与非衰减校正图像重建以识别潜在重建伪影。采用金属伪影抑制技术可最大程度减少过度校正。总体而言，图像重建应遵循FDG-PET/CT肿瘤成像指南，使用子集数与迭代次数乘积介于40～60的迭代重建算法。推荐应用飞行时间（TOF）及分辨率恢复技术，因其可提升心脏PET的病灶检出能力。所有实现定量成像的必要校正均应在重建过程中实施。更先进的图像重建方法（如惩罚性重建算法）可选择性使用，但此类方法目前主要限于视觉评估，不可与

常规迭代重建方法互换使用。

图像质量评估

根据心脏PET/CT成像的程序建议，对图像质量应进行如下评估：总体质量（好、中等、低）、运动伪影、异常生物分布、心肌FDG抑制质量（完全抑制、部分抑制、未被抑制）。特别是，在报道前应考虑对心肌中FDG信号的适当抑制。心肌生理性摄取FDG通常表现为弥漫性强烈的摄取模式，但也可表现为局部的差异。心肌在没有被充分抑制的情况下，应验证患者对准备程序的依从性，这些信息也包含在报告中。标准的商业软件程序可用于读取和量化FDG数据。

图像分析与解释标准

FDG-PET/CT图像必须进行视觉评估。CT衰减校正和未校正的PET图像在冠状面、横断面和矢状面及三维最大强度投影（MIP）电影模式下进行评估。根据FDG-PET图像上FDG摄取模式（局灶性、弥漫和局灶性、线性、弥漫性）、摄取强度及与邻近生理分布区域的关系，用视觉分析方法评估心肌摄取FDG的情况（图12.5）。应描述瓣膜上FDG摄取的位置、模式和强度，定位分为瓣内（瓣叶）、瓣膜（紧接着瓣膜的支撑结构）或瓣膜周围（在瓣膜旁边）。瓣膜周围局灶性和（或）不均匀性摄取是PVE病例最常见表现。在TAVR的IE病例中，

人工环周围的局灶性或多灶性摄取活性在非衰减校正图像上比正常肺实质更强，要高度怀疑PVE。

PET信息应始终与CT提供的形态学信息进行比较，包括增强CT扫描。必须记住的是，FDG对感染和炎症的敏感性并不完美，即使没有明显的FDG摄取，对CT部分全面分析也是必要的。

可以用标准摄取比值（SUV）进行半定量分析。然而，与肿瘤学应用不同，SUV尚未在炎症和感染方面得到验证。如果使用SUV，应仔细考虑所有影响其定量的因素，包括与患者准备（血糖、同步治疗等）、摄取时间和使用阳性造影剂相关的因素。虽然较高的SUV可能更倾向于感染，但与炎症有明显的重叠，在解释时必须考虑摄取分布。

应识别出几种生理变异和病理状态，以防止假阳性扫描。一种可能被误解为PVE的生理变异是沿心脏后部活性增加，这可能代表房间隔的脂肪瘤性肥大，表现为FDG摄取增加的含脂肪的肿块。FDG局灶性摄取增加可见于许多其他情况，如活动性血栓、非钙化动脉粥样硬化斑块、血管炎、原发性心脏肿瘤、转移瘤、术后炎症、异物反应、缝线及Libman-Sacks心内膜炎。使用手术黏合剂（如生物胶）可导致瓣膜手术后的假阳性扫描结果。术后炎症特征为FDG弥漫性、均匀分布，而无相

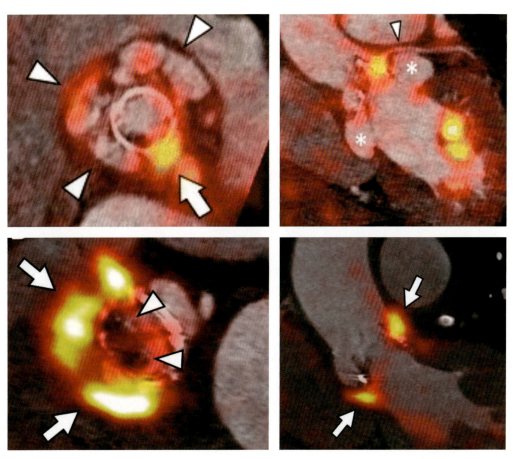

图12.5 在PVE病例中，瓣膜周围局灶性不均匀性摄取的典型模式被认为是FDG-PET/CT的阳性表现

关的解剖病变，也可导致假阳性扫描，并可至少持续到术后1年，是由最近的一项前瞻性研究提出的，研究中患者在第1、6和12个月行FDG-PET/CTA检查。事实上，这项研究结果表明置入人工瓣膜术后近期可能存在FDG摄取，具有典型的弥漫性和均匀分布模式，与术后炎症相关的轻度摄取可被界定为未感染人工瓣膜"正常"的FDG形态和代谢模式（图12.6）。这种摄取与人工瓣膜感染的局灶/不均匀模式非常不同，并在术后1年内保持稳定。因此，基于这些结果，ESC 2015指南推荐的间隔3个月似乎失去了价值，根据非复杂瓣膜手术的感染风险水平，扫描＜3周可以考虑手术因素。

另一方面，尽管有持续的感染，但长期抗生素治疗会降低FDG摄取的强度。在分析这些图像时，都应该考虑到所有这些混杂因素。在所有病例中，临床特征、ECHO和CTA结果的相关性都是必要的。在可疑病例中，白细胞单光子发射计算机断层扫描（WBC-SPECT）可以进一步帮助确定PVE是否存在感染。

一些半定量参数经过测试来量化PVE的FDG摄取，如瓣膜区最大SUV（SUV_{max}）和人工/本底的比值（PBR），该比值考虑了与血池活性和图像噪声相关信号的影响，通过非感染心肌的本底活性校正瓣膜的SUV值。尽管如此，最终的分析依赖于结合几个参数，包括视觉分析，不应依赖于单一的定量指标。

整体临床表现

最近的一项荟萃分析显示，对于所有心内膜炎病例，总体合并敏感度和特异度（95%可信区间，不一致I^2统计量）为0.74（0.70～0.77, 71.5%）和0.88（0.86～0.91, 78.5%）。固有瓣膜IE的敏感度为0.31（0.21～0.41, 29.4%），特异度为0.98（0.95～0.99, 34.4%）。PVE的敏感度为0.86（0.81～0.89, 60.0%），特异度为0.84（0.79～0.88, 75.2%）。有趣的是，与2015年之前发表的9项研究相比，2015年之后发表的17项最近研究的综合敏感度和特异度更高，这可以通过改进的成像技术和分析来解释。在修改后的Duke标准中加入FDG-PET/CT，通过减少可能的PVE病例数量，将明确的IE敏感度从52%～70%提高至91%～97%。这一发现已经在几个系列研究中得以证实。FDG-PET/CT摄取作为ESC 2015指南的主要标准出现在40.9%没有主要回声标准的患者中〔在本研究中，ECHO敏感度为68.1%（57.5%～77.5%），特异度为62.5%（40.6%～81.2%），而FDG-PET/CT的敏感度为73.6%（63.3～82.3%），特异度为75.0%（53.3%～90.2%）〕。因此，通过在ESC 2015分类中加入FDG-PET/CT，Duke标准的敏感度从57.1%（95%可信区间：46.3%～67.5%）提高到83.5%（95%可信区间：74.3%～90.5%）（$P＜0.001$），而特异度从95.8%（95%可信区间：78.9%～99.9%）下降到70.8%（95%可信区间：48.9%～87.4%）。然而，在临床高度怀疑IE的病例中，使用ESC 2015分类而不是Duke标准，真阳性病例的绝对增加高于假阳性病例的绝对减少。事实上，应用适当的分析标准、高敏感度

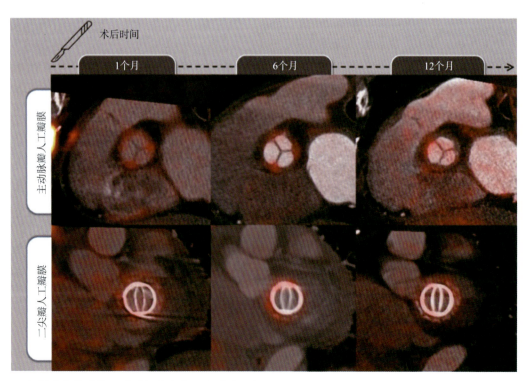

图12.6 解剖学和代谢特征随时间的变化。主动脉生物人工瓣膜（上排）和二尖瓣机械人工瓣膜（下排）显示术后1、6和12个月稳定的FDG摄取分布和强度。在随访的任何时间点均未出现解剖性病变（转载自Roque等）

（87%）和高特异度（92%）已被报道，这意味着需要在图像分析中使用特定的PET/CT标准（典型表现），并在心内膜炎组中对结果进行适当的讨论。

据报道，FDG-PET/CT对诊断赘生物、瓣膜周围并发症和人工瓣膜裂开的敏感度与ECHO相似。然而，FDG-PET/CT在NVE中的应用价值比较有限。与PVE相比，NVE患者更频繁地出现孤立的瓣膜赘生物，罕见的瓣膜旁受累，多形核细胞的优势较低，纤维化增加，导致炎症反应减少，随之FDG摄取降低。值得注意的是，FDG-PET/CT较低的敏感度被检测NVE的近乎完美的特异度和识别脓毒症栓子的绝佳的能力所抵消。因此，在NVE病例中，

使用FDG-PET/CT检测远端栓塞事件非常有用，目前这在ESC 2015指南中被认为是一个次要标准。门控PET的应用可能进一步提高其性能。

当行FDG-PET/CTA检查时，敏感度和特异度增加到91%，阳性预测值为93%，阴性预测值为88%。与Duke标准相关，FDG-PET/CTA使90%的最初分类可能为IE的病例重新分类，并在95%患者中提供更明确的诊断（确定/否决）。通过在PET/CT中加入CTA，也可以评估整个胸部识别脓毒性肺梗死和脓肿，在手术前评估主动脉和冠状动脉。图12.7和图12.8显示了FDG-PET/CT在疑似PVE患者中的两个应用示例。

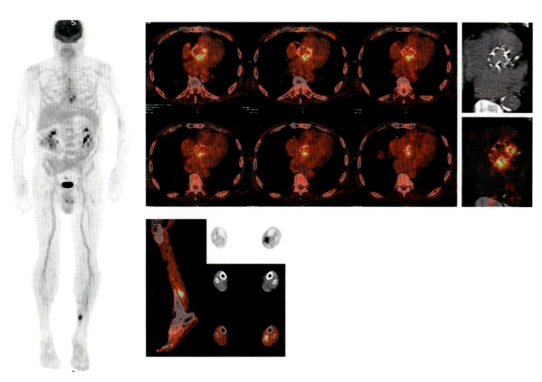

图12.7 一例73岁男性患者持续发热。2020年3月，采用生物主动脉瓣人工瓣膜进行了主动脉瓣置换术。TTE和TOE显示人工瓣膜周围渗漏。重复的血培养结果呈阴性。FDG-PET/CT图像（Discovery 710 PET/CT GE公司，从左到右依次是MIP图、不同层面的胸部横断面融合图像、上排横断面CT图像和下排PET/CT重建融合图像）显示瓣膜周围区域摄取增高灶，为ESC分类增加了一个主要标准，从而导致"明确的IE"。此外，全身图像也显示沿胫动脉的摄取，这与后续图像证实的栓塞定位一致

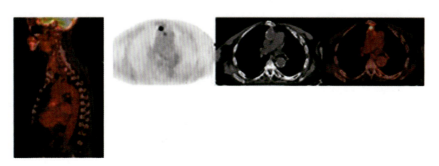

图12.8 FDG-PET/CT图像（Discovery 710 PET/CT GE公司）在最终诊断为人工主动脉瓣感染患者中的应用示例，胸部PET/CT图像（从左到右依次是矢状位融合图像、横断面PET图像、瓣膜水平的CT和融合图像）显示放射性药物摄取仅局限于人工主动脉瓣

心脏外表现

30%～80%的患者报道了IE的心脏外表现（包括NVE和PVE）。最常见的是栓塞性卒中或发生在骨、脾或肾的脓毒性栓塞。重要的是，脓毒性栓塞并不总是与症状相关。大多数栓子发生在开始治疗后的14天内。栓子的定位及其脑内/脑外的比例因研究而不同，特别是根据成像的频率和方式及右心系统和左心系统IE的比例。

全身FDG-PET/CT成像在疑似或证实了的PVE患者中识别脓毒性栓塞、真菌性动脉瘤和病菌侵入门户特别有用，但脑内动脉的脑脓毒性栓塞和真菌性动脉瘤由于大脑FDG生理性摄取增高而例外（图12.3）。在这些病例中，CT或MRI是选择方式。通常，脓毒性栓子是FDG局灶性摄取，最常感染脾、肝、肺和肾。椎间盘和（或）椎体（椎间盘炎）的摄取提示转移性感染，也可以在肌肉和关节（脓毒性关节炎）中观察到。栓塞事件在20%的病例中可以无临床症状，尤其是那些感染脾或大脑的病例。在CTA上，脓毒性栓塞表现为低密度病灶。FDG-PET检测脓毒性栓塞的敏感度和特异度比CTA更高（图12.9）。

FDG-PET/CT早期检测脓毒性栓塞具有较高的敏感度（87%～100%）和特异度（80%），具有合理的经济效益，特别是在革兰阳性菌血症患者中。在24%～74%的确诊IE患者中发现脑外脓毒性栓塞，这些外周栓子大部分（50%～71%）没有症状，仅在FDG-PET/CT图像上显示出来。在一项病例对照研究中，FDG-PET/CT在57.4%的IE患者中检测到心脏外病变，在约50%发生栓塞事件的患者中是唯一的最初阳性成像技术。通过FDG-PET/CT检测到转移性感染，可导致多达35%的患者改变治疗方法，使复发数量减少了2倍。FDG-PET/CT检查在生理性摄取较低的器官中非常准确，但在排除是否存在脑栓塞时效用有限，这时使用CT/MRI更合适。

通过识别心脏外受累范围来评估疾病的程度在IE的治疗管理上很重要，从而降低复发风险。这在识别意外感染灶时特别有用，如真菌性动脉瘤，这是一种潜在的危及生命的并发症，需要特殊的治疗。事实上，FDG-PET/CT已被证明可导致28%的患者治疗方法发生改变，如早期心脏手术或启动特殊的抗菌药物方案来治疗栓塞灶。此外，在Kestler病例对照研究中，系统使用FDG-PET/CT与IE复发数量减少2倍相关（9.6% vs. 4.2%）。

IE患者应用FDG-PET成像也有助于识别感染侵入门户。可识别的典型感染源是牙周脓肿、鼻窦炎、受感染的中央导管、皮肤感染和结肠癌/息肉。通过FDG-PET/CT检查识别感染源并随后根除感染源，这对于防止IE反复、复发和（或）再感染尤为重要，这一风险在2.7%～22.5%。根据细菌菌株的常见生物菌落（消化、皮肤、导管），可怀疑原发感染部位。然而，关于这一主题所发表的研究却非常有限。在最近的一项研究中，对感染源的系统搜索确定了74%患者的原发感染部位，主要是皮肤（40%），其次是口腔或牙（29%）、胃肠道（23%）。FDG-PET/CT显像技术已被证实可精准定位感染病灶来源，包括以新生物（如结肠癌）作为持续感染入口的特殊病例。在明确感染门户后，可进一步实施针对性风险调控策略。

成像结果的多学科讨论

需通过多学科协作对多模态影像学特征与实验室检测结果进行整合解析，方能有效提升其在复杂临床情境下指导精准诊疗决策的实践价值。当前，这一多学科团队协作模式已突破传统肿瘤诊疗领域（该模式已成功建立），在结构性心脏病（如"心脏瓣膜病诊疗中心"）、特别是经导管主动脉瓣置换术（TAVR）患者筛选，以及冠状动脉疾病血运重建决策（心脏团队）等心血管领

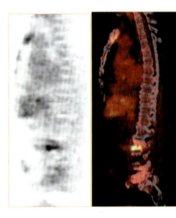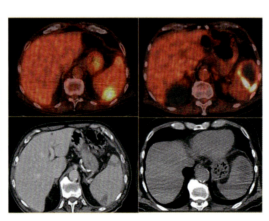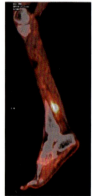

图12.9　FDG-PET/CT（Discovery 710 PET/CT GE公司）检测到的栓塞事件在骨（右图，矢状位PET图像和对应的CT图像的融合图像）、脾栓子的示例（中图，上排PET/CT融合图像、下排CT图像），以及一个真菌性动脉瘤的病例（左图融合PET/CT图像）。在这些病例中，FDG明显均匀地摄取增高

域获得成功应用。心血管感染领域中多学科方法的第一个例子是心内膜炎团队（E-Team），这是一个多学科的"圆桌会议"，涉及影像学专家、心脏病专家、心脏外科医师、传染病专家、微生物学家和其他专业的专家。这种方法已被证明，可以显著降低法国、意大利和西班牙的住院死亡率及 1 年和 3 年死亡率。将多模态成像放在疑似心血管感染患者诊断工作的中心位置意味着"临床成像专家"的一个新的专业视角，被称为 E 团队的积极部分和贡献者。最近，这种方法也得到了美国心脏协会（AHA）2020 年瓣膜病患者管理指南的认可，该指南包括用 FDG-PET/CT 成像和多学科团队方法来评估 IE 患者。

结论

多模态成像的应用提高了检测 PVE 的敏感度，可早期发现并发症如脓毒性栓塞和转移性感染，甚至在临床症状出现之前就可以发现。多模态成像在心血管感染诊断工作中的作用现在已被充分肯定，并有充足的证据支持。建议在多学科团队方法框架下，在临床表现背景下讨论检测结果。放射性药物发展的新趋势及技术上的重大进展，对在心血管感染中发挥作用的各种机制的新见解，有望在不久的将来为该领域的进一步发展提供新的诊断和治疗靶点。

第13章

原生瓣膜心内膜炎

Gad Abikhzer, Jeremy Y. Levett, Igal A. Sebag, and Matthieu Pelletier-Galarneau

前言

感染性心内膜炎（IE）虽然发病率较低，但其死亡率较高。由于IE的临床表现多种多样，它的诊断在临床上具有挑战性，包括慢性、亚急性、急性疾病。为了规避这些诊断困难，建立了Duke标准。IE的诊断主要依赖于那些标准修改后的版本（修改后的Duke标准），包括主要临床诊断标准和次要临床诊断标准，由临床表现和辅助检查组成，辅助检查包括血液培养和超声心动图检查。研究表明，约有1/3的IE患者被归类为可能的IE。根据修改后的Duke标准，被归类为可能患有IE患者中有24%～72%经过后续检查（如重复TTE或TEE）后被发现患有IE。这最终导致延误诊断和治疗，从而导致较差的结果，包括不可逆的形态学瓣膜损伤、栓塞事件、手术和死亡的增长率。先进的多模态成像已经逐步应用于IE的诊断和评估。虽然FDG-PET/CT检查在原生瓣膜感染性心内膜炎（NVIE）中的作用仍然有待界定，但有越来越多的证据支持FDG-PET/CT在该病诊断和分期中的作用。

病理生理学

健康的心脏自然能抵抗感染，高压、持续的血流动力学和心内膜表面黏附不良，阻止感染性生物体黏附在心内膜结构。因此，心内膜异常、严重的菌血症或致命的微生物感染通常是引起健康瓣膜心内膜炎的必要条件。心内膜最常见的异常是结构性异常，通常涉及心脏瓣膜，包括二尖瓣脱垂、风湿性瓣膜疾病、钙化或双瓣叶主动脉瓣病变、先天性心脏病、肥厚型心肌病、附壁血栓、室间隔缺损或动脉导管未闭。由于内皮损伤和凝血级联反应的激活，感染的病灶是典型的无菌纤维蛋白-血小板赘生物。微生物在心内膜定植和增殖分为3个阶段。首先，微生物开始在血液中循环，引起菌血症。然后心内膜异常促进黏附和局部淤积，使致病体能够黏附在异常或损伤的内皮上。最后，异常形成的病灶

为微生物的增殖和局部炎症反应创造了条件，导致了成熟赘生物的形成。作为宿主先天免疫、体液免疫及抗生素渗透的防御机制，许多心内膜炎病原微生物在成熟赘生物的周围产生多糖生物膜保护基质。

NVIE通常分为两类：左心系统NVIE（二尖瓣或主动脉瓣，占感染的80%）和右心系统NVIE（三尖瓣或肺动脉瓣）。病原微生物因感染部位、菌血症的病因和宿主危险因素而异。葡萄球菌和链球菌是最常见的病原微生物，占NVIE病例的80%以上。心内膜炎造成的后果可以分为局部和全身性表现，这取决于疾病的进展。非常严重的局部并发症包括瓣膜、心肌或主动脉根部脓肿并伴有组织坏死和传导系统异常，突发和严重的瓣膜反流，或由邻近感染扩散引起的大动脉炎。全身性影响最常见的表现为心脏瓣膜赘生物栓塞或免疫介导现象，前者是一种非常严重的并发症，可发生在25%～50%的患者。左心系统NVIE病变可栓塞到任何组织，特别是中枢神经系统、肾或脾，而右心系统NVIE病变可并发脓毒性肺栓塞，导致肺梗死、肺炎或脓胸。由于左心系统NVIE病变，大动脉也可形成真菌性动脉瘤。此外，皮肤（Osler结节和Janeway病变）和视网膜栓塞是左心系统NVIE的特殊特征。

流行病学

虽然随着时间的推移，确诊病例的改变难以精确估计NVIE的发病率，但据粗略估计，IE的发病率为（1.5～11.6）/10万人·年。NVIE是一种致命的疾病，除非治疗适当。尽管进行标准的护理和治疗，死亡率仍为25%左右。早期诊断和治疗对于预防较高的发病率和死亡率至关重要。在高收入国家，NVIE患者的平均年龄在过去一个世纪中显著增长。这主要是由于NVIE患者的病因和心脏易感危险因素的改变。风湿性心脏病主要影响二尖瓣，在历史上一直是NVIE最常见的潜在病因。然而，在过去的20年里，在发达国家

其比例下降5%及以下。其他危险因素包括年龄增长的结构性心脏病、牙列不齐或牙齿感染、注射药物使用，与NVIE相关的医疗保健已在高收入国家流行，并改变了病因的分布。在发展成心内膜炎时，约75%的患者有先前存在的心脏结构异常。在发展中国家，风湿性心脏病仍然是最常见的潜在心脏疾病。

临床表现与诊断

在过去，NVIE的诊断是根据临床诊断为活动性瓣膜炎（如心脏杂音或胸痛）、栓塞后遗症和伴随血培养阳性的免疫血管现象。然而，由于发达国家出现了与医疗保健相关的感染金黄色葡萄球菌的NVIE，导致最新进展向早期临床表现的转变。因此，许多与NVIE相关的经典症状和体征并不表现出来，大多数（约90%的病例）患者表现为不明原因发热（FUO）。症状的多样性和非特异性，以及临床表现的易变性，使早期诊断和识别早期有效抗生素治疗或手术治疗变得复杂。因此，及时准确诊断或排除NVIE对于降低发病率和死亡率具有至关重要的临床意义。

目前，NVIE的诊断需要结合临床表现、微生物学分析和影像学检查结果。修改后的Duke临床诊断标准整合了这三个方面，将结果权衡为主要临床诊断标准和次要临床诊断标准，允许临床医师和研究者得到明确、可能或排除的IE诊断（表13.1）。IE的明确诊断需要具备病理诊断标准；2个主要临床诊断标准；或1个主要临床诊断标准和3个次要临床诊断标准或5个次要临床诊断标准（明确存在IE）。如果具备1个主要标准和1个次要临床标准或3个次要标准，被认为可能是IE（可能存在IE）。如果做出了另一种诊断；抗生素治疗≤4天，临床表现缓解；手术或尸检时未发现IE的病理证据，抗生素治疗≤4天；未达到明确或可能存在IE的临床标准，则排除IE的诊断（排除IE）。虽然修改后的Duke标准仍然是诊断IE的金标准，但它们的局限性在于依赖阳性微生物标准和典型的超声心动图结果（图13.1），这仍然是IE的诊断基础。

表13.1 修订后的Duke IE诊断标准

明确存在IE

病理学标准

病理病变——赘生物或心内脓肿在组织学上表现为活动性心内膜炎或

微生物——通过赘生物或心内脓肿的培养或组织学证明

临床标准

应用以下列出的具体定义：

具备2个主要临床诊断标准，或

1个主要和3个次要临床诊断标准，或

续表

5个次要临床诊断标准

可能存在IE

具备1个主要临床诊断标准和1个次要临床诊断标准或具备3个次要临床诊断标准

排除IE

做出了另一种诊断

抗生素治疗≤4天，临床表现缓解

手术或尸检时未发现IE的病理证据，抗生素治疗≤4天

未达到明确或可能存在IE的临床诊断标准

主要临床诊断标准

血液培养呈阳性，符合以下任一条件：

1. 从两个单独的血培养中分离到典型微生物（病毒性链球菌、溶血性链球菌、HACEK微生物、金黄色葡萄球菌及无原发病灶的社区获得性肠球菌）

2. 持续菌血症（2次培养阳性结果间隔时间>12小时，3次培养阳性结果或4次或4次以上培养阳性结果中大多数间隔时间>1小时）

心内膜受累证据，符合以下任一条件：

1. 超声心动图发现附着在瓣膜或瓣膜装置上的移动肿块、脓肿或新的人工瓣膜部分开裂

2. 新的瓣膜反流

血清学：

Coxiella burnetii血培养单次阳性或抗1期IgG抗体滴度≥1/800

次要临床诊断标准

易患因素：

静脉注射毒品

易患心脏疾病

血管现象：

动脉栓塞

化脓性肺栓塞

真菌性动脉瘤

颅内出血

结膜出血

Janeway损害

注：改编自Li等《对感染性心内膜炎Duke诊断标准的修改建议》。

HACEK.嗜血杆菌属、聚集杆菌属、人心杆菌、啮蚀艾肯菌或金氏菌属；IE.感染性心内膜炎

经胸超声心动图（TTE）对检测原生瓣膜赘生物的敏感度一般（75%），血液培养阴性的病例可达10%。在少数（20%）病例中，TTE对右心系统IE的敏感度最高，这是因为三尖瓣和肺动脉瓣靠近胸壁。对于临床疑似IE但TTE不明确或阴性的患者，经食管超声心动图（TEE）是诊断金标准，可将敏感度和特异度提高到90%以上，并能更好地检测出主要的心脏并发症（如赘生物、脓肿、瓣叶穿孔和假性动脉瘤）。然而，其侵入性和可行性也是重要的考虑因素，主要并发症的发生率为0.2%～0.5%。此外，血栓、主动脉瓣上的纤维束和心脏肿瘤也会造成假阳性结果。诊断评估先后顺序和不确定性最终会导致诊断和治疗时机的延误，进而导致患者的

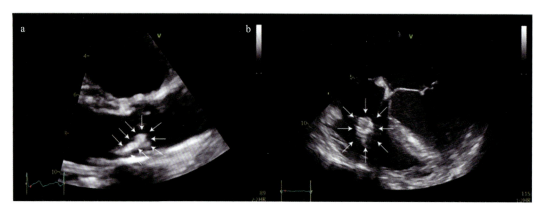

图13.1   原生瓣膜感染性心内膜炎的代表性超声心动图表现。a.经胸超声心动图静态图像：在主动脉瓣非冠状动脉瓣的心房表面有一个巨大、有蒂、脱垂的赘生物；b.经食管超声心动图静态图像：三尖瓣叶心房表面的圆形、大的回声密度图像

预后较差。进行性和潜在的不可修复的结构损伤、栓塞事件、手术和死亡的发生率增加。

管理

IE的管理需要采用多学科方法，包括来自心脏病专家、传染病专家和心血管外科医师的参与。治疗标准是所有患者接受抗菌治疗，一部分患者可能从心血管外科干预中获益。一旦从单独的静脉穿刺部位收集了3份血液培养物，就可以根据经验开始使用抗生素。治疗原生瓣膜心内膜炎的经验性抗生素方案基于指南，但可以在传染病专家的协助下根据血培养结果、耐药性模式和临床感染的严重程度进行修改。鉴于抗菌药物治疗的主要目的是完全根除心脏赘生物内的感染，通常需要延长静脉治疗疗程（严重病例可延长至6周）。除了抗菌药物治疗外，约50%的病例需要手术干预。在迄今为止发表的唯一一项关于NVIE早期手术与常规治疗效果比较的随机试验中，早期手术被发现可以将住院死亡率和栓塞事件显著降低90%。手术最常见的三个指征是由瓣膜反流或梗阻引起的心力衰竭，不受控制或涉及瓣叶和瓣膜旁组织破坏的复杂感染，以及栓塞的预防。

FDG-PET/CT成像

FDG-PET/CT在感染性疾病的应用中有较高的价值，如FUO、胸骨伤口感染、血管移植感染、椎间盘炎、心血管植入电子设备（CIED）感染和人工瓣膜IE（PVE）。参与感染和炎症反应的活化粒细胞高表达葡萄糖转运体（GLUT1和GLUT3），并增高己糖激酶的活性。相较于SPECT显像剂，FDG-PET/CT在感染性病灶显像中具有多重技术优势：其具备卓越的空间分辨率（spatial resolution）；无须体外血液样本处理（in vitro blood manipulation）；患者及医务人员辐射暴露剂量更低；且检查流程更快捷（总耗时通常控制在注射示踪剂后2小时内完成），显著提升临床决策效率。FDG-PET/CT对肾衰竭或对造影剂过敏的患者特别有用。然而，FDG在评估心血管感染方面有一定的局限性。心肌生理性摄取可以掩盖或限制心肌基底部的生理摄取和瓣膜病理性摄取之间的区别。心脏抑制方案包括禁食（12～18小时），高脂肪低糖饮食，一些中心推荐在成像前静脉注射肝素（参见第4章）。这种准备工作将FDG-PET/CT的时间安排推迟了20小时，并对患者造成了不便。尽管有最佳的准备，但5%～15%的扫描可能会出现部分或完全无法抑制心肌生理性摄取的情况。此外，FDG并非感染特异性放射性示踪剂，在炎症和恶性肿瘤中也有摄取。正在开发的新型感染特异性PET放射性示踪剂有望进一步改善IE的诊断，但是目前还没有一种可用于临床。就PVE而言，FDG的特异性可能会受到术后炎症摄取和围绕人工瓣膜材料或手术黏合剂的异物炎症摄取的影响；在疑似NVIE的情况下，这些混杂因素不存在，这解释了NVIE中瓣膜异常摄取的近乎完美的特异性。鉴于原生瓣膜缺乏生理性摄取，在排除乳头肌摄取或心肌基底部残留的心肌生理性摄取后，任何高于本底或血池的瓣膜局灶性摄取，在FDG-PET/CT图像上被认为是NVIE阳性（图13.2）。在这种情况下，标准化摄取值（SUV）的附加价值未得到证实。在钙化严重的原生瓣膜中，很少出现非常轻微地摄取，验证非衰减校正图像以确保过度校正伪影也很重要。

在疑似人工瓣膜心内膜炎（prosthetic valve endocarditis，PVE）的诊断体系中，FDG-PET/CT的临床应用价值已获充分循证支持，并于2015年欧洲心脏病学会（European Society of Cardiology，ESC）指南中被正式纳入PVE诊断主要标准。相较之下，该技术在原生瓣膜感染性心内膜炎（native valve infective endocarditis，NVIE）中的应用尚缺乏明确共识，究其根本源于两方面因素：其一为FDG-PET/CT在NVIE检测中假阴性率偏高；其二在

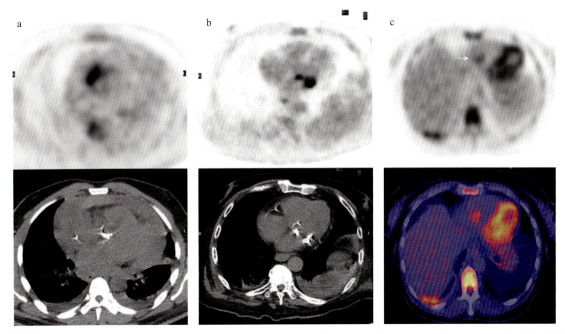

图13.2 IE患者原生瓣膜摄取异常的典型例子。a.CT上示主动脉瓣心内膜炎并发瓣膜旁脓肿和出血性心包积液；b.二尖瓣心内膜炎伴二尖瓣强烈多灶摄取伴环状钙化，可以是IE的一种诱发因素；c.三尖瓣心内膜炎表现为轻度局灶性高于本底的摄取异常（红色箭头）

于经食管超声心动图（transesophageal echocardiography，TEE）对NVIE具有卓越诊断效能（diagnostic accuracy达95%以上），较少引发诊断困惑。最初的PET/CT研究包括在更大的PVE患者亚组群中的NVIE患者小亚组群，导致敏感度非常低。在一项针对88例疑似NVIE患者的专门的回顾性研究中，20例患者根据多学科共识发生了NVIE。在这20例患者中，9例（45%）有瓣膜FDG异常摄取。但在48例（55%）中发现脓毒性栓塞。一项对75例行FDG-PET/CT检查的NVIE患者进行专门的回顾性研究显示敏感度为17.5%，特异度为100%。在这种情况下，将PET/CT整合到ESC中，使敏感度从63.5%提高到69.8%，而不影响其特异性。在一项观察性前瞻性研究中，怀疑左心系统NVIE和PVE的转诊患者中，只有10/46名受试者最终诊断为NVIE，根据共识解释有FDG摄取异常，敏感度为22%，而在69名没有NVIE的受试者中，没有人的FDG-PET/CT结果呈阳性。FDG-PET/CT在该患者群体中最大的贡献是对11/26名（42%）患者从可能的IE到明确的IE进行了适当的重新分类。值得注意的是，本研究中的成像使用的是老一代模拟PET系统进行的。在欧洲感染性心内膜炎登记处（EURO-ENDO），一项包括来自40个国家的156个中心的前瞻性观察队列研究中，观察到28%的低敏感度。此外，他们报道在不到10%的疑似NVIE病例中进行了FDG-PET/CT检查。在法国登记的研究中，尽管只有24%的NVIE患者有瓣膜摄取异常，但51%的患者有心脏外表现如脓毒性栓塞或识别入侵门户。在该患者群体中，FDG-

PET/CT通过改变抗生素治疗疗程或手术而改变了31%的治疗方案。现行注册研究数据存在方法学局限：其报告的汇总敏感度（pooled sensitivity）源于多中心、多代际PET/CT设备的混杂使用（包括第一至第四代扫描系统）。针对NVIE检测敏感度欠佳的现状，采用新型数字化PET/CT（digital PET/CT）可显著提升诊断效能。一项专门针对NVIE的回顾性研究显示，在使用最优配置的模拟式PET/CT（analog PET/CT）设备条件下，31例NVIE患者中21例出现异常FDG摄取，获得67.7%的敏感度（95%CI：49.5%～82.6%），该数据为技术优化提供了重要基准。然而，当排除心肌抑制不达标干扰研究结果的受试者时，敏感度上升到77%。将FDG-PET/CT摄取作为一个新的主要标准，18名受试者中有8名（44.4%）可能存在IE，最终诊断为IE的患者被适当地重新分类为明确的IE。一项只有4项NVIE类别的荟萃分析显示，FDG-PET/CT对NVIE显示出近乎完美的特异度，为98%，但合并敏感度较低，为31%。然而，他们的研究结果表明，技术进步有助于提高所有IE亚型的准确性，在2015年以来发表的研究中，综合敏感度和特异度高于2009—2014年的结果。在另一项包括7项NVIE研究的荟萃分析中，综合敏感度为36.3%，综合特异度为99.1%。合并阳性似然比、阴性似然比和诊断概率比值分别为8.3、0.6和15.3。

FDG-PET/CT对NVIE的敏感度相对较低，部分归因于生理和技术因素。与PVE相比，NVIE中更多地出现孤立的瓣膜赘生物，瓣膜旁受累罕见，多形核细胞的比例较低，纤维化加重，导致炎症反应减少，FDG摄取降低。在一些研究中，假阴性结果与抗生素的使用有关，但摄取恢复正常前的抗生素治疗持续时间尚不清楚，其他研究表明使用抗生素治疗后，FDG-PET/CT没有诊断效果。当存在心肌抑制不足时，心肌抑制不良出现假阴性研究结果的OR值为4.8。最重要的是，报道的NVIE的低敏感度部分因为这些研究中使用的PET系统的技术特性，它们具有较低的敏感度和空间分辨率，限制了它们检测小摄取灶的能力。PET/CT的技术进步大大提高了分辨率和对比度，可以显著提高NVIE的检测能力。使用硅光电二极管的数字PET/CT系统的发展，取代了模拟PET器件中使用的光电倍增管，有望通过提高这些设备的敏感度、对比度和分辨率，进一步提高对小病变的检测能力，如对NVIE中出现的小病灶。与真阳性病例相比，PET假阴性病例的超声心动图上的赘生物平均较小（9.6 mm±5.9 mm vs. 14.4mm±6.1mm，$P = 0.049$），但在数字PET/CT设备的分辨率范围内。此外，新的扫描仪技术允许门控采集，可同时考虑呼吸和心脏运动。因此，与瓣膜上赘生物运动相关的FDG摄取模糊，这降低了研究的敏感度，可以通过心电门控和呼吸门控采集来改善，从而"冻结"运动，使相应的受感染瓣膜摄取模糊的情况得到改善。对瓣膜摄取模棱两可的患者使用双时相成像，可通过延迟显像提高目标与背景比，以增加敏感度，通过降低血池活性或通过不明确的瓣膜摄取灶在两次不同的采集中再现令人可疑的真正的瓣膜摄取灶，而不是统计噪声或重建伪影。

鉴于FDG-PET/CT在自体瓣膜感染性心内膜炎（NVIE）检测中敏感度有限（约67.7%）但特异度接近完美（达97.3%），结合经食管超声心动图（TEE）在该领域卓越的诊断性能（敏感度＞95%），该技术最具临床价值的应用场景在于：作为改良Duke标准（2015 ESC修订版）的附加主要/次要诊断条目，尤其适用于降低"疑似感染性心内膜炎（possible IE）"亚组病例比例（可使分类不确定病例减少38.6%，$P < 0.01$）。FDG-PET/CT除了用于可能的IE病例外，还可根据ESC指南的推荐，用于评估有明确IE病例中的脓毒性栓塞。ACC/AHA 2020指南指出，FDG-PET/CT作为一些可能存在IE患者的辅助诊断成像是合理的。FDG-PET/CT可能对怀疑IE而不能接受具有侵入性TEE的患者特别有用。

感染性心内膜炎的心脏外表现

随着对该疾病的系统性认识的提高，IE的评估模式已经发生了转变。识别IE患者的心脏外表现至关重要，因为它们可以显著影响患者的管理决策和结果。25%～50%的患者存在心脏外感染表现，可包括脑栓塞、椎间盘炎、脓毒性关节炎、肺炎、脓肿和真菌性动脉瘤（图13.3和图13.4）。感染性表现代表脓毒性栓塞或最初感染部位播散到心脏瓣膜引起的IE。在一些病例中，胃肠道息肉和癌症及其他恶性肿瘤可能代表了IE的病因，通过FDG-PET/CT检测到约10%的IE患者。在大多数病例中，通过FDG-PET/CT识别心外表现是可行的，并可能导致约10%患者的管理决策发生改变。

除了感染和癌症外，在全身FDG-PET/CT上还可以观察到其他反应性变化，如骨髓和脾摄取增加。在IE

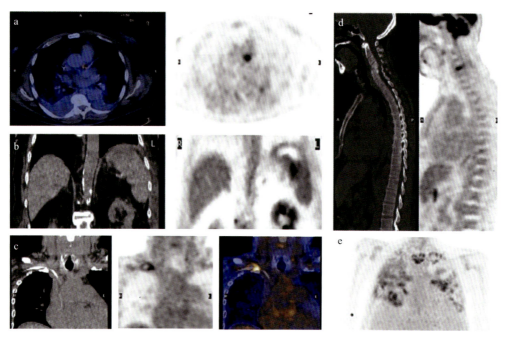

图13.3　不同IE患者出现化脓性栓塞的例子。FDG-PET/CT图像说明：a.冠状动脉左主干化脓性动脉炎；b.败血症性脾梗死；c.感染的PICC管；d.颈椎间盘炎；e.一例三尖瓣NVIE患者大面积化脓性肺病

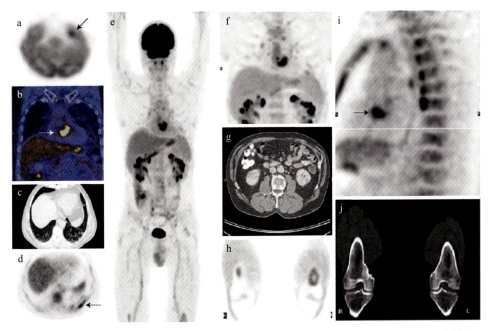

图13.4 一例因夜间盗汗和发热疑似淋巴瘤转诊患者的FDG-PET/CT图像。经FDG-PET/CT诊断为原生瓣膜心内膜炎和广泛的栓塞性疾病。说明：在主动脉瓣中出现强烈摄取（b，j）。有证据表明大脑（a，箭头）、肺部（c，d箭头）、肾（f，g）、椎前软组织（i）和骨骼（j）有栓塞病变

中，骨髓和脾活性增加（摄取高于肝脏），这归因于细菌和（或）细胞因子的血液学扩散，表明该疾病的全身性炎症反应。骨髓和脾摄取的增加被认为是IE的一种间接征象，并与C反应蛋白水平及血培养阳性的主要标准相关。尤其是在NVIE中，58.7%的NVIE患者出现脾弥漫性摄取，并已被提议为ESC标准的另一个次要标准，进一步使ESC标准的敏感度从69.8%提高到74.6%，而修改后的Duke标准的敏感度为63.5%。然而，这种发现是非特异性的，可能与药物相关，也可以存在于各种其他的炎症性、感染性或恶性疾病中。

预后价值

早期识别预后较差的患者至关重要，因为更积极的诊疗可能改善他们的预后。一些已确定的患者相关因素与较差的预后相关，包括老年人、糖尿病和心力衰竭。其他组织病理学和超声心动图特征包括金黄色葡萄球菌作为致病菌，赘生物大小、环周并发症和严重的瓣膜反流也与较差的预后相关。在一项前瞻性研究中，47

例IE患者行FDG-PET/CT成像，与94例对照组IE患者未行FDG-PET/CT成像相比，感染并发症和复发率显著降低。在多元模型中，应用主要心脏不良事件的最佳预测模型，4个具有额外独立预后价值的主要预测因子如下：C反应蛋白＞100 mg/L，严重二尖瓣反流，FDG-PET/CT扫描阳性，FDG-PET/PET扫描伴有中强度代谢摄取。与本研究中的PVE亚组不同，FDG-PET/CT并不能预测NVIE亚组中发生的主要心脏不良事件，但中度至显著的FDG摄取，风险比为8.8，可预测新的栓塞事件。这些数据表明，FDG-PET/CT能够提供独立的预后信息。

结论

随着技术的进步，FDG-PET/CT在NVIE中的作用有望提高原生瓣膜异常摄取的敏感度，同时保持接近完美的特异度。临床上，FDG-PET/CT的最大附加值是对可能的IE患者，以及对明确IE的患者进行分期，对评估预后有潜在的价值。

第14章

心血管植入式电子设备感染

Besma Mahida, Jérémie Calais, and François Rouzet

概述

心脏植入式电子设备（CIED）感染

在过去的几十年里，心脏植入式电子设备（cardiac implantable electronic device，CIED）植入物有心脏起搏器、心脏再同步化治疗设备和植入式心脏除颤器等，随着适应证的不断扩大和人口老龄化，其使用数量显著增加。尽管CIED的设计和预防措施有所改进，但CIED引发感染的发病率、死亡率仍在增加，给患者带来了较重的经济负担。

CIED感染主要是由于植入期间的电机袋污染，有扩散到导联线的风险，导致与心脏设备相关的感染性心内膜炎（CDRIE）。CIED感染较少来自远处病灶的血行感染。由于CIED感染最常涉及电机袋，引起CIED感染的主要感染源是革兰阳性菌，以葡萄球菌为主。感染源的毒力因子使它们能够使微生物黏附到设备表面并产生一种厚厚的多层生物膜对抗生素的治疗产生耐药性。

CIED感染最常见的临床体征是对电机袋感染的局部反应，包括红斑、疼痛、肿胀、触痛、分泌物或溃疡。然而，这些局部体征可以缺失，CIED全身性感染或CDRIE可能会有误导性的非特异性症状如发热、寒战、盗汗或远处的脓毒性栓塞（肺部、脊柱椎间盘炎）。CIED感染和（或）CDRIE的诊断工作是基于修改后的Duke-Li标准，结合临床表现、实验室检查、细菌培养（血液和设备提取）和经食管超声心动图（TEE）或其他成像方式证实导线或瓣膜上有赘生物。然而，鉴于临床表现的多样性和由人工瓣膜材料造成的超声心动图伪影，最终诊断具有挑战性。因为CIED感染，CDRIE的治疗方案是设备全部取出和（或）延长抗生素治疗时间，所以准确的诊断是必要的。欧洲权威学术机构（2023 ESC/EANM联合指南）近期发布重要指南更新：将^{18}F-氟脱氧葡萄糖（^{18}F-FDG）正电子发射断层扫描/计算机断层扫描（PET/CT）与放射性标记白细胞（WBC）单光子发射计算机断层扫描/CT（SPECT/

CT）两种核医学显像技术作为Ⅰ类推荐（LOE A）正式纳入感染性心内膜炎（IE）诊断标准体系，该决策基于STRIVE共识声明对多模态显像技术诊断效能的循证评估。

FDG-PET/CT用于炎症和感染性疾病的适应证，其信号依赖于高浓度活化的中性粒细胞和单核巨噬细胞的葡萄糖转运蛋白（GLUT）和己糖激酶（HK）的表达水平增高。

左心室辅助设备（LVAD）感染

左心室辅助设备（LVAD）作为心脏移植的桥梁或终点治疗，是一种挽救晚期慢性心力衰竭患者生命的疗法。由于器官捐赠短缺导致LVAD植入的增加，LVAD感染正在上升。LVAD感染与泵血栓形成、住院时间延长、LVAD置换和移植失败的高风险相关。

LVAD感染是由国际心肺移植学会（ISHLT）提出并被分类为：①VAD特异性感染，指硬件组件感染或体表的感染（包括泵、插管、吻合口、口袋感染和经皮传动系统或通道感染）；②VAD相关感染，涉及IE、血源性感染和纵隔炎，与VAD相关的IE和纵隔炎的感染死亡率为70%；③非VAD感染，指脓毒症与LVAD硬件没有直接的关系。

LVAD感染最常见的类型发生在传动系统上，通常来自皮肤微生物群的病原体，包括S.金黄色葡萄球菌、凝固酶阴性葡萄球菌和棒状杆菌属，而念珠菌较少见。

目前，没有关于LVAD感染诊断管理的标准指南，核医学成像对LVAD感染的价值尚未确定。然而，最近的研究报道了FDG-PET/CT和（或）与WBC SPECT/CT在定位和评估LVAD感染部位方面的有效性。

CIED和LVAD感染的诊断

临床症状

由于CIED感染症状的多样性和缺乏特异性，其诊断具有挑战性。感染最常涉及电机袋。电机袋感染的局部体征可以从电机袋伤口炎症到设备的外部化脓性感染。

在出现电机袋或近端导线暴露的情况时，无论微生物学结果如何，都应被视为CIED感染。因此，评估CIED感染的潜在范围对于治疗是很重要的。电机袋伤口的表面感染不需要取出全部硬件，因为它涉及皮肤和皮下组织可以非手术治疗，而与导线感染、CIED全身性脓毒症和（或）CDRIE相关的电机袋感染，需要采取更具侵入性的方法。

在没有可见的局部感染体征的情况下，CIED全身感染和CDRIE的诊断更具挑战性，主要是非特异性症状如远处脓毒性栓塞，主要是肺部或椎体骨髓炎和椎间盘炎。同样，LVAD感染的诊断也具有挑战性，因为临床表现可能表现为非特异性症状如红斑、发热、传动系统出口部位周围的脓性引流，因为涉及设备的浅层或深层组件而难以确定感染源。

微生物学

鉴于大多数CIED和LVAD感染的致病源是皮肤微生物，考虑感染最常来自于电机袋或经皮传动系统。然而，对于没有典型局部感染体征的CIED发热患者，在开始使用抗生素之前，应系统进行血培养和任何疑似感染部位的培养。

成像

2019年欧洲心脏病学会（ESC）对CIED感染诊断管理的推荐依赖于多模式成像，包括FDG-PET/CT和WBC SPECT/CT及超声和CT。

超声心动图

经胸超声心动图（TTE）和经食管超声心动图（TEE）被推荐用于评估疑似CIED感染的导线赘生物和（或）瓣膜受累的情况，TEE在检测赘生物和测量大小方面具有明显的优势。超声心动图仍然是评估CIED感染或CDRIE的一线诊断设备。然而，局限性和不确定的案例降低了Duke-Li分类的敏感度。

心脏CT

心脏增强CT（CE-CT）提供的解剖信息可检测赘生物和局部并发症的存在，如脓肿、假性动脉瘤、瘘管或脓毒性栓塞。2015年ESC修改后的IE诊断标准将心脏CT纳入瓣膜旁病变的评估，并作为IE诊断的主要标准，用于诊断CDRIE。然而，增强CT的应用可能会受到碘造影剂禁忌证和由CIED或LVAD设备产生的金属伪影的限制。

心内膜炎团队

2019年ESC关于CIED感染的共识强调了多学科方法的联合作用，其中包括心脏病学专家、心血管外科医师、传染病专家、临床微生物学家、超声心动图医师、放射科医师和核医学医师。多学科联合诊疗可以显著降低IE的1年死亡率。

预后

CIED感染的患者预后较差，由于心脏和心外并发症，30天死亡率为5%～8%，1年死亡率为20%，患者并发症的死亡率也较高。CIED感染仍然是一种严重的、危及生命的疾病，通常需要完全移除设备，因为延迟移除设备可能导致预后更差。

FDG-PET/CT

基本原理

FDG-PET/CT是一种核素成像方式，通常用于评估感染性疾病。氟-18（^{18}F）是一种回旋加速器生产的放射性同位素，半衰期为109.7分钟，通过发射正电子衰变，用PET扫描仪检测。FDG是一种葡萄糖类似物，通过葡萄糖转运蛋白（GLUT）进入细胞，然后在己糖激酶（HK）作用下磷酸化。然而，磷酸化的FDG代谢终止，在FDG注射1小时后采集图像，其在细胞内聚集从而导致主要信号放大。炎症细胞（活化的中性粒细胞、巨噬细胞、单核细胞和淋巴细胞）的葡萄糖转运蛋白表达水平增高，特别是GLUT1和GLUT3，并具有己糖激酶活性，使得FDG摄取增加。欧洲核医学协会（European Association of Nuclear Medicine，EANM）与核医学学会（Society of Nuclear Medicine，SNM）联合颁布了《疑似感染患者FDG PET/CT显像临床应用指南》（2023版），该指南基于DELPHI共识法制定，涵盖患者准备（如72小时低碳水化合物饮食）、图像采集协议（注射后60分钟双时相显像）及影像判读标准（SUV$_{max}$＞肝本底2.5倍为阳性阈值）等全流程技术规范。

示踪剂给药

在欧洲，推荐的给药活度在2.5～5.0MBq/kg。在美国，给药范围在370～740MBq。应根据患儿体重调整给药剂量。在怀疑有CIED感染的情况下，应在对侧手臂注射放射性药物，以避免沿着血管出现FDG聚集误诊脓毒症位置的潜在隐患。

成像程序

图像采集应在FDG给药后60分钟，从头顶到足趾（全身采集）检测远处脓毒性栓塞，全身采集模式，每个床位步长1.5～3分钟。CT采集参数详见EANM肿瘤成像指南，并要参考CT扫描仪的性能和放射学会特定的指南。PET图像应根据PET/CT扫描仪的性能，使用衰减校正、死亡时间、随机事件和散射进行重建。只要有可能，应进行胸部心电门控采集，因为它可以提高IE检测，并可能有助于CDRIE诊断。

分析标准

对FDG-PET/CT图像的分析依赖于视觉标准。以CIED为中心的衰减校正（AC）和非衰减校正（NAC）

图像都应通过PET、CT和PET/CT融合的横断面、冠状面和矢状面图像进行仔细分析。局部分析应集中在电机袋位置周围、沿引线和阀门内的信号上。在CIED电机袋和导线（血管外、血管内或心内）周围的高于本底的FDG摄取应被认为是可疑感染。应仔细分析3D MIP图像和全身FDG-PET/CT图像，以发现可能感染原发部位的感染灶或远处继发性脓毒症部位（肺、脾、脊柱、真菌性动脉瘤）。

FDG-PET假阳性的主要原因是由手术或存在异物引起的炎症（急性、亚急性、慢性）。因此，从CIED植入到成像的时间是关键信息，必须收集并纳入研究的总体分析中。

CIED感染的FDG-PET/CT最终诊断依赖于多种特征的结合。视觉分析法是可以参考的方法。半定量参数不能区分感染和炎症之间的差异（范围值重叠），只能用作视觉分析的补充。

支持感染的特征包括高强度摄取、AC和NAC图像上都可见的摄取，导线上局灶性摄取，电机周围不均匀的强烈摄取信号，FDG-PET信号向周围组织（肌肉、皮肤）延续，存在远处脓毒症位置（特别是在肺部），以及从CIED植入到成像时间＞2个月。不提示感染的征象包括仅在AC或仅在NAC上可见的摄取，弥漫性和均匀性的中度摄取，金属伪影的存在，以及从CIED植入到成像时间＜2个月。

降低信号强度从而降低扫描敏感度的因素包括使用抗生素治疗、金属伪影、部分容积效应和运动伪影。只要有可能，应在病程中开始治疗前尽早进行扫描，包括以胸部为中心的心电门控采集。使用CT造影剂可以增强解剖结构的可视化，从而在某些情况下有所帮助。

虽然FDG-PET/CT提供了半定量分析的可能性，目前现有的研究提及了使用参数如最大标准化摄取值（SUV_{max}）或半定量比率（SQR）来评估FDG摄取区域，但在区分感染和非感染方面没有明显改善。视觉分析法是可参考的方法，特别是用于CDRIE的检测。

CIED感染

最近，核医学成像在疑似CIED感染和CDRIE中的应用有所增加，特别是在电机袋没有局部感染征象和超声心动图不确定的疑似CIED感染病例中。在这些充满挑战的情况下，2019年ESC指南推荐全身FDG-PET/CT来评估疾病的程度，远处脓毒性栓塞被认为是CIED感染诊断的次要标准，并定位感染入口。

Juneau等和Mahmood等最近的两项荟萃分析研究，报道了FDG-PET/CT对CIED感染诊断的高敏感度和特异度：敏感度分别为87%（95%CI，82%～91%）和83%（95%CI，78%～86%），特异度分别为94%（95%CI，88%～98%）和89%（95%CI，84%～94%）。Mahmood等研究报道，估测电机袋感染有更高的敏感度为96%（95%CI，86%～99%），特异度为97%（95%CI，86%～99%）。虽然电机袋感染主要是临床诊断，但FDG-PET/CT在诊断不确定的情况下是有用的。检测导线感染或CDRIE的诊断准确性较低，报道的敏感度和特异度分别为76%（95%CI，65%～85%）和83%（95%CI，72%～90%）。主要的技术限制是部分容积效应和心脏运动伪影。

30%～80%的患者发生心脏外并发症，会增加死亡率和预后恶化。FDG-PET/CT能够检测远处的心脏外并发症，如脓毒性栓塞和转移性感染，为CIED感染和CDRIE的诊断和预后评估提供了增量信息。脓毒症性肺栓塞和椎间盘炎是最常见的远处感染。脓毒性肺栓塞是CIED导线感染和三尖瓣感染的常见表现，其存在两肺多发FDG摄取灶，通常与CT上匹配的肺实质密度增高影相关，高度提示脓毒性栓塞和相应的感染。在一项前瞻性研究中，Amraoui等根据Duke-Li标准评估了35例被诊断为CDRIE的患者，20%的患者在FDG-PET/CT上发现了椎间盘炎，其中一些是完全无症状的。血管脓毒性栓塞和真菌性动脉瘤通常没有症状，但可能导致血管破裂，这是一种危及生命的并发症（图14.1）。最常见的发病部位是在大脑，可以通过MRI检测到；然而，它也可能发生在其他任何地方（图14.2）。脓毒性栓塞的其他常见部位与IE相同，包括脾和骨髓。Boursier等在一组129例患者包括88名明确诊断的IE受试者，脾和（或）骨髓中弥漫性FDG摄取增高（定义为高于肝摄取）是IE的间接征象。

虽然FDG-PET/CT根据修改后的Duke-Li标准对CIED感染的诊断有额外价值，但提出这种技术的局限性很大。主要的局限性是缺乏FDG对感染摄取的特异性，因为FDG也在无菌性炎症部位聚集。这可能导致假阳性病例，特别是在设备植入后近期，或对异物有强烈炎症反应的患者。另一个需要考虑的重要因素是抗生素开始使用和扫描之间的时间延迟：敏感度随抗菌治疗时间的延长而降低。当怀疑有CIED感染时，应尽早进行FDG-PET/CT检查。

LVAD感染

在Tam等的系列病例、系统回顾和荟萃分析中，分析了FDG-PET/CT对疑似LVAD感染的诊断准确性。尽管数据有限，但他们报道了高敏感度为92%（95%CI：82%～97%），高低不一的特异度为83%（95%CI：

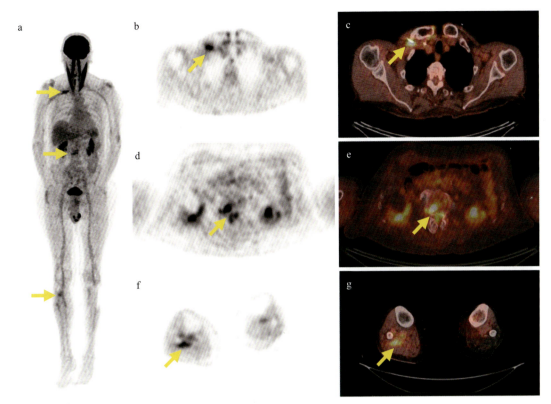

图14.1 83岁男性患者，5年前接受心脏电子设备（CIED）植入术。患者患有原生二尖瓣心内膜炎。IE的诊断是基于超声心动图上可见赘生物和粪大肠埃希菌血培养阳性。FDG-PET/CT扫描未显示原生二尖瓣有明显摄取。然而，它在沿PM导线、$L_2 \sim L_3$椎体和胫腓动脉干的远处部位表现出大量的FDG摄取（黄色箭头）。a.全身FDG-PET最大强度投影图像；b. FDG-PET横断面图像；c.胸部PET/CT横断面融合图像显示沿PM导线的大量摄取。取出设备后证实导线感染；d. FDG-PET横断面图像；e.脊柱PET/CT横断面融合图像显示在$L_2 \sim L_3$上有大量的FDG摄取，怀疑为椎间盘炎并被MRI证实，该患者没有症状；f. FDG-PET横断面图像；g.下肢PET/CT横断面融合图像显示胫腓动脉干有局灶性摄取，提示真菌性动脉瘤

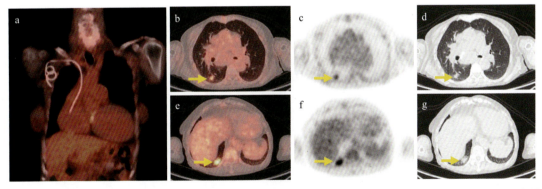

图14.2 75岁女性患者，2年前有CIED感染史。患者接受了电机摘除手术，但只取出了部分导线。患者持续发热，MRSA血培养呈阳性。超声心动图检查结果不确定。FDG-PET/CT扫描显示剩余的导线无异常摄取（a. PET/CT冠状位融合图像），但右肺有明显强烈的局灶性摄取（黄色箭头）[PET横断面图像（c和f）]对应于PET/CT横断面融合图像和CT横断面图像（d和g）上肺实质密度增高影（b和e），脓毒性肺栓塞的FDG-PET/CT图像有助于诊断CIED感染。患者接受了抗生素抑制治疗

24%～99%）。FDG-PET/CT的局限性降低了其诊断CIED感染的特异性，这也适用于LVAD。Kim等评估了FDG-PET/CT对LVAD感染患者管理和预后的影响。在

分析的35例患者中，FDG-PET/CT有28例定位了感染。根据FDG-PET/CT诊断，患者被认为是未感染，仅局限于伤口外口和（或）传动系统周围的感染，或感染从中

央延伸到LVAD组件［套管和（或）泵袋］。在随访期间，大多数死亡病例发生在中央感染组和外周感染组的患者中，而未感染的患者没有一例死亡。在疑似LVAD感染的早期阶段应进行FDG-PET/CT检查，以获得对患者管理的最佳效果（图14.3）。

与WBC SPECT/CT的比较

WBC SPECT/CT是目前用于软组织感染成像的基准放射性核素技术。虽然关于WBC SPECT/CT在CIED感染中的作用的数据有限，但现有的结果显示其具有良好的特异度和高敏感度。

FDG-PET/CT对CIED感染/CDRIE的检测敏感度高于WBC SPECT/CT，因为它具有更高的空间分辨率和对比度。全身FDG-PET/CT还具有检测远处感染部位和感染源的优势。然而，WBC SPECT/CT比FDG-PET/CT具有更高的特异性。在Calais等的回顾性研究中，他们评估了48例临床怀疑CIED感染的患者，同时行FDG-PET/CT和WBC/CT检查，报道FDG-PET/CT的敏感度为100%，WBC SPECT/CT的特异度为100%。在成像前延长抗生素治疗对两种方法都有相同的影响，降低了它们的敏感度，这强调了在开始治疗前或治疗后不久进行

核医学成像的重要性。在本研究中，超过50%的患者入院时根据修改后的Duke-Li评分被认为可能有CIED感染，并根据FDG-PET/CT或WBC SPECT/CT扫描结果正确地重新分类为排除或明确感染。因此，在怀疑CIED感染的情况下，FDG-PET/CT应作为一线核医学成像技术，如果结果不确定，可进行WBC SPECT/CT成像（图14.4）。

视角

FDG-PET/CT和WBC SPECT/CT作为补充工具被纳入2019年国际CIED感染标准。然而，FDG-PET/CT缺乏特异性，WBC SPECT/CT需要专用设备，直接处理血液制品，耗时长，全身扫描能力有限。理想情况下，这两种技术的关键优势应该结合起来。新的放射性药物的开发和检测系统的技术进步可能会进一步提高感染核医学成像的性能。

结论

FDG-PET/CT是一种高敏感度的成像技术，目前已用于CIED和LVAD感染患者的管理，特别是在疑似血行感染且没有任何硬件受累的特殊征象的患者中。全

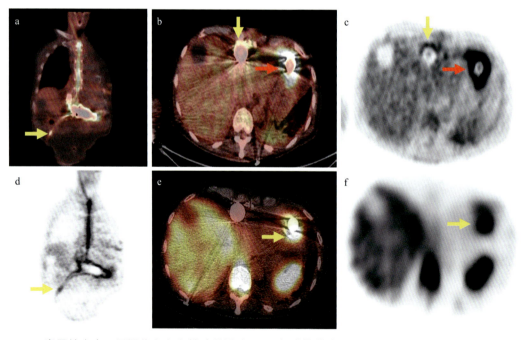

图14.3　72岁男性患者，因疑似左心室辅助装置（LVAD）感染转诊，在植入装置2个月后出现发热和肺炎克雷伯菌血培养阳性。患者2周后做了FDG-PET/CT和WBC SPECT/CT检查：PET/CT冠状位融合图像（a）和FDG-PET最大强度投影图像（d）显示所有组件的多发设备相关感染，包括沿着传动系统FDG强烈摄取（黄色箭头）对应手术证实的经皮出口感染。PET/CT融合图像（b）和FDG-PET横断面图像（c）显示导流插管（红色箭头）FDG摄取强烈，与WBC SPECT/CT图像e和f（黄色箭头）一致。沿着LVAD泵的FDG摄取（黄色箭头）与示踪剂注射24小时后获得的WBC SPECT/CT图像上相应的摄取增加无关。该装置没有被移除，患者接受了抗生素抑制治疗

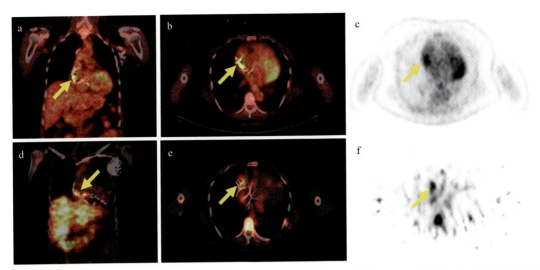

图14.4 63岁男性患者，在FDG-PET/CT成像前4个月接受了心脏电子设备（CIED）植入术。FDG-PET/CT和WBC SPECT/CT检查有一致的真阳性。患者因发热、不确定的超声心动图和血培养阴性而被转诊。根据Duke-Li标准，CIED感染最初尽可能地进行分级。FDG-PET/CT显示上腔静脉导线 ^{18}F-FDG强烈摄取，怀疑右心房导线感染（黄色箭头）。取出该装置证实导线感染：a. FDG-PET冠状位融合图像；b. PET/CT横断面融合图像；c. PET横断面图像；d. 在示踪剂注射24小时后获得的WBC SPECT/CT冠状位融合图像；e. WBC SPECT/CT横断面融合图像；f. WBC SPECT横断面图像

身FDG-PET/CT通过提高Duke-Li评分的诊断性能，评估设备的心脏外成分及识别感染源或脓毒性栓塞来影响治疗决策和结果。FDG-PET/CT缺乏特异性，在需要时可以将WBC SPECT/CT作为二线成像技术来弥补这一缺陷。在疑似感染的早期阶段，应进行FDG-PET/CT和WBC SPECT/CT检查，以避免抗生素使用后的敏感度的丧失。

第15章

血管移植物感染

Elite Arnon-Sheleg, Zohar Keidar

概述

　　血管移植物或假体用于治疗闭塞性血管疾病、危及生命的主动脉瘤和主动脉夹层。自体血管移植物由患者的血管（通常是大隐静脉）制成。生物移植物也可以用人体供体血管（异体移植物）或牛血管（异种移植物）制成。合成移植物可由聚对苯二甲酸乙二醇酯（商品名为涤纶）或聚四氟乙烯（PTFE）制成。移植物分为腔外移植物［位于腹股沟（80%的病例）和下肢］和腔内移植物［位于腹部（70%的病例）和胸部］。移植物可以通过手术植入，也可以作为内植体植入。腔内移植物常用于腔内位置。在过去的20年中，胸主动脉腔内修复术（thoracic endovascular aortic repair，TEVAR）已逐渐用合成移植物进行主动脉置换来取代开放性手术治疗。目前，TEVAR已成为大多数解剖学上可行的胸主动脉疾病的首选治疗方法。与血管移植物相关的主要并发症包括闭塞（由于血栓形成或内膜增生）、远端栓子、假体周围血肿（淤血聚集）、假性动脉瘤、结构变性、侵蚀邻近结构和感染。

　　血管移植物感染（vascular graft infection，VGI）被认为是血管移植物植入术中最严重、危及生命的并发症之一，是发病和死亡的主要原因，并与高经济成本相关。治疗移植物感染的方法包括手术移除、血管重建和辅助抗菌治疗。移除受感染的移植物会导致18% ～ 30%的死亡率，而让受感染的移植物"原地不动"，尽管延长抗菌治疗时间，仍会导致接近100%的死亡率。早期诊断可以早期治疗并改善患者预后，但VGI的诊断非常复杂，因为其临床表现无特异性，也没有诊断的金标准。

发病率、发病机制和临床表现

　　VGI的发病率为0.5% ～ 6%，并因移植物的位置而异。腔内移植物的感染率较低，腹主动脉移植物的感染率高达1%，主动脉-股动脉移植物的感染率为1.5% ～ 2%。腹腔外移植物感染的发生率较高，位于腹股沟的移植物感染率高达6%。

　　移植物感染最常见的原因是手术中细菌污染，其次是感染从手术伤口感染或血管移植物侵蚀邻近肠壁等毗邻部位直接扩散。菌血症是VGI的一个不常见原因，术后早期（<2个月）发生血源性感染的风险最高。移植物感染的发病机制因移植物的位置而异。腔外移植物感染通常是由于手术伤口感染或术中污染所致，而腔内移植物感染则是由于机械性侵蚀、菌血症或邻近部位（如椎间盘炎）的毗连感染所致。

　　多年来，涉及VGI的常见微生物已经发生了变化。早期发表的研究发现，金黄色葡萄球菌是最常见的致病病原体。后来的研究显示，感染的微生物谱更加多样化，凝固酶阴性葡萄球菌是最常见的致病微生物。此外，多药耐药菌株、多种微生物和真菌感染也越来越常见。造成这些变化的原因包括预防性抗葡萄球菌抗生素的使用、手术技术的改进、越来越多地为患有多种基础并发症的患者实施手术和住院菌群的演变。

　　移植物材料可能会影响其受感染的可能性。自体移植物由于具有微循环，一般不易被感染。体外研究发现，聚对苯二甲酸乙二醇酯移植物更容易滋生附着在其表面的细菌，因此在其表面涂上胶原蛋白和抗生素以防止感染。体内研究并未发现不同移植物材料的VGI感染率存在实际差异。

　　VGI的临床表现根据移植部位、致病微生物和手术后时间的长短而变化。

　　早期VGI发生在手术后4个月内，涉及手术时引入的致病菌（如金黄色葡萄球菌），因为感染和炎症的症状和体征更明显，通常更容易诊断。患者可能会出现全身感染症状和局部感染症状，包括移植物周围皮肤红斑和触痛、窦道引流形成、脓肿和肢体缺血。晚期VGI会在4个月后发生，通常症状不明显，并且可能没有全身性脓毒症的证据。腔内VGI可能没有明显的体征。腹腔内VGI可能表现为腹痛和败血症症状。主动脉移植物可以侵蚀到十二指肠的水平部或升部，导致间歇性粪便菌群多微生物菌血症，或偶尔出现消化道出血（图15.1）。累及主动脉根部的胸腔内VGI可表现出与感染性心内膜炎相似的症状和体征，包括发热、寒战、心力

衰竭和主动脉根部吻合缝线断裂，这些可能导致患者急性大出血。化脓性栓子可发生在中枢或外周神经系统。虽然所有血管移植感染都与高发病率和高死亡率相关，但涉及胸主动脉的感染最为严重，据报道死亡率为25%～75%（图15.2）。

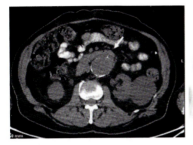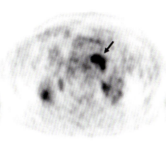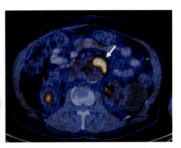

图15.1　移植物感染，疑似肠壁侵蚀。71岁男性患者，20年前植入主动脉-双股动脉移植物，因在移植物近端吻合处发现新动脉瘤而就诊。CT横断面（左）、PET（中）和PET/CT融合图像（右）显示，腹主动脉血管移植物前部和十二指肠远端后部的FDG摄取增高（箭头），怀疑移植物感染并侵蚀邻近肠道

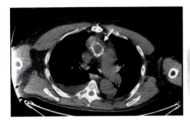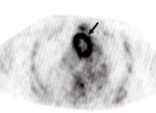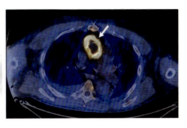

图15.2　升主动脉血管移植物感染。70岁男性患者，主动脉瓣和升主动脉置换术后5年，出现发热和金黄色葡萄球菌菌血症。CT横断面（左）、PET（中）和PET/CT融合图像（右）显示升主动脉血管移植物周缘FDG摄取增高，与移植物感染一致

VGI的诊断

VGI诊断金标准是从受感染的移植物中获得细菌培养阳性。用于细菌培养的合适标本包括手术取出的移植假体材料、术中从感染部位获取的组织或从移植物周围采集的液体至少3份样本。移植物周围液体的采集可通过超声或CT引导下经皮抽吸。2016年，主动脉移植物

感染管理（MAGIC）专家组提出了主动脉移植物感染的诊断标准，包括主要标准和次要标准，分为临床/外科、放射学和实验室3类。根据MAGIC标准，如果患者具备3个类别中两个类别中的任何一个单独的主要标准或次要标准，则可怀疑VGI；如果患者具备一个主要标准和另一个类别中的任何其他标准（主要或次要标准），则可诊断VGI（表15.1）。

表15.1　VGI的诊断标准

	临床/外科	放射学	实验室
主要标准	- 移植物周围有脓液 - 开放性伤口，移植物或交通窦道暴露 - 瘘管形成（肠主动脉或支气管主动脉） - 移植物植入感染部位、真菌性动脉瘤或假性动脉瘤	- 植入后＞3个月CT显示移植物周围积气 - 移植物周围积气＞移植后7周 - 连续成像提示移植物周围气体增多	- 从取出的移植物中检出微生物 - 从手术标本中发现微生物 - 从移植物周围的经皮抽吸物中培养出微生物
次要标准	- 局部临床特征 VGI的局部临床特征（红斑、发热、脓性分泌物） - 发热≥38℃，VGI是最可能的病因	- 移植物周围可疑气体/液体/软组织；动脉瘤扩张；假性动脉瘤形成；局灶性肠道增厚；椎间盘炎/骨膜炎 - FDG-PET/CT上可疑高代谢；放射性标记WBC扫描阳性	- 无其他明显原因的血培养阳性 - 异常升高的炎性标志物

影像学对于诊断VGI及其伴随并发症至关重要，包括其结构完整性中断、移植物周围气体或积液、吻合口瘘、假性动脉瘤和移植物肠糜烂或瘘管。影像学还有助于指导移植物周围脓液抽吸和最佳手术治疗规划。MAGIC分类包括主要和次要放射学标准。诊断VGI的主要标准是植入后3个月以上出现移植物周围积液，植入后7周以上出现移植物周围积气，以及连续影像学检查提示移植物周围积气增加。次要的影像学标准包括可疑的移植物周围气体/液体、动脉瘤扩张、假性动脉瘤形成，以及感染扩散到邻近结构的迹象，如局灶性肠壁增厚和椎间盘炎/脊髓炎。成像方法包括放射学和核医学成像。

超声波检查

超声波检查是一种无创方法，具有可重复性、实用性、成本效益和高安全性等优点，但也依赖于操作者，并可能受到患者体型的影响。US被认为更适用于腔外移植物评估，有助于评估移植物周围的积液，区分积液与血肿或假性动脉瘤，并可用于US引导下的积液抽吸。

计算机断层扫描血管造影

计算机断层扫描血管造影（CTA）被认为是首选的成像方式，多年来一直是诊断VGI的参考成像标准，尤其是对于腔内移植物。CTA可以显示移植物周围的脂肪、气体或炎症组织、假性动脉瘤、邻近结构的炎症或感染迹象及瘘管的形成。虽然CTA的诊断性能优于US，但其敏感度和特异度一般。Reinders-Folmer于2018年发表的荟萃分析显示，检测VGI的总体敏感度为67%，特异度为63%。此外，作者还证明，单独的CTA通常不能为VGI的确诊提供足够的信息。CTA的假阴性率较高，对低级别或早期VGI的敏感度仅为55.5%，因为发现其很难与术后改变区分开来。对于晚期VGI或伴有并发症（如邻近结构的脓肿或瘘管）的感染，CTA则更为准确，其敏感度和特异度为85%～94%。使用连续CTA进行放射学随访可通过显示持续或恶化的情况来提高诊断准确性。与US一样，CT也可用于引导抽吸移植物周围积液。

磁共振血管造影

与CTA相比，磁共振血管造影（MRA）有以下几个优点，包括无辐射照射、使用无碘造影剂及可应用先进的成像技术，如功能成像或动态成像。但是，MRA的采集时间较长，实用性和耐受性较差，而且成本较高。金属支架可造成铁磁伪影，在某些情况下可能与MR不兼容。与CT相比，MRA能以更高的分辨率显示小的移植物周围积液，但与CT一样，MRA无法区分术后积液和感染性积液。在区分移植物周围积液与炎症或纤维化方面，MRA比CT更准确。

放射性标记白细胞闪烁成像

标记白细胞（WBC）闪烁成像是一种基于伽马射线成像的核医学研究，被认为是诊断多种感染性疾病的首选成像方式。白细胞，特别是粒细胞，可以用^{111}In或^{99m}Tc标记。由于后者具有更好的物理特性，且对患者的辐射较少，近年来被更多地使用。标记的粒细胞会迁移到感染部位，并随着时间的推移在感染部位聚集。欧洲核医学学会（EANM）2018年发布的指南建议对研究区域进行多次（至少2次）时间点图像采集，并对同位素衰变进行时间校正。注射后早期图像（30分钟至1小时）和延迟图像（2～4小时）可能足以诊断VGI，但强烈推荐用于不确定病例、低度或慢性感染及随访研究中增加晚期图像（20～24小时）。单光子发射计算机断层扫描（SPECT/CT）的使用提高了诊断的准确性，有助于评估感染的范围和位置。通过比较早期和晚期图像中疑似感染部位的摄取强度可得出解释。感染的特点是摄取强度随时间增加而增加，而在无菌炎症部位，标记的白细胞摄取强度会随时间的增加而减少或保持稳定。Puges等在2019年发表的一项研究发现，白细胞闪烁成像是诊断VGI最准确的方法，其敏感度和特异度分别为89.5%和90.9%，阴性预测值为97.2%。2018年发表的一项由14项研究组成的荟萃分析支持这一结论，即WBC闪烁成像在VGI中具有最高的诊断效能。尽管该方法准确性较高，但由于其存在一些局限性，近期出版的《欧洲血管外科学会2020年血管移植物和内移植物感染管理临床实践指南》并不推荐将标记WBC闪烁成像作为首选的核医学成像方法。白细胞标记过程耗时，需要训练有素的人员，工作人员可能会接触到受感染的血液制品，而且采集时间较长。在腔内移植中，由于示踪剂经肠道排出并在骨髓中被生理性摄取，该方法的准确性降低，导致对主动脉的解读困难。

FDG-PET/CT在VGI中的应用

近几十年来，FDG-PET/CT显像已成为感染性和炎症性疾病的一种有用的成像方法。^{18}F-FDG是一种葡萄糖类似物，会在激活的炎症细胞（尤其是中性粒细胞和单核细胞/巨噬细胞）以及细菌或真菌等微生物内蓄积。与伽马照相机的图像相比，PET联合CT一起应用，可以对FDG摄取灶进行精确定位，从而获得质量更高的图像，而且总的显像时间比标记白细胞闪烁成像要短得多（分别为2～3小时、20～24小时）。在临床、生物学或放射学诊断标准出现之前，FDG-PET/CT有助于VGI的早期诊断。在Puges等的一项研究中，根据临床诊断标准VGI阴性的3例患者通过FDG-PET/CT被正确诊断为感染。与标记白细胞闪烁成像一样，FDG-PET/CT 能够显示除感染移植物以外的其他感染灶，并有助于评估疾病的程度。自 2005 年以来，已有多项旨在研究 FDG-PET/CT 在 VGI 诊断中的作用的研究发表，并有证据支持其准确性。早期使用 FDG-PET（未使用 CT）进行的研究显示，其敏感度较高，但特异度较低。联合使用 CT 可提高诊断准确性，尤其是特异性。这可能是由于 CT 图像提供了额外的信息，有助于准确定位 FDG 摄取灶，区分 VGI 和移植物周围的感染，并提供移植物边界形态外观的信息（图 15.3）。最近的荟萃分析表明，FDG-PET/CT 对 VGI 诊断的总体敏感度和特异度分别为 94%～96% 和 74%～80%。

有关 FDG-PET/CT 在胸腔内 VGI 中的准确性和性能（检验效能）的信息很少，但一些研究表明这是一种准确有效的方法，可用于明确感染移植物的准确范围和位置，并指导进一步治疗。Guether 等在 2015 年发表的一项研究中纳入了 26 例心脏和近端主动脉手术（包括主动脉瓣置换、主动脉根部重建或置换、升主动脉和主动脉弓置换）后的患者，他们因怀疑移植物感染而接受了 FDG-PET/CT 成像检查。13 例（50%）常规 CT 感染呈阳性，22 例（85%）PET/CT 感染呈阳性。在近 30% 的病例中，与单独使用 CT 相比，FDG-PET/CT 提供了大量额外的诊断信息。当使用最大标准化摄取值（SUV_{max}）为 7.25 时，预测感染的敏感度（89%）和特异度（100%）最高（见"注释标准/方法"中的进一步解释）。Dong 等于 2019 年发表的一项研究中纳入了 16 例感染和 8 例未感染的胸主动脉移植物病例。使用视觉等级评分，发现

敏感度、特异度和准确度分别为 94%、50% 和 79%（$P < 0.05$）。25% 的未感染移植物和 81% 的感染移植物出现 FDG 局灶摄取（$P < 0.05$）。延迟成像不能区分感染和未感染移植物，但能提高 PET 的图像质量。Lucinian 等最近在 2020 年发表的一项研究纳入了 39 名主动脉根部置换手术后的受试者，根据金标准，其中 14 人确诊感染，25 人无感染。研究人员对心肌抑制方案（24 小时高脂肪、低糖饮食，12 小时禁食，静脉注射肝素）后进行的 FDG-PET/CT 研究进行了回顾性研究。与感染受试者相比，非感染受试者更常观察到均匀摄取模式（$P = 0.0001$）。人工瓣膜、主动脉根部或升主动脉出现异质性摄取（病灶或软组织侵犯）的情况在感染受试者中更常见（85.7% vs. 20.0%；$P = 0.0001$），并且是感染的重要预测因素（$OR = 24.0$；95% 可信区间：4.0～143.6；$P = 0.0005$）。与非感染者相比，感染者的组织与本底比值（TBR）明显更高。此外，感染组比非感染组（85.7% vs. 12.0%；$P < 0.0001$）更常出现异质性摄取且 TBR > 2.0。

PET/CT 采集程序

EANM/SNMMI FDG 用于炎症和感染的使用指南详细介绍了进行 PET/CT 检查推荐的采集参数。除了通常的禁食 4 小时外，患者在扫描前无须做任何特殊准备。除非是对涉及主动脉根部/瓣膜的主动脉移植物进行检查，否则没有必要用富含脂质的饮食或其他方法抑制心肌对 FDG 的摄取。可进行低剂量 CT 进行衰减校正和解

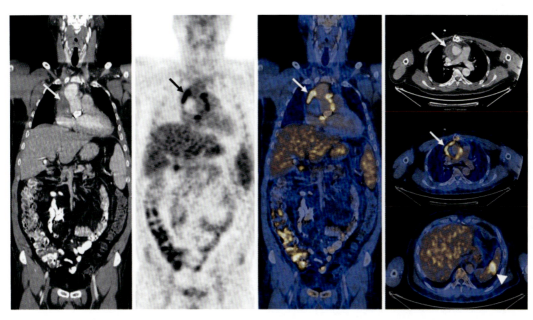

图 15.3　升主动脉移植物感染。48 岁男性患者，有风湿性心脏病史，主动脉瓣置换术后 25 年，用同种生物假体置换升主动脉。因发热和菌血症住院。CT、PET 和 PET/CT 融合显示升主动脉移植物周围的液体聚集区摄取增加（箭头），与移植物感染一致。脾的低密度病变也显示摄取增加，与感染性栓子一致（箭头）

剖定位，但根据我们的经验，注射碘化造影剂（除非有禁忌证）的诊断性CT更有利于定位和解读检查结果。

解读标准/方法

FDG-PET/CT在VGI检查中的几种解读标准已被提出，包括摄取模式的视觉评估（均质与局灶/异质）、组织与本底比（TBR）、计算的最大标准化摄取值（SUVmax），以及使用5点评分法比较摄取与本底组织和尿液的视觉分级（VGS）。5级VGS分级如下：0级，FDG摄取量与本底相似；Ⅰ级，FDG摄取量低，与非活动肌肉和脂肪相当；Ⅱ级，中等FDG摄取量，清晰可见，高于非活动肌肉和脂肪的摄取量；Ⅲ级，FDG摄取量强，但明显低于膀胱中尿液；Ⅳ级，FDG摄取量非常强，与膀胱中尿液相当（图15.4）。目前，关于诊断VGI的SUVmax阈值尚未达成共识，不同研究采用的阈值从3.5到8.0不等。

Rojoa等于2019年发表了一项荟萃分析，其中包括12项研究，涉及433例移植物（202例已证实感染），统计结果发现VGS方法的敏感度和特异度分别为89%和61%，局灶摄取模式的敏感度和特异度分别为93%和78%，SUVmax的敏感度和特异度分别为98%和80%，TBR的敏感度和特异度分别为57%和76%。对双时相PET成像（DTPI）也进行了研究，但只有一项研究被纳入荟萃分析，其敏感度和特异度分别为100%和88%。Reinders-Folmer等于2020年发表了一项由13项研究组成的荟萃分析，统计发现FDG摄取强度（用VGS评估）的敏感度和特异度分别为90%和59%，摄取模式（局灶与均匀）的敏感度和特异度分别为94%和81%，使用SUVmax测量的敏感度和特异度分别为95%和77%。所有

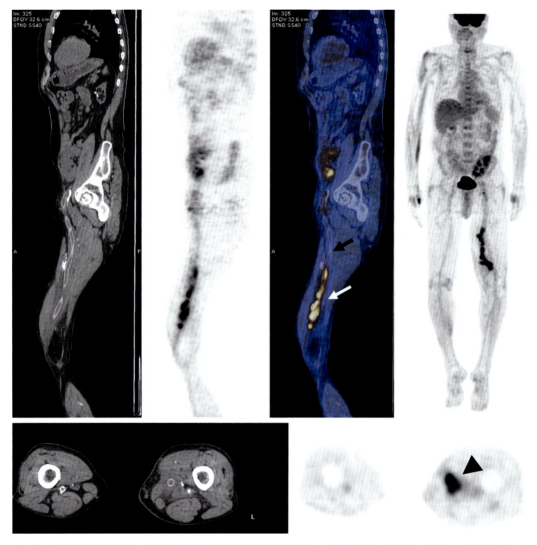

图15.4　股-胭移植远端感染。75岁男性患者接受了肾移植手术，2年前植入了股骨-胭窝合成搭桥术。患者近期出现大腿远端疼痛和肿胀。矢状位CT、PET和融合PET/CT切片（上排）和MIP图像（右上排）以及位轴CT和PET（下排）显示血管移植远端摄取增加（白色箭头和黑色箭头）。根据视觉分级（VGS）分析方法，摄取量被分级为Ⅳ级（比膀胱中的摄取量更强），与移植物感染相符。移植物近端未见摄取（黑色箭头）

方法的敏感度均在90%或以上，但特异性各不相同。摄取模式判读方法显示出最佳诊断准确性，作者建议在未来的FDG-PET/CT评估VGI指南中将其作为判读标准。

Saleem等提出的另一种评估血管移植中FDG分布的量化工具是纹理特征分析法。这种方法的基础是评估预定义感兴趣容积中体素的空间排列。空间异质性表明存在VGI。使用这种方法，作者发现敏感度为80%，特异度为100%。Einspieler等最近对50例疑似主动脉VGI的研究表明，使用SUV_{max}作为定量指标，使用改良的5点VGS作为定性指标（同时考虑移植物周围的[18]F-FDG摄取模式和肝的[18]F-FDG摄取作为参考），诊断准确率为90%。作者认为，多参数评估可以克服单一模式评估的局限性。有必要进一步开展前瞻性多中心研究，以验证这些方法。

局限和不足

在检查疑似VGI时，FDG-PET/CT出现假阴性和假阳性结果的原因有多种。术后初期，血管移植周围的炎症变化可导致FDG摄取增加。FDG摄取在术后最初几周达到高峰，4周后趋于恢复到正常值。术后不久进行检查可能会导致假阳性结果。血管移植附近的局部感染（如感染性血肿或淋巴囊肿）的FDG摄取也可能导致假阳性结果。原生移植物和合成移植物均可出现线性低级FDG摄取模式。Keidar等的一项研究显示，在他们的研究中，大多数非感染移植物（92%）都有弥漫性FDG摄取。移植物材料不同，摄取模式也不同。涤纶移植物的摄取不均匀，而Gore-Tex移植物的摄取呈弥漫均匀模式。随着时间的推移，原生静脉移植物的摄取量显著下降，而合成移植物的摄取强度在长达16年的随访中没有变化。这种现象可解释为合成移植物中的异物在巨噬细胞、成纤维细胞和异物巨细胞介导下产生了慢性无菌炎症反应。假阳性结果也可能是由于在移植物植入过程中因使用了手术黏合剂（如Bioglue）而观察到的不均匀/斑块状FDG摄取模式造成的。在Bowles等对49例疑似VGI患者的研究中，发现了7例假阳性病例，其中5例显示出斑块状FDG摄取模式。在所有这些病例的手术过程中都使用了黏合剂。Spacek等的研究和Schouten报道的两个病例也发现了类似结果。

造成假阴性结果的一个可能原因是长期使用抗生素。其原因可能是白细胞对感染部位的趋化性降低，以

及经过治疗或部分治疗的感染部位炎症细胞和微生物的代谢活性降低。Rojoa等的一项荟萃分析发现，这是假阴性病例的主要原因。然而，Kagna等的另一项研究调查了FDG-PET/CT对正在接受抗生素治疗的感染过程的诊断效能，在接受抗生素治疗的患者组中未发现假阴性病例，从而证明该模式的准确性不受抗生素用药的影响。Einspieler等在对50例疑似主动脉VGI患者的研究中也发现，抗生素治疗对FDG-PET/CT的敏感度没有实质性影响。高血糖和未控制的糖尿病可能会影响FDG的分布，从而导致假阴性结果。然而，Rabkin等的研究发现，糖尿病或高血糖对疑似感染或炎症患者的FDG-PET/CT假阴性率无明显影响。这与肿瘤学应用形成鲜明对比，因为肿瘤学应用在使用FDG时会受到血糖水平升高的严重影响。EANM/SNMMI《炎症和感染中使用FDG的指南》建议，应努力将血糖降至尽可能低的水平，但在感染性病因检查中，高血糖不应成为FDG-PET/CT的绝对禁忌证。（EANM，european association of nuclear medicine。SNMMI，society of nuclear medicine and molecular imaging）。

监测治疗

关于FDG-PET/CT在监测VGI患者对抗生素治疗的反应方面的效能，目前只有很少的数据。Husmann等对25例确诊VGI患者进行的一项研究显示，C反应蛋白水平与随访期间的SUV值相关。他们还发现，FDG-PET/CT扫描结果对所有在诊断时发现病灶摄取区域SUV测量值增加或减少患者的治疗都有影响。作者得出结论，FDG-PET/CT有可能区分有反应者和无反应者。要了解FDG-PET/CT在这一适应证中的作用，还需要进一步的研究。

总结

移植感染与显著的发病率和死亡率相关。必须及时、准确地诊断假体是否受到感染。使用FDG的PET/CT是无创诊断血管移植物感染的有效工具，诊断准确率高。阴性PET/CT可排除感染，但阳性结果的解释应谨慎，以避免可能出现的误区和假阳性结果。需要纳入大量患者的对照研究来进一步确认和验证PET/CT在诊断血管移植物感染这一具有挑战性的临床难题中的作用。

第16章

左心室辅助装置感染

Chaitanya Madamanchi, Sami El-Dalati, Marty Tam, Venkatesh L. Murthy, and Richard L. Weinberg

左心室辅助装置（left ventricular assist device，LVAD）提高了终末期心力衰竭患者的生存率和生活质量。不幸的是，感染是使用LVAD患者常见的严重并发症。及时诊断LVAD感染有助于选择治疗方案并迅速开始治疗。然而，由于LVAD有多个内部和外部组件，因此诊断和确定其感染程度尤其具有挑战性。此外，许多患者可能还有其他心脏内和心脏外假体装置。除了包括病史、体格检查、培养和生物标志物在内的综合评估外，影像学检查在诊断LVAD感染中也发挥着重要作用。特别是FDG-PET/CT在全面临床评估的基础上已成为一种强大的成像技术，对诊断LVAD感染具有高敏感度和临床价值。本章将回顾LVAD感染的流行病学和病理生理学，介绍诊断策略，并通过病例讨论说明FDG-PET/CT在诊断LVAD感染中的作用。

流行病学

美国有600多万名成年人患有心力衰竭。终末期心力衰竭患者可能会考虑接受延长生命的先进疗法，如永久的左心室辅助装置（LVAD）。根据全国VAD置入患者登记处（INTERMACS）的数据，LVAD疗法的使用正在增加，2019年将有超过3000例患者接受置入治疗。虽然提高生存率和生活质量已是公认的事实，但与LVAD装置相关的不良事件仍很常见，其中最常见的是大出血和感染。LVAD特异性感染根据置入时间分为早期（≤90天，每例患者每年0.159例）和晚期（>90天，每例患者每年0.165例）。感染最常发生在动力线部位，但也可能涉及泵、泵袋、流入套管和流出套管。LVAD感染也与大量死亡有关。

已确定的当前连续血流装置LVAD相关感染的风险因素包括与患者相关的风险因素，如肥胖和年龄。其他风险因素还包括LVAD置入术后的长期危重症（机械通气天数、重症监护室天数）、LVAD支持的总时间、因

出血而进行的设备调整及传动线出口部位的创伤。标准化的传动线护理可确保出口部位无菌并减少该部位的创伤，这与减少感染有关。一些特殊的手术技术，如将传动线制成双隧道和将传动线的整个绒毛覆盖部分内部化等，都与降低感染率有关。

病理生理学

国际心肺移植学会（ISHLT）将心室辅助装置（VAD）感染广泛定义为"在心室辅助装置存在的情况下发生的任何感染"。2011年，国际心肺移植学会（ISHLT）公布了更详细的LVAD感染分类，分为3类：VAD特异性感染、VAD相关感染和非VAD感染。VAD特异性感染是指带有VAD的患者所特有的感染，与设备硬件的放置有关，并且不发生在没有VAD的患者身上。VAD特异性感染可进一步细分为3类：经皮传动线感染、囊袋感染及泵和（或）插管感染。与VAD相关的感染包括也可能发生在未安装VAD患者身上的感染，但对于安装了VAD的患者可能有其独特的考虑因素（如血流感染）。最后，VAD感染是指不受VAD存在影响的感染，不太可能与设备有关。本章将重点讨论VAD特殊感染和与VAD相关的感染。

VAD特异性感染：经皮传动线感染

LVAD通过一条被称为传动线的皮下隧道电缆与外部电源连接，该电缆通常从腹部皮肤上穿出。出口处由无菌敷料覆盖，患者需定期更换。因此，传动线直接暴露于外部环境，可能成为感染的病灶。由于与外界接触，传动线感染是最常见的VAD特异性感染，占所有VAD感染的近50%。有12%～35%的VAD患者经历过传动线感染，感染风险随着设备支持时间的延长而增加。ISHLT将传动线感染进一步细分为表层感染和深层感染，并将其分为已证实感染、极可能感染和可能感染。经证实的表层传动线感染的定义是：切口部位有脓

性分泌物,伴有红肿或发热,皮肤无菌培养呈阳性,手术或组织学上切口筋膜和肌肉层表层组织受累。相反,经证实的深部传动线感染还涉及深部软组织和(或)存在脓肿。极可能的和可能的传动线感染仅以未进行手术清创时的临床和微生物学结果为特征(表16.1~表16.4)。

表16.1 诊断心室辅助装置专用泵和(或)插管感染的术语定义

主要临床标准

- 如果未移除VAD,则从2份或更多的外周血培养物中发现一种无法区分的生物体(属、种和抗菌药敏感性模式),且这些培养物的采集时间间隔>12小时,且无其他感染病灶。或3份或≥4份独立的阳性血液培养物(第一份和最后一份样本至少间隔1小时)中的全部或大部分均为阳性,且无其他感染病灶

- 当同时从CVC和外周采集到2份或2份以上阳性血液培养物,并根据表16.3中的标准定义为BSI-VAD相关或假定VAD相关时

- 超声心动图显示VAD相关IE阳性〔建议对患有人工瓣膜、临床标准至少评定为"可能IE"或复杂IE(瓣膜旁脓肿)的患者,以及任何疑似VAD相关感染且TTE无法确诊的患者进行TEE检查;其他患者的首次检查为TTE〕定义如下:怀疑在流出管附近或流出管中存在赘生物的心内肿块,或在湍流区域(如反流喷射口)的心脏内肿块,或与置入材料上的赘生物、脓肿或新的流出管局部开裂相连的心脏内肿块

次要临床标准

- 发热≥38℃
- 血管征、大动脉栓塞、化脓性肺梗死、真菌性动脉瘤、脑内或内脏出血、结膜出血和Janeway损害
- 免疫现象:肾小球肾炎、奥斯勒结节、Roth斑点
- 微生物学证据:血液培养阳性,但不符合上述标准(排除单一阳性的凝固酶阴性葡萄球菌,不包括卢格杜恩葡萄球菌)

注:CVC.中心静脉插管;BSI.血流感染;IE.感染性心内膜炎;TEE.经食管超声心动图;TTE.经胸超声心动图;VAD.静脉曲张辅助装置。改编自the Modified Duke's Criteria .*Reprinted from The Journal of Heart and Lung Transplantation*,Vol 30/Number 4,Hannan MM,Husain S,Mattner F,Danziger-Isakov L,Drew RJ,Corey GR,et al.*Working formulation for the standardization of definitions of infections in patients using ventricular assist devices*.Page 379.Copyright(2011)

表16.2 心室辅助装置特定泵感染和(或)插管感染的定义

证实

- 微生物学。来自于在置入或外科操作过程中分离的不可区分的肌体(属、种、抗菌药敏感性模式)
  - 从泵和(或)插管中提取的内部培养样本≥2份阳性,或
  - 1次外周血培养阳性和1次VAD内部抽吸物或血管内刷子培养阳性(内部指插管内腔),或
  - 如果是凝固酶阴性葡萄球菌(不包括卢格杜恩葡萄球菌);2组或2组以上外周血培养阳性,泵和(或)插管内部培养阳性
- 从VAD泵和(或)插管周围的心脏组织样本中提取的有组织学特征的感染
- 临床标准(表16.1)
- 2个主要标准

极有可能

- 1项主要标准和3项次要标准,或
- 4项次要标准

可能

- 1项主要标准和1项次要标准,或
- 3项次要标准

否定

- 能解释结果的可靠临床替代诊断
- 经抗生素治疗≤4天后,泵和(或)插管感染证据消失,或
- 手术或尸检时没有泵和(或)插管感染的病理证据,抗生素治疗时间≤4天,或
- 不符合泵和(或)插管可能感染的标准

表16.3 诊断心室辅助装置特异性囊袋感染的术语定义

主要临床标准

- 微生物学:抽吸的液体培养呈阳性或液体/脓液诊断为感染[a]
- 放射学:根据放射学标准-CT/US/Indium(增强或气体或窦道或白细胞迁移)采集新的积液

次要临床标准

- 发热≥38℃无其他明确诊断的原因
- 囊袋部位出现新的局部红斑
- 局部疼痛和触痛
- 硬化或肿胀
- 放射学证据:在放射学上看到淋巴管炎,或
- 无主要标准(如上)、无诊断性培养但无法用其他临床症状(如衰竭/鼻痂/血清瘤)解释的新的积液

注:改编自The Journal of Heart and Lung Transplantation,Vol 30/Number 4,Hannan MM,Husain S,Mattner F,Danziger-Isakov L,Drew RJ,Corey GR,et al.Working formulation for the standardization of defi-nitions of infections in patients using ventricular assist devices.Page 380.Copyright(2011).a.图像引导抽吸

表16.4　心室辅助装置特异性经皮传动线感染的定义

	外科/组织学	微生物学	临床	一般伤口外观
A. 表层VAD特异性经皮传动线感染				
证实＝手术/组织学标准±其他标准	• 所记录的切口筋膜和肌肉层表层组织受累情况	• 无菌性皮肤培养呈阳性或未培养	• 出口周围局部温度升高	• 切口有脓性分泌物，但不涉及筋膜或肌肉层，或 • 出口周围出现红斑[a]
极有可能＝无手术/组织学标准，有脓性分泌物±其他标准	• 未进行手术清创 • 无组织学	• 无菌性皮肤培养呈阳性或阴性，但患者已使用抗生素或已使用消毒剂清洁伤口	• 出口附近局部温度升高 • 作为表皮感染治疗，有临床反应	• 切口有脓性分泌物，但不涉及筋膜或肌肉层，或 • 出口周围出现红斑[a]
可能＝无手术/组织学或脓性分泌物±其他标准	• 未进行手术清创 • 无组织学	• 无菌性皮肤培养呈阳性或阴性，患者未使用抗生素或使用消毒剂清洁伤口	• 出口周围局部温度升高 • 作为表皮感染治疗，有临床反应	• 无分泌物 • 出口周围出现红斑
B. 深层VAD特异性经皮传动线感染				
证实＝手术/组织学标准±其他标准	• 直接检查或再次手术时直接检查涉及深层软组织（如筋膜和肌肉层） • 再次手术时直接检查发现脓肿	• 培养阳性或组织学穿刺感染阳性	• 体温＞38℃ • 局部疼痛或触痛	• 深切口自发开裂 • 传动线周围切口深处的脓肿
极有可能＝无手术/组织学标准，自发开裂±其他标准	• 无手术清创 • 无组织学	• 培养阴性，但患者已使用抗生素或出口部位已使用消毒剂	• 体温＞38℃，或 • 局部疼痛或触痛，以及 • 被视为深度感染	• 切口自发开裂
可能＝无手术/组织学标准，但超声检查结果呈阳性，且符合其他临床标准	• 无手术清创 • 无组织学	• 未培养	• 局部疼痛或触痛，以及 • 作为深部感染治疗，有临床反应	• 超声检查阳性

注：VAD.心室辅助装置

a. Erythema excluding stitch abscess（minimal inflammation and discharge confined to the points of suture penetration）.Reprinted from The Journal of Heart and Lung Transplantation，Vol 30/Number 4，Hannan MM，Husain S，Mattner F，Danziger-Isakov L，Drew RJ，Corey GR，et al.Working formulation for the standardization of definitions of infections in patients using ventricular assist devices.Page 381. Copyright（2011）

VAD特异性感染：泵袋和插管感染

ISHLT曾将LVAD囊袋定义为在患者体内容纳泵的空间。第一代使用搏动流泵的LVAD需要在腹壁或心包和横膈膜附近形成这个囊袋。第二代LVAD简化了泵的组件，可将泵放置在心包或左心室等腔内。第三代设备采用更紧凑的离心泵，无须囊袋，从而减少了置入假体材料的感染风险。在第一代和第二代LVAD中，2%～10%患者的泵和泵囊袋都可能受到感染。设备置入后30天内的感染更有可能是继发于手术时的直接接种，而术后30天以上的感染通常是继发于传动线感染的扩展。

除了泵和（或）囊袋感染外，连接左心室和VAD泵的流入插管及连接泵和主动脉的流出插管也可能受到感染。这种相对罕见的并发症发生在不到1%的VAD患者中，但与显著的发病率和死亡率相关。与传动线感染类似，泵、泵囊袋和插管感染也可分为已证实感染、极可能感染和可能感染。确诊感染需要在术中直接从泵、泵袋或插管中分离出微生物，或通过影像学检查发现脓肿。极可能的和可能的泵、囊袋和插管感染使用主要和次要临床标准进行诊断，这些标准由IHSLT从修改后的杜克标准中改编而来（表16.1～表16.4）。

与VAD相关的感染

与VAD相关的感染包括感染性心内膜炎（约占患者的1%）、血流感染、纵隔炎和胸骨伤口感染（约占患者的2%）。根据ISHLT的定义，所有心内膜炎病例均被视为与VAD相关。血流感染被假定为与VAD相关，除非能找到明确的替代感染源。同样，纵隔炎和胸骨伤口感染也被认为与VAD相关，除非能明确证明是由其他原因引起的。

微生物学

皮肤菌群，主要是革兰阳性球菌，是所有类型的VAD特异性感染和VAD相关感染中最常见的微生物。在17%～75%的传动线感染和25%～75%的泵囊袋感染中，可分离到对甲氧西林敏感和耐甲氧西林的金黄色葡萄球菌及凝固酶阴性葡萄球菌。此外，在5%～29%的VAD特异性感染中分离出肠球菌，其次是革兰阴性杆菌，包括铜绿假单胞菌、大肠埃希菌和克雷伯菌，占VAD特异性感染的7%～43%。真菌病原体，最主要的是念珠菌，虽然不如细菌那么常见，但也占VAD特异性感染的2%～8%。值得注意的是，第二代和第三代LVAD感染的发生率有所下降。

治疗

关于VAD特异性感染和VAD相关感染治疗的详细综述超出了本章的范围。不过，有一些一般性的考虑因素对这类患者群体非常重要。根据定义，VAD特异性感染涉及设备硬件，而最常见的致病病原体会产生生物膜，这使得从假体材料中将其根除具有挑战性。鉴于上升传动线感染有可能导致泵或插管的高度病态污染，大多数VAD特异性感染及由同一病原体引起的VAD相关心内膜炎或VAD相关复发性血流感染都需要一定时间的静脉注射抗生素治疗，同时进行明确的手术清创或设备拆除，然后长期口服抗生素抑制治疗直至移植。但由非葡萄球菌、非假单胞菌和非真菌引起的浅表传动线感染是个明显的例外，可以考虑采用较短的2周疗程，而无须长期抗生素抑制。

诊断策略

根据心内膜炎文献，提出了主要和次要标准，以帮助确定LVAD感染的可能性（表16.1，表16.3）。利用这些临床、病理和影像学标准，可将疑似病例分为已证实、极可能、可能或不可能感染LVAD（表16.2，表16.4）。确诊感染需要明确的微生物学检查，或外植体组织学确认，或2个主要临床标准。符合1个主要标准和3个次要标准，或4个次要标准，则认为可能感染。可能感染需要1个主要标准和1个次要标准，或3个次要标准。如果存在其他诊断或使用抗生素少于或等于4天后症状缓解，或使用抗生素少于或等于4天后手术时无病理证据，或手术或抽吸过程中液体培养阴性，或不符合上述标准，则认为感染可能性不大。

LVAD感染很难诊断，因为LVAD的多个外部和内部组件都可能受到感染。此外，许多患者还有其他假体装置，包括起搏器、除颤器和瓣膜置换术。这些其他装置也可能受到感染，因此怀疑感染的LVAD患者也应对其他装置进行评估。

对所有疑似LVAD感染的患者进行的评估应包括以下内容：白细胞计数、C反应蛋白、红细胞沉降率、用于革兰染色的无菌抽吸物、KOH制剂、出口处传动线的常规细菌和真菌培养（如果存在脓液）、超声心动图（包括TEE，如果TTE没有发现与感染相符的结果）、至少三组在24小时内不同时间抽取的血液培养（两组来自外周部位）及胸部X线片。

超声心动图是心脏假体装置感染筛查的一线检查方式，因为它很容易获得，能提供功能和解剖信息，无放射线，还能发现瓣膜赘生物和其他感染后遗症，包括瓣膜旁脓肿。应首先进行经胸超声心动图（TTE）检查，因为它是一种无创检查，如果发现与心内膜炎一致的结果，在某些情况下就无须进行进一步的影像学检查。然而，TTE对检测人工瓣膜心内膜炎的敏感度有限。如果TTE无法得出结论，则应进行经食管超声心动图（TEE）检查，因为它在诊断心内膜炎方面的敏感度要高得多，尤其是在使用人工瓣膜的患者中。超声心动图的局限性包括与人工瓣膜材料有关的伪影、在人工瓣膜情况下检测感染向瓣周扩展的能力有限、无法检测感染的外周并发症或临床上重要的心外感染后遗症，以及某些患者的禁忌证可能导致经食管超声心动图检查困难或无法进行。

此外，如果担心囊袋感染，腹部超声检查和胸部/腹部增强CT可能会有帮助。然而，如果单独使用感染的血清生物标志物、TEE和CT，则无法预测LVAD感染。此外，目前还没有诊断LVAD感染的金标准。尽管如此，及时诊断对LVAD患者的护理至关重要，因为LVAD患者通常有多种并发症，增加了他们的死亡风险。

FDG-PET/CT可用于评估疑似人工瓣膜感染的患者。它在评估人工瓣膜心内膜炎（敏感度为86%，特异度为84%）和心脏置入电子装置（CIED）心内膜炎（灵敏度为72%，特异度为83%）时具有很高的敏感度和特异度。此外，FDG-PET/CT还能检测感染引起的瓣周并发症并确定感染范围。全身FDG-PET/CT成像可确定感染源的栓塞现象和其他病因。FDG-PET/CT的一些局限性包括无法检测到小赘生物、手术后（无菌）炎症造成的假阳性、某些手术黏合剂诱发的炎症造成的假阳性，以及对成像前长期接受抗菌治疗的患者检测感染的敏感度降低。此外，FDG-PET/CT的性能取决于代谢准备是否能充分抑制心肌对内源性葡萄糖的摄取，这就需要低糖高脂肪饮食。解读心脏感染的FDG-PET/CT需要接受专门培训，了解上述注意事项，并能区分正常与病理的FDG摄取模式。

支持使用FDG-PET/CT协助诊断LVAD感染的文献虽然刚刚起步，但却在不断增加。一项荟萃分析研究了FDG-PET在评估LVAD感染中的作用。作者发现，如果将FDG-PET加入到包括感染生物标志物和其他影像学检查在内的综合评估中，则诊断LVAD感染的敏感度为92%（图16.1）。而特异度仅为83%，且置信区间较大。该研究的一些局限性包括：在患者未接受手术的情况下，缺乏诊断感染的金标准检测方法；4个中心的方案和患者的代谢制剂存在差异；以及选择偏差，因为并非所有疑似LVAD感染的患者都会被转诊进行FDG-PET/CT检查。总之，FDG-PET/CT在评估LVAD感染中的应用前景广阔，敏感度高，但特异性不足，需要进一步研究。

事实证明，FDG-PET/CT不仅有助于诊断LVAD感染，还能根据感染的存在和部位判断患者的预后。在一项研究中，对35例LVAD患者进行了FDG-PET/CT，其中包括24例疑似LVAD感染的患者和11例未被发现感染的患者。经过平均23个月的随访，FDG-PET无感染证据的患者无一死亡。相比之下，FDG-PET/CT有感染证据的患者中有50%死亡。在这些患者中，有86%的感染证据涉及LVAD的中央组件，而有14%的感染证据涉及LVAD的外周组件。这项研究强调了在感染扩散到LVAD中央组件之前早期检测和治疗LVAD感染的重要性。

图16.2列出了评估疑似LVAD感染患者的诊断算法。根据上述标准，如果患者已证实感染，则应进行适当治疗。如果认为不太可能感染，则可评估其他诊断。如果患者可能存在LVAD感染，且手术风险较高，则应考虑使用FDG-PET/CT辅助诊断和治疗选择。

影响图像质量和解读的因素

制备和图像采集

影响心脏感染FDG-PET/CT图像质量和判读的最重要因素之一是内源性心肌葡萄糖摄取的抑制程度。在进行FDG-PET/CT扫描之前，有必要做好显像准备，将心肌的能量来源转移到游离脂肪酸（即尽量减少在心肌中看到的FDG信号是由于正常心肌细胞代谢葡萄糖获取能量的机会）。如果不能实现适当的抑制，就很难区分生理性和病理性FDG摄取。为了充分抑制心肌对葡萄糖的摄取，患者必须在检查前24小时内坚持高脂肪无碳水化合物饮食，然后禁食数小时，包括在检查前一晚（详见第4章）。

心脏PET/CT扫描时获得的全身FDG/PET CT成像可识别感染性心内膜炎后遗症的栓塞现象。它还有助于确定引起炎症的其他原因（见案例16.1），包括其他感染或肿瘤。这些信息对感染性心内膜炎的评估至关重要，因为它可以修改治疗方案，包括延长抗菌治疗的时间、转诊外科手术及避免不必要的装置取除。

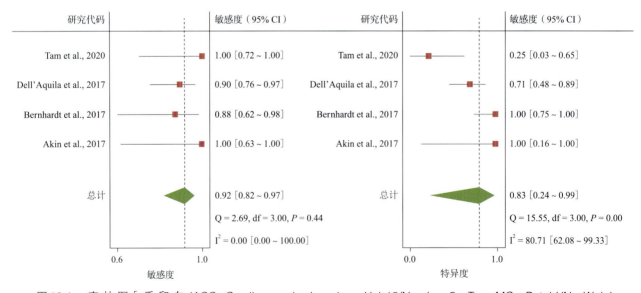

图16.1 森林图［重印自JACC：*Cardiovascular Imaging*，*Vol 13/Number 5*，*Tam MC*，*Patel VN*，*Weinberg RL*，*Hulten EA*，*Aaronson KD*，*Pagani FD*，*Corbett JR*，*Murthy VL.Diagnostic Accuracy of FDG-PET/CT in Suspected LVAD Infections*：*A CaseSeries*，*Systematic Review*，*and Meta-Analysis*.Page 1199.Copyright（2020）］.评估[18]F-脱氧葡萄糖正电子发射断层扫描/计算机断层扫描对左心室辅助装置感染诊断准确性的各项研究的汇总灵敏度和特异性，以及异质性度量。CI.置信区间

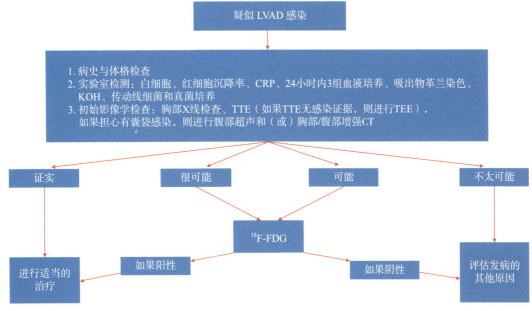

图16.2 评估疑似LVAD感染患者的诊断方法

CT衰减校正图像可提供放射性示踪剂摄取的解剖定位和PET图像的衰减校正，从而改善PET图像的质量和判读。在特定情况下，ECG门控心脏CT可识别解剖病变，包括假性动脉瘤、瘘管和血栓形成。Pizzi等的研究表明，将FDG图像与心电门控CTA图像融合后，PET/非增强CT可疑诊断的数量从20%降至8%，主要是通过将可疑病例重新分类为阴性病例。然而，他们并未发现Duke标准＋PET/CTA与Duke标准＋PET/非增强CT在敏感度和特异度上有明显差异。此外，造影剂增强CT需要更多辐射。此外，碘造影剂会在CT衰减图像上产生伪影，导致校正后的PET图像上出现假阳性FDG摄取。

解读和报告

定性的解读方法依赖于目测评估与LVAD或其他假体装置的不同组件有关的异常FDG活性。这种方法可通过半定量方法得到加强，即使用标准化摄取值（SUV）将涉及LVAD任何组件的FDG摄取增加与背景LV血池FDG摄取进行比较，以说明炎症的强度。

FDG信号的病灶、强度和位置是解释FDG-PET/CT研究在评估LVAD感染时需要报告的重要因素。FDG摄取非常集中和强烈，提示明显的炎症，更强烈地提示感染。另一方面，弥漫性和轻度的FDG摄取可能代表低水平的炎症。这种低水平的炎症程度可以在术后状态中看到，包括传动系统、内窝套管、外窝移植物和任何其他心脏内假体设备（如ICD）的参与。

必须认识到，FDG摄取是非特异性的，可出现在感染性和非感染性炎症中，包括肉瘤、心肌炎、术后状态和恶性肿瘤。在术后状态，伤口通过肉芽组织的形成（成纤维细胞和炎症细胞的作用）而愈合。如果在术后不久进行FDG-PET成像检查，可能会有残留的低水平炎症，表现为手术部位和任何移植材料周围轻度、弥漫的FDG摄取。事实上，术后一年内仍可看到低FDG信号。在这种情况下，需要进一步研究正常性的其他指标。在解读与手术时间相关的FDG-PET/CT图像时，必须考虑到这一点。此外，某些手术黏合剂可导致FDG扫描假阳性；因此，在解读研究时必须考虑到这一信息。此外，LVAD患者因各种感染而接受长疗程抗生素治疗的情况并不少见。在进行FDG-PET/CT之前进行长期抗菌治疗可能会改变FDG摄取，从而导致假阴性结果，尽管假阴性率被认为很低，约为5%。

如上所述，衰减校正图像用于改善PET图像质量和判读。然而，在存有高密度金属置入物的情况下，CT衰减校正可能会过度校正衰减，导致高估LVAD或其他金属物体附近的FDG活性。因此，应将衰减校正图像上发现的任何FDG摄取与非衰减校正（未校正）图像进行比较，认为两组图像上都应存在非伪影导致的FDG信号。在解读疑似LVAD感染的FDG-PET/CT图像时，了解上述常见的成像误区并结合临床表现至关重要。此外，在外周FDG摄取异常的病例中，心脏病专家和核医学专家的合作解读也是有益的。全面的解读可准确描述LVAD感染特征，并有助于影响治疗决策。

临床案例

案例16.1

一名男性缺血性心肌病患者，72岁，曾置入ICD和HeartMate Ⅱ左心室辅助装置（LVAD），出现发热、白细胞增多、低血压、胸痛和乳酸脱氢酶升高。血培养为阴性，胸部X线检查未发现任何急性异常，经胸超声心动图检查未发现任何赘生物。患者接受了FDG-PET/CT检查，以评估是否存在装置感染。结果显示，心肌、LVAD流入或流出插管（图16.3，红色箭头）、传动线、ICD导联或发生器均未摄取FDG。没有LVAD感染的影像学证据。但是，FDG-PET/CT发现胆囊周围有一圈FDG摄取区（图16.3，黄色箭头），表明胆囊有高代谢活动，疑似胆囊炎。

患者因急性胆囊炎接受了抗菌治疗。该病例有助于说明FDG-PET/CT在疑似LVAD感染中的重要作用，即该模式不仅有助于检测与设备相关的感染，还能揭示患者表现的其他病因，包括身体其他部位的感染或炎症。

案例16.2

一名男性心房颤动患者，64岁，曾接受过消融治疗，并最终进行了左心耳切除术（左心耳夹闭），还患有带ICD的非缺血性心肌病和HeartMate Ⅲ左心室辅助装置（LVAD），出现恶心、呕吐、腹泻和全身不适。血培养显示为病毒性链球菌菌血症。胸部X线检查未发现任何急性异常，经胸超声心动图检查未发现赘生物。经食管超声心动图显示，主动脉瓣上附着两个线状、移动的小回声团，被认为是Lambl瘤或不典型的赘生物。为评估LVAD感染情况，患者接受了FDG-PET/CT检查。结果显示，在LVAD流入口处（图16.4a，黄色箭头）有局灶性高强度FDG摄取，SUV_{max}为5.0；在流出口插入升主动脉处也有FDG摄取，SUV_{max}为3.3（图16.4b，橙色箭头）。此外，左心耳夹上也有FDG摄取，SUV_{max}为4.5（图16.4b，黄色箭头），而左心室血池的背景FDG摄取SUV_{mean}为2.0。这些发现表明LVAD流入口和流出口及左心耳夹受到了感染。

尽管在发生器囊袋或ICD导联中未发现FDG摄取，但在出现菌血症的情况下还是对ICD进行了拆卸，并对患者进行了延长菌血症和LVAD感染的抗菌治疗。该病例说明，FDG-PET/CT可以检测LVAD各种组件的感染情况，包括流入口、流出口和心脏中的其他假体装置，如左心耳夹。

案例16.3

一例73岁男性患者，既往确诊非缺血性心肌病（NICM）并植入植入式心律转复除颤器（ICD）及HeartWare左心室辅助装置（LVAD），本次因双侧胁肋区疼痛、发热及寒战就诊。查体发现：LVAD驱动线（driveline）出口处虽未见分泌物排出，但存在局限性红斑（直径2.5cm，触诊皮温升高伴轻度压痛），余无显著异常。血培养显示为金黄色葡萄球菌菌血症。胸部X线和CTA胸/腹/盆腔检查未发现任何急性异常。经食管超声心动图未发现任何明显赘生物。为评估LVAD感染情况，进行了FDG-PET/CT。结果显示，流入插管（图16.5a，黄色箭头）和流出移植物（图16.5b，黄色箭头）的FDG摄取很高，SUV_{max}分别为3.4和3.6，而左心室血池的背景FDG摄取仅为1.7。这些发现与LVAD感染有关。

患者被认为再次手术的风险过高，因此接受了长期抗微生物治疗。这个病例说明，FDG-PET/CT可以帮助检测感染的程度，因为几乎整个流出口都有与感染有关的高强度、局灶性FDG摄取。标准化摄取值（SUV）是对FDG摄取强度的半定量评估，报告时会同时描述病灶和受累部位。这些信息有助于对手术干预风险较高的患者做出临床决策。

案例16.4

一名59岁缺血性动脉肌病患者，有ICD和HeartMate

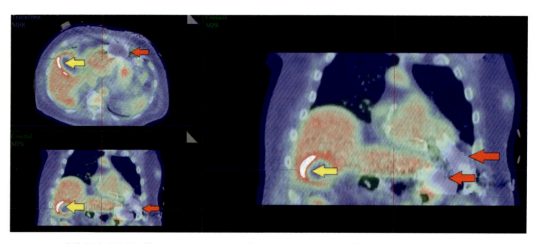

图16.3　LVAD感染的真阴性扫描。FDG-PET/CT图像显示，装置泵、插管或传动线周围没有明显的FDG摄取（红色箭头）。胆囊沿线有强烈的摄取（黄色箭头），表明代谢活动旺盛，可能存在感染。没有器械感染的临床证据，患者因化脓性胆囊炎接受了治疗（改编自JACC：Cardiovascular Imaging, vol. 13, no. 5, 2020. Page 1195. ）

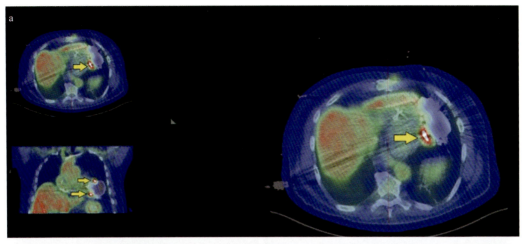

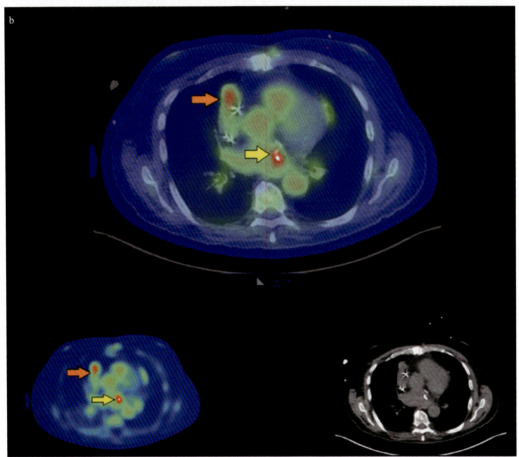

图16.4　LVAD流入口（a，黄色箭头）、流出口（b，橙色箭头）和左心耳夹（b，黄色箭头）发炎

Ⅱ左心室辅助装置（LVAD），出现全身乏力、乳酸脱氢酶升高、传动线部位瘙痒和分泌物增多。传动线培养呈金黄色葡萄球菌阳性。外周血培养仍为阴性。经食管超声心动图未发现任何明显的赘生物。为评估LVAD感染情况，进行了FDG-PET/CT。结果显示，流入插管处的FDG摄取SUV_{max}为2.4，而左心室血池的SUV_{max}为1.1（图16.6a，黄色箭头）。它还显示出流出口的FDG摄取，SUV_{max}为2.7（图16.6a，橙色箭头）。此外，就在插入皮肤的插入点内，沿传动线也有FDG摄取，SUV_{max}为3.1

（图16.6b，黄色箭头）。右心房起搏导联也有FDG摄取，SUV_{max}为2.5（图16.6c，黄色箭头）。总体而言，这些发现与涉及LVAD流入口、流出口移植物、传动线和起搏器导联的感染一致。

该患者接受了长期抗生素治疗，并进行了泵置换，因为他还患有LVAD泵血栓。该病例说明，FDG-PET/CT除了评估流入和流出移植物及起搏器导线外，还能检测包括传动线在内的LVAD各个组件的感染情况。

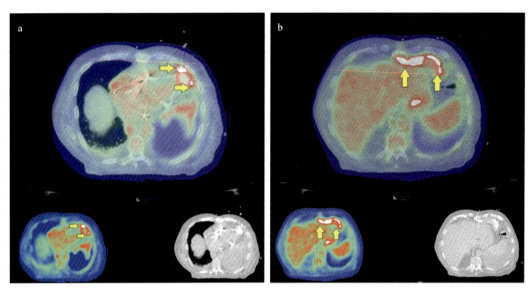

图16.5 LVAD流入口（a，黄色箭头）和整个流出口（b，黄色箭头）发炎

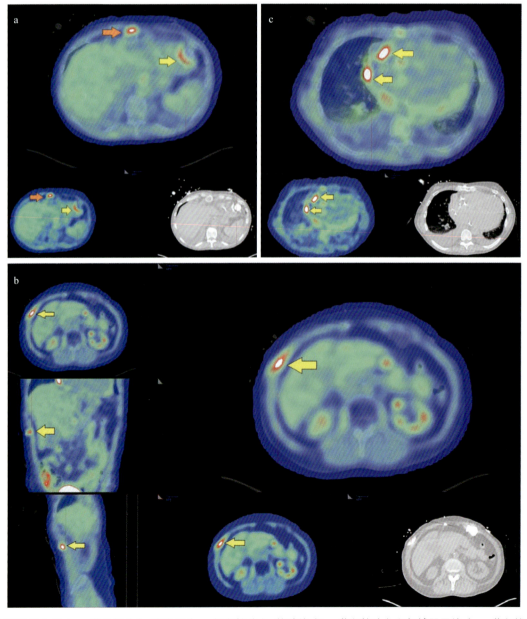

图16.6 LVAD流入口（a，黄色箭头）、流出口（a，橙色箭头）、传动线（b，黄色箭头）和起搏器导线（c，黄色箭头）发炎

案例16.5

一名男性缺血性心肌病患者，65岁，曾置入过ICD和HeartMate Ⅲ左心室辅助装置（LVAD），出现发热、乏力和左肩疼痛。血培养显示为MSSA菌血症，并开始使用苯甲异噁唑青霉素治疗。胸部X线检查未发现急性异常。经胸超声心动图和随后的经食管超声心动图均未发现任何提示感染的结果。为评估LVAD感染情况，患者接受了FDG-PET/CT检查。该检查显示LVAD流出口

有局灶性高强度FDG摄取，SUV最高为5.6，而左心房血池的SUV平均为1.7（图16.7，黄色箭头）。检查还发现左侧胸锁关节有局灶性、高强度的FDG摄取（图16.7，橙色箭头）。这些发现与涉及LVAD流出口和左胸锁关节的感染一致。患者接受了胸锁关节切除手术，并接受了长期抗菌治疗。该病例说明了全身成像对疑似LVAD感染患者的重要性，因为FDG-PET/CT可以检测出LVAD组件的感染及身体其他部位的感染。

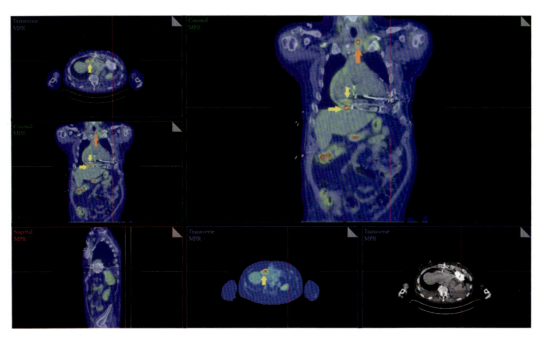

图16.7　左心室主动脉瓣流出口（黄色箭头）和左胸锁关节（橙色箭头）发炎

结论

FDG-PET/CT正越来越多地用于诊断和处理疑似LVAD感染的患者。这种很有前景的方法对LVAD感染有很高的敏感度，但特异性差异很大。适当的患者准备以抑制内源性心肌葡萄糖摄取是确保高质量图像的关键因素。FDG-PET/CT不仅有助于LVAD感染的诊断，还有助于这些患者的预后。读者应注意FDG LVAD成像假

阳性和假阴性的常见误区，详见本综述。最后，FDG-PET/CT研究应根据临床情况进行解读，最好由心血管成像专家、心力衰竭心脏病专家、传染病专家、心脏外科医师和神经科医师参与的多学科心内膜炎团队进行解读。多团队协作诊疗可以为具有高风险和潜在不良预后的患者提供更有效的医疗服务。

第17章

胸骨伤口感染和纵隔炎

Matthieu Pelletier-Galarneau, Stephanie Tan, Yoan Lamarche, Francois Harel, and Patrick Martineau

概述

在西方国家，心脏病仍然是导致死亡的主要原因。尽管冠状动脉疾病（CAD）和瓣膜疾病的经皮介入治疗取得了进展，但仍有很大一部分病例需要进行心脏手术，仅在美国每年就有约50万例开胸手术。与所有外科手术一样，这些手术也会因各种可能的并发症而导致一定程度的发病率和死亡率。其中，胸骨伤口感染（SWI）是开胸手术中比较常见的并发症。胸骨伤口感染可构成外科急症，因此必须识别高危患者，以确定哪些患者需要进行清创手术。本章概述了SWI的病理生理学和流行病学。将对CT、MR和FDG-PET在SWI诊断和随访中的作用进行回顾。

流行病学

SWI是心脏手术后手术部位感染的主要原因。根据所涉及的结构，SWI又可细分为两类：表层SWI（SSWI）和深层SWI（DSWI）。表层损伤仅限于皮肤、皮下组织和胸肌筋膜，是心脏手术中相对常见的并发症，报道的发生率为0.5%～8%。与之不同的是涉及胸骨、胸骨下间隙和（或）纵隔的DSWI。根据定义，纵隔炎和胸骨骨膜炎都属于DSWI。与SSWI相比，DSWI的发病率较低，据报道发病率为0.5%～2%，但死亡率较高，同时住院时间也较长，花费也更高。特别是1年死亡率，心脏手术后感染DSWI的患者是未感染患者的4倍。DSWI的治疗包括手术清创，无论是否进行胸壁重建，成功的手术都必须对感染区域进行充分的清创，以避免重复手术。由于SSWI和DSWI的治疗方法和疗效有很大不同，因此能区分两者至关重要。在这种情况下，FDG-PET/CT可以通过显示疾病的范围来指导手术，因为在清创手术中感染区域可能会被隐藏或遗漏。除了提供疾病范围，FDG-PET/CT还可用于治疗后疗效监测。

发病机制

SWI通常是手术过程中伤口污染的结果，尽管采取了最佳的预防措施，但仍有可能发生，尤其是在长时间介入的情况下。绝大多数SWI由细菌引起，最常见的细菌是金黄色葡萄球菌，其次是革兰阴性杆菌和链球菌。真菌和分枝杆菌感染很少见，只占SWI病例的一小部分。分枝杆菌感染与加热器-冷却器设备污染有关。此外，念珠菌纵隔炎只占DSWI的很小一部分（＜10%），但近50%的病例是致命的。曲霉菌纵隔炎既可发生于免疫抑制患者，也可发生于免疫功能正常的患者，通常是由孢子经空气污染引起的，尤其是在手术后长时间开胸的情况下。真菌性和分枝杆菌性DSWI是一项临床挑战，因为它们致死率高、生物培养困难，而且表现不典型，通常没有症状。

与患者或手术过程本身相关的一些因素与SWI风险的增加有关（表17.1）。尤其是与伤口愈合不良相关的因素，如糖尿病、肥胖和吸烟，都会增加SWI的风险。值得注意的是，其中几个因素还与CAD有关，因此在接受冠状动脉旁路移植手术（CABG）的患者中非常普遍。手术相关风险因素包括可能导致胸骨结合不理想的因素，如胸骨边缘错位和不对称胸骨切开术。此外，可能导致胸骨缺血的操作，包括双侧乳腺动脉摘取和过度烧灼，也与发生SWI的风险增加有关。手术类型也会影响SWI的风险，与瓣膜置换手术等其他手术相比，心脏移植和CABG（使用胸廓内动脉）与SSWI和DSWI的发生率较高相关。机器人辅助手术等微创方法的使用与较低的纵隔炎发生率相关。针对SWI提出了多种分类系统，但在临床和研究中的应用有限。表17.2所示的Jones分类法是其中被引用最多的一种，它根据解剖范围和疾病严重程度对SWI进行分类。

表17.1 与胸骨伤口感染（SWI）相关的风险因素

与患者相关的风险因素	与手术相关的风险因素
糖尿病	胸骨边缘未对准
肥胖症	缺血性胸骨
高龄	紧急手术
吸烟	因填塞或出血再次手术
肾衰竭	主动脉内球囊泵支持
曾接受心脏手术	术后呼吸机支持
免疫抑制	手术时间延长
冠状动脉疾病	
胸骨潜在异常	

表17.2 胸骨伤口感染（SWI）的Jones分类

类型	深度	说明
1a型	浅层	皮肤和皮下开裂
1b型	浅层	露出缝合后的深筋膜
2a型	深层	稳定型胸骨切开术的骨暴露
2b型	深层	不稳定型胸骨切开术的骨暴露
3a型	深层	坏死或骨折的骨骼外露、心脏外露
3b型	深层	2型或3型败血症

治疗

SSWI通常采用抗生素治疗，也可采用切开引流化脓物质、伤口填塞和负压伤口治疗等方法。另一方面，DSWI的治疗更具侵略性，依赖于坏死组织的清创、感染空间的引流和冲洗及各种胸骨闭合技术。当无法进行胸骨原发伤口闭合时，可考虑使用肌肉或网膜瓣进行胸骨伤口瓣闭合。当胸骨闭合延迟时，应考虑采用负压伤口疗法。在广泛的胸骨骨膜炎病例中，可能需要清创胸骨，有时还需要清创邻近的软骨，还可能需要广泛的胸壁重建。

临床表现

SWI的临床表现因组织受累的范围和深度及纵隔是否受累而异。SWI可能表现为局部不适、蜂窝织炎和伤口窦道形成。患者还可能伴有发热和心动过速，但这些症状更常见于DSWI病例。最严重的SWI（如纵隔炎）通常发生在术后2周内，但也可能在术后数月才出现症状。纵隔炎的症状包括发热、心动过速、胸骨伤口开裂、胸部不适、胸骨不稳、伤口引流和蜂窝织炎。在出现蜂窝织炎或伤口引流之前出现发热，应引起对纵隔炎的怀疑。然而，根据症状学来区分SSWI和DSWI并不总是那么简单。鉴于两者在治疗和预后方面的重要差异，准确、快速地区分浅、深SWI至关重要。文献中

常引用美国疾病控制和预防中心（CDC）的标准来确诊DSWI（表17.3）。虽然这些标准有助于确认干预措施后的感染情况，并可作为临床试验的金标准，但通常只有在清创手术后才能达到这些标准，因此对于疑似DSWI患者的初步诊断和治疗决策指导作用有限。

此外，血清学生物标志物在SWI调查中的作用也很有限。白细胞增多很常见，但并非特异性。C反应蛋白（CRP）和红细胞沉降率（ESR）等炎症指标通常会因近期手术而升高。血培养可显示微生物的存在，但对SWI并无特异性，血培养阴性也不能排除DSWI。因此，DSWI主要是根据体格检查、生命体征和症状做出的临床诊断。在临床症状不明显但怀疑有DSWI的病例中，包括CT和PET成像在内的进一步检查可能会有所帮助，因为它可以提供有关感染范围和严重程度的有价值信息，并有助于手术规划。

表17.3 美国疾病控制和预防中心（CDC）中毒性肝炎标准

必须满足以下至少一项标准：

1. 患者从外科手术或针吸过程中获得的纵隔组织或液体中培养出微生物

2. 患者在外科手术或组织病理检查中发现纵隔炎的证据

3. 患者至少有以下一种体征或症状，且无其他公认的原因：
（1）发热
（2）胸痛
（3）胸骨不稳
且至少有以下情况之一：
（1）纵隔部位流出脓性分泌物
（2）从血液或纵隔部位分泌物中培养出微生物
（3）X线片显示纵隔增宽

4. 1岁以下患儿至少有以下一种体征或症状，且无其他公认原因：
（1）发热
（2）体温过低
（3）呼吸暂停
（4）心动过缓
（5）胸骨不稳
且至少有以下情况之一：
（1）纵隔部位流出脓性分泌物
（2）从纵隔部位的血液或分泌物中培养出的微生物
（3）X线片显示纵隔增宽

计算机断层扫描

CT是一种广泛使用的评估胸骨伤口并发症的方法。当临床表现无特异性时，它还能确定其他诊断。在术后早期，在CT上区分正常的术后变化和胸骨伤口感染

可能具有一定的难度。一般来说，与近期心脏手术有关的变化包括胸前和胸骨后软组织水肿和出血、气胸、胸腔积液和心包积液及胸骨间隙，这些变化可能会持续2～3周。如果事先进行了影像学检查，软组织和纵隔检查结果缓解提示为正常的术后变化。但是，新的或进行性积液高度提示DSWI（图17.1）。据报道，在术后几周内，CT对纵隔炎诊断的敏感度和特异度分别为88%和91%。在术后数周内诊断纵隔炎。此外，胸骨开裂可发生在SWI之前，当胸骨切开线移位、一侧胸骨切开线不再固定或胸骨间隙增大时即可识别。当有皮质侵蚀的证据时，应怀疑胸骨骨髓炎，CT对此的敏感度为93%，特异度为86%～96%（图17.2）。

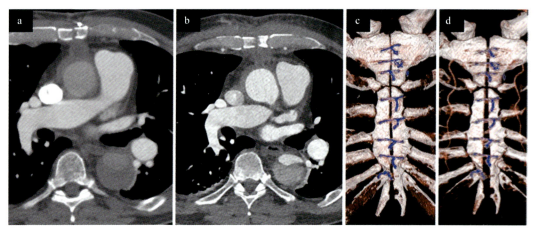

图17.1 胸骨正中切开术置换升主动脉2周后获得的胸部CT图像。轴位图像（a）显示胸骨正中切口未融合，这可能是正常的术后发现

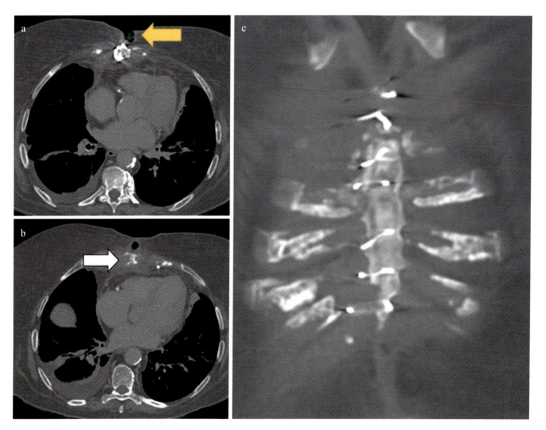

图17.2 冠状动脉旁路移植术后3个月拍摄的胸部CT。轴位图像（a和b）显示，网片插入皮肤开裂处，临床发现该处有脓性渗出物（黄色箭头）。胸骨前后软组织浸润，右侧胸腔积液。胸骨切口右侧有骨侵蚀（白色箭头），冠状位重建图（c）上也能看到，与骨髓炎一致

在未增强检查中，如果出现界线清楚的包裹性积液，有时还包含由气体形成的细菌产生的空气灶，则可怀疑胸骨深部脓肿。如果静脉注射造影剂，积液可显示厚而不规则的周边强化。偶尔会发现胸骨或胸骨后区域有窦道直达皮肤。

磁共振成像

磁共振成像（MRI）可识别与CT相似的发现，在术后初期也面临同样的挑战。纵隔水肿在磁共振成像中表现为脂肪串和T_2信号增高，而气胸在磁共振成像中表现为易感伪影。血肿的外观因年龄而异。在相对较急的情况下，血液在T_1加权图像上表现为等高信号，在T_2加权图像上表现为低等高信号。慢性血液在T_1和T_2加权图像上均显示低密度信号。纵隔脓肿表现为高强化T_2加权集合，与计算机断层扫描类似，显示厚而不规则的增强壁。脓肿内的气泡在MRI上表现为易感伪影病灶。

磁共振成像能显示骨髓水肿，在识别骨髓炎早期症状方面超过了CT。水肿在MRI的T_1加权图像上表现为低密度信号，在T_2加权图像上表现为高密度信号。T_1和T_2加权图像上低密度皮质的不规则或消失与CT上的皮质侵蚀相对应。窦道表现为通向皮肤的T_2信号超强的管道。DSWI还可表现为肌炎，当MRI上出现肌肉水肿时，可怀疑为肌炎；如果肌肉内出现脓肿，则可怀疑为脓肌炎。

正电子发射断层扫描

FDG-PET成像在疑似感染患者的评估中发挥着越来越重要的作用，全身PET能更好地评估疾病的程度。在SWI的特殊情况下，FDG-PET可用于手术计划和治疗反应监测（表17.4）。然而，与CT和MRI一样，FDG-PET的准确性可能会受到术后即刻变化的影响。

表17.4　FDG-PET/CT在胸骨伤口感染（SWI）中的潜在价值

SWI的初步诊断
深层SWI和表层SWI的区分
评估病变范围
协助制订手术计划
抗生素治疗反应评估
评估手术清创效果

Zhang等回顾性分析了术后1个月或更长时间因怀疑DSWI而接受FDG-PET/CT检查的73例患者。在73例患者中，1人患有浅表SWI，64人患有胸骨骨髓炎，54人患有纵隔炎，28人患有肋软骨炎。此外，6例血管移植患者中有6例出现了血管移植感染。观察到胸骨骨髓炎的敏感度和特异度分别为98%和78%，纵隔炎的敏感度和特异度分别为100%和95%，肋软骨炎的敏感度和特异度分别为82%和100%。采用四级视觉评分法对胸骨、纵隔、肋软骨和血管假体的示踪剂摄取量进行评分。分级系统如下：Ⅰ级，摄取量与脂肪相似；Ⅱ级，摄取量高于脂肪但低于椎骨；Ⅲ级，中等摄取量高于椎骨但低于生理性心肌；Ⅳ级，强摄取量高于生理性心肌。Ⅳ级摄取仅在感染组织中观察到。低级别摄取（Ⅰ级和Ⅱ级）与纵隔、胸骨和血管假体感染的高阴性预测值相关。值得注意的是，5/28（18%）例确诊为肋软骨感染的受试者显示出低级别摄取（Ⅰ级和Ⅱ级）。尽管该分级系统具有良好的性能，但其局限性在于心肌摄取量变化很大。此外，该系统没有考虑摄取的分布情况，而摄取的分布情况可能更有助于区分术后无菌性炎症和感染。

Yin等回顾性分析了因怀疑DSWI而接受CT和FDG-PET/CT检查的108例患者的前瞻性数据。他们评估了FDG-PET/CT对DSWI的诊断效能，并将其与CT平扫对胸骨、肋骨/肋软骨和纵隔三个不同部位的诊断效能进行了比较。灶性或弥漫性摄取大于"周围结构"被认为是感染，而轻度摄取被认为是良性炎症。报道称，FDG-PET/CT检测胸骨和纵隔感染的敏感度为100%，而CT平扫的敏感度分别为91%和17%。在检测纵隔炎方面，FDG-PET/CT的特异度低于CT（62% vs. 94%），但在检测胸骨骨膜炎方面，FDG-PET/CT的特异度高于CT（100% vs. 50%）。对于肋骨和软骨感染，FDG-PET/CT比CT更敏感（79% vs. 16%），特异度相当（99% vs. 98%）。显然，这些研究报告的敏感度和特异度在很大程度上取决于所使用的判读标准。尽管如此，CT和PET识别软骨感染似乎更有难度，因为感染可能伴有轻微或最低程度的摄取增加。

Hariri等对开胸手术后接受FDG-PET/CT的40名受试者进行了一项回顾性研究，结果显示SWI诊断的敏感度和特异度分别为91%和97%。研究表明，摄取模式（如异质性与均质性）比摄取强度（SUV_{max}）更能区分SWI和炎症，尤其是在术后的前6个月（图17.3）。

有趣的是，Liu等报道，与单纯CT相比，使用FDG-PET/CT可减少清创手术后的复发率（21% vs. 41%，$P=0.03$），并缩短手术后的住院时间（18天 vs. 29天，$P<0.001$）。这些结果表明，FDG-PET/CT能够准确地划分各种组织的感染区域，从而指导外科医师进行最佳清创。此外，10名受试者接受了重复FDG-PET/CT检查，以评估对治疗的反应。其中，有6名受试者的感染出现

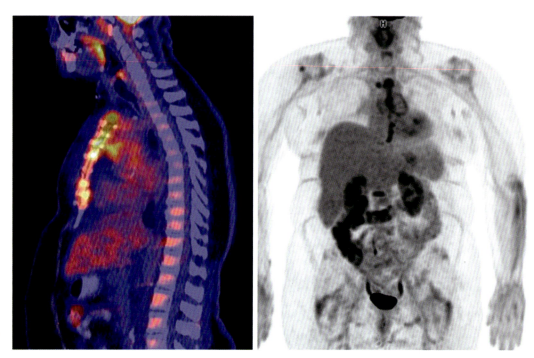

图17.3　一名55岁女性的矢状和最大强度投影FDG-PET/CT图像，她没有SWI，在研究前6个月因Ross手术接受了胸骨内侧切开术。尽管胸骨沿线有强烈的线性摄取（SUV$_{max}$为6.0），但摄取相对均匀，与手术后的无菌性变化相符

进展，表现为与基线研究相比，随访扫描的摄取强度增加或摄取范围更广，表明这些受试者的感染都复发了，需要进行额外的手术（不包括1名死亡的受试者），而其余4名在FDG-PET/CT上没有进展证据的受试者则没有复发。这些结果表明，FDG-PET/CT可用于评估清创是否成功。不过，在解释近期清创后的研究时必须谨慎，因为术后炎症类似于感染进展。

成像程序

在怀疑SWI的病例中，并不一定需要使用心肌抑制方案，因为生理性心肌摄取不应干扰结果判读。但是，对于接受过瓣膜置换手术或升主动脉修补术的患者，应尽可能使用抑制方案，以便对这些结构进行最佳评估。此外，对于非特异性表现（如不明原因的发热）且不能排除IE的患者，也应使用抑制方案。静脉注射185～370MBq的FDG。注射示踪剂后60～90分钟，采集从颅底到大腿中部的全身PET/CT图像。

图像判读

区分术后良性炎症和感染是一项挑战，尤其是在术后早期。Hariri等的研究表明，仅凭摄取强度不足以准确区分感染和良性炎症。在术后6个月内进行PET成像检查时，胸骨骨膜炎患者与无感染患者的胸骨SUV$_{max}$并无明显差异（8.4 vs. 7.8，$P = 0.72$）。另一方面，在远期手术（＞6个月）受试者中，胸骨骨膜炎患者的胸骨SUV$_{max}$明显高于非感染受试者（8.5 vs. 1.3，

$P < 0.000\ 1$）。在未感染的胸骨中，胸骨切开术后前6个月的摄取强度变化很大，SUV$_{max}$为3.2～18.6，这突出表明该指标在区分感染和良性炎症方面的价值有限。

对于SWI的评估，FDG-PET判读应结合示踪剂摄取模式的信息，尤其是在术后早期，这与人工瓣膜和血管移植感染的评估类似。局限于胸骨切开部位的弥漫摄取，无论其强度如何，在大多数情况下都与无菌性炎症有关（图17.4）。另一方面，局灶性摄取、与胸骨线相关的摄取及延伸至邻近软组织的异质性摄取与感染有关（图17.5～图17.7）。

在某些情况下，即使没有感染也会出现灶性摄取。例如，生物胶的使用与强烈的局灶摄取有关，这种摄取可能在术后持续数月。此外，胸骨线周围也可能出现灶性摄取，尤其是在存在机械应变的情况下。

总结

SWI是开胸术后手术部位感染的最主要原因。SSWI和DSWI之间的区别至关重要，因为这两种实体的治疗和预后存在显著性差异。FDG-PET在疑似SWI患者的检查中发挥着越来越重要的作用，这种方法可为SWI的初步诊断、区分深层和表层SWI、评估疾病范围、帮助制订手术计划及评估对抗生素治疗的反应和手术清创的效果提供有价值的信息。

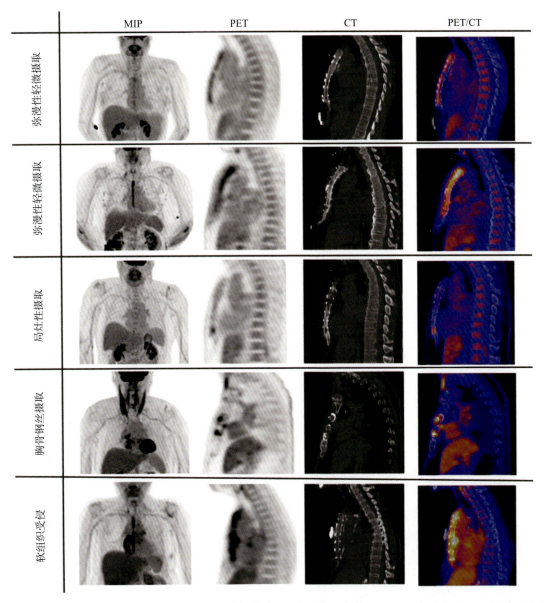

图17.4 FDG胸骨切口摄取模式的前方最大强度投影（MIP）图像、矢状PET、CT和融合PET/CT图像。弥漫性摄取与手术后良性病变有关，而局灶性摄取和软组织摄取则提示感染

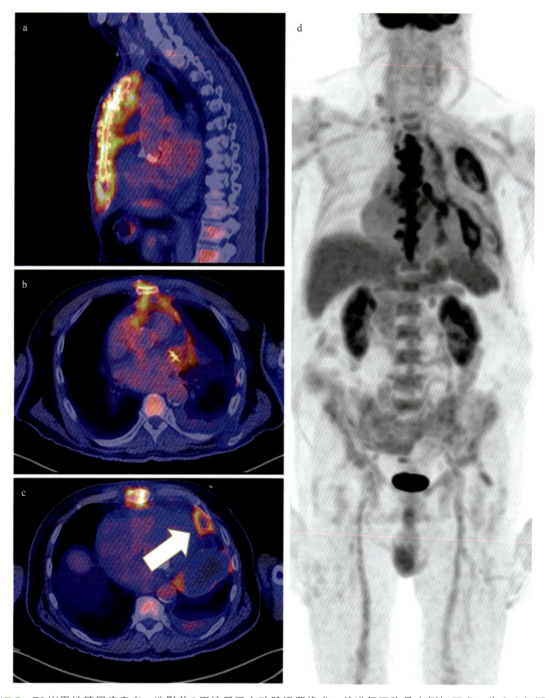

图17.5　78岁男性糖尿病患者，造影前3周接受了主动脉瓣置换术，并进行了胸骨内侧切开术，临床上怀疑他患有纵隔炎。矢状位（a）和轴位（b，c）FDG-PET/CT图像及最大投影图像（d）显示强摄取延伸至前纵隔和胸骨后区域，与纵隔炎相符。此外，心包积液伴有环向FDG摄取（箭头），与脓肿相符

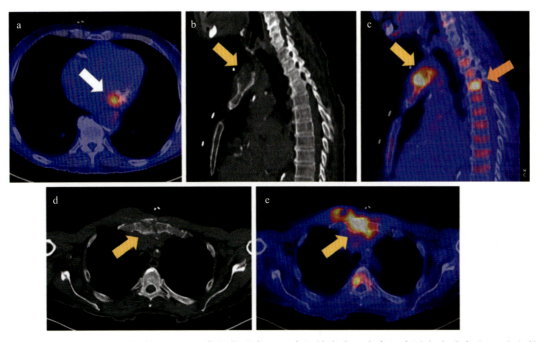

图17.6　未行胸骨切开术的患者也可出现胸骨骨膜炎。78岁男性患者，患有二尖瓣心内膜炎（a，白色箭头），矢状位CT（b）和融合FDG-PET/CT（c）图像（橙色箭头）显示，化脓性栓子导致脊柱炎。轴位CT图像（d）和融合的FDG-PET/CT图像（e）还显示，颚骨（黄色箭头）受到广泛破坏，软组织中的FDG高摄取，并向前方延伸，与骨髓炎一致

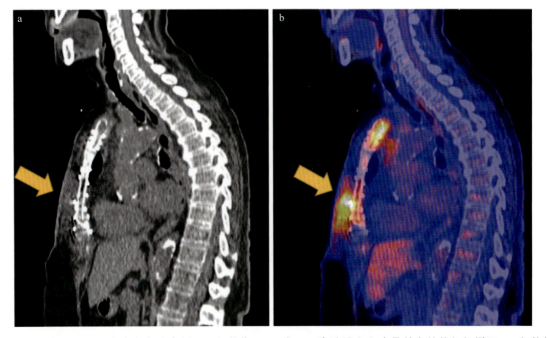

图17.7　胸骨表皮伤口感染患者的病例，a.矢状位CT图像显示脂肪浸润和胸骨前方的软组织增厚；b.矢状位FDG-PET/CT图像显示局限于软组织的高摄取。胸膜虽然高摄取，但呈线状，且包含在胸骨内，与术后变化一致

第18章

动脉粥样硬化成像

Azar Radfar, Shady Abohashem, Michael T. Osborne, and Ahmed Tawakol

概述

心血管疾病（cardiovascular disease，CVD）是导致全球死亡的主要原因。尽管动脉粥样硬化以前被描述为内皮下粥样物质堆积的单一过程，但现在人们已经认识到它是一个渐进的炎症过程。炎症是包括心血管疾病和恶性肿瘤在内的多种人类疾病的主要病理驱动因素。值得注意的是，急性和慢性炎症在多种心血管疾病的发病机制中都起着重要作用，其中动脉粥样硬化最重要。

对动脉粥样硬化性炎症及与斑块形成和发展相关的其他生物过程进行成像，可提供重要的见解，从而促进缓解心血管疾病新策略的制订。此外，分子成像有望改进目前对动脉粥样硬化性疾病进行风险分层的方法，从而实现更个性化的疾病管理。本章将重点介绍用于评估动脉粥样硬化斑块生物学特性的分子成像技术。

动脉粥样硬化斑块生物学

动脉粥样硬化涉及几种不同的疾病途径，它们共同引发并传播具有生物学活性的动脉粥样斑块。这种疾病是由氧化的低密度脂蛋白在内皮下积聚引发的，主要发生在层流紊乱的区域，从而促使受影响的动脉壁产生慢性炎症反应。局部活化的内皮细胞表达白细胞黏附分子，这有助于黏附更多的炎症细胞（即单核细胞和T淋巴细胞）。单核细胞衍生的巨噬细胞、T细胞、B细胞、树突状细胞、肥大细胞和具有肌成纤维细胞特征的平滑肌细胞构成了动脉粥样斑块的主要细胞成分。肌肉细胞进一步导致晚期斑块的坏死核心形成。随后，黏附的炎症细胞分泌的基质金属蛋白酶活性增加，动脉内膜的微钙化（即 < 50 μm 的钙化）也会导致粥样纤维帽变薄。坏死的脂质核心、纤维帽变薄、微钙化和炎症状态加剧都是导致高危易损斑块破裂并引发动脉粥样血栓形成的因素。其中几个生物过程是动脉粥样硬化分子成像的诱人靶点（图18.1）。

动脉粥样硬化中的炎症

炎症是促进动脉粥样硬化性心血管疾病进展的各种途径的交叉点。事实上，对动脉粥样硬化性疾病的基础科学和人体解剖学研究已经证明炎症在动脉粥样硬化的多个阶段都发挥着重要作用，从斑块的形成到斑块的发展以及动脉粥样硬化血栓形成的加剧。

炎症生物标志物与随后发生的动脉粥样硬化血栓事件之间的联系早已得到证实，这也证明了炎症在动脉粥样硬化性心血管疾病中的重要作用。对严重冠状动脉疾病和猝死患者进行的尸检血清分析显示，高敏C反应蛋白（hsCRP）显著升高，而hsCRP水平、浅表泡沫细胞、扩大的坏死核心和薄纤维帽粥样斑块之间也存在密切联系。此外，炎症生物标志物（如hsCRP）与心血管疾病风险也有独立关联，这对于根据传统标准筛选中危人群

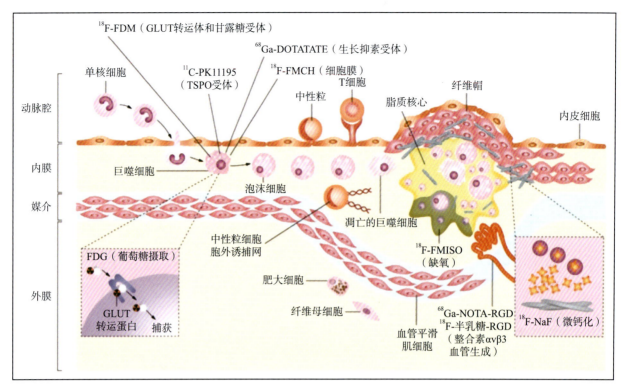

图18.1　使用PET对动脉粥样硬化进行成像的分子目标。巨噬细胞是动脉粥样硬化斑块的关键细胞成分，会积极利用葡萄糖。因此，^{18}F-FDG和^{18}F-FDM（葡萄糖的异构体）也会被巨噬细胞吸收。巨噬细胞上还表达其他几种受体，它们也是PET示踪剂的靶点，包括体生长抑素受体（^{68}Ga-DOTATATE）、转运蛋白受体（^{11}C-PK11195）和巨噬细胞细胞膜（^{18}F-FMCH）。其他放射性核素还针对动脉粥样硬化炎症的其他特征，如微钙化（^{18}F-氟化钠）、新生血管生成（^{68}Ga-NOTA-RGD和^{18}F-半乳糖-RGD）和细胞缺氧（^{18}F-FMISO）。FDG.氟脱氧葡萄糖；FDM.氟脱氧甘露糖；PET.正电子发射断层扫描

的风险特别有用。

　　他汀类药物治疗研究也证明了炎症在动脉粥样硬化中的重要作用。他汀类药物通过降低低密度脂蛋白（LDL）有效降低心血管风险。此外，他汀类药物诱导的低密度脂蛋白和炎症变化各不相同，这表明低密度脂蛋白和炎症可能是不同的治疗靶点。大规模临床试验进一步证明了针对炎症预防动脉粥样硬化事件的重要性。JUPITER（在预防中使用他汀类药物的理由：评价瑞舒伐他汀的干预试验）试验招募了17 000多名无已知心血管疾病的受试者，这些受试者的CRP水平升高（hsCRP > 2mg/L），低密度脂蛋白浓度在当时被认为是"较低"的（低密度脂蛋白 < 130mg/dl）。在JUPITER研究中，他汀类药物治疗使低密度脂蛋白"较低"而CRP升高的人群首次心肌梗死、卒中或心血管死亡的相对风险降低了47%。PROVE-IT（普伐他汀或阿托伐他汀评估和感染治疗）和IMPROVE-IT（改善降低结果：维托林疗效国际）试验提供了更多数据，证明了在降脂的同时降低hsCRP的相关性。这些研究共同表明，与仅降低一种生物标志物的患者相比，同时降低低密度脂蛋白和hsCRP值的患

者的事件发生率较低。这些观察结果催生了"残余炎症风险"的概念，用以描述低密度脂蛋白值较低但炎症标志物持续升高的个体仍存在的心血管疾病风险。基于上述研究，目前的指南支持在考虑是否启动他汀类药物用于心血管疾病一级预防时使用hsCRP来完善风险评估。

　　最近，CANTOS（卡那库单抗抗炎血栓形成结果研究）、Colcot（秋水仙碱心血管病结果试验）和LoDoCo2（低剂量秋水仙碱用于心血管病Ⅱ级预防）试验提供了有力的新临床证据，支持动脉粥样硬化的炎症假说。CANTOS试验测试了在不降低胆固醇的情况下，选择性抗炎药物（即卡那库单抗，一种尚未获得美国FDA批准的IL-1β单克隆抗体）是否能改善心血管疾病的预后。在这项研究中，Ridker等报道，尽管血脂浓度没有变化，但卡那库单抗可使心血管疾病的复发率降低15% ～ 20%。有了这些结果，再加上人们知道卡纳金单抗的靶点IL-1β能诱导先天性免疫的关键细胞因子IL-6的产生，IL-6在动脉粥样硬化中的作用直接成为人们关注的焦点。接受卡那库单抗且治疗期间IL-6水平低于研究中值的CANTOS参与者的心血管疾病事件相对风险降低了36%，这一事实使人们的兴趣倍增。考虑到这些

发现，我们推测，通过靶向先天性免疫途径（IL-1β-IL-6-hsCRP）抑制炎症可能是卡那单抗在降脂之外显著降低心血管疾病风险的根本原因，并将IL-6确定为预防动脉粥样硬化血栓形成的可能主要靶点。此外，Colcot证实，作为一种有效的抗炎药物，每天服用小剂量秋水仙碱可显著降低近期心肌梗死后患者发生缺血性心血管事件的风险。此外，LoDoCo2也认可了每天服用0.5mg秋水仙碱对减少慢性冠心病患者复发冠心病事件的益处。总之，上述试验为炎症在动脉粥样硬化性心血管疾病中的因果作用提供了支持性证据。

18F-FDG对动脉粥样硬化炎症进行无创分子成像

18F-氟脱氧葡萄糖（18F-FDG）正电子发射断层扫描/计算机断层扫描（PET/CT）成像是一种广泛应用于评估人体炎症的方法。18F-FDG-PET/CT用于识别和描述肿瘤、炎症或感染组织等代谢活跃的组织。18F-FDG是一种经美国FDA批准的葡萄糖放射性类似物，它在组织内的累积与组织的糖酵解率成正比。由于炎症细胞，尤其是促炎症巨噬细胞（如M1亚型）具有相对较高的糖酵解率，因此与周围无炎症组织相比，炎症组织往往会积聚更多的18F-FDG。

事实上，18F-FDG-PET/CT成像已被广泛用于评估炎症性动脉粥样硬化的方法。多项研究表明，18F-FDG在动脉壁内的累积与动脉粥样硬化巨噬细胞的密度成正比（表18.1）。此外，动脉18F-FDG摄取与风险评分成正比，在心血管疾病患者中也是如此。此外，炎症程度较高的动脉部位更有可能随后出现潜在的动脉粥样硬化。其他人体研究表明，动脉18F-FDG摄取可独立预测随后发生的动脉粥样硬化血栓事件，而非临床风险评分或冠状动脉钙化程度（图18.2，图18.3）。

表18.1 评估PET/CT 18F-FDG摄取与颈动脉内膜切除术标本组织学分析动脉炎症之间相关性的临床研究列表

研究	样本数量（N）	组织测量	影像学参数	r	P值
Tawakol et al.2006	17	绝对CD68染色	SUV	0.49	<0.000 1
			TBR	0.68	<0.000 1
		%CD68染色（血管壁炎症最严重的一半）	SUV	0.58	<0.000 1
			TBR	0.7	<0.000 1
Graebe et al. 2009	9	CD68的mRNA表达	TBR	0.71	0.02
Font et al. 2009	15	%CD68染色	TBR	0.8	<0.005
Menezes et al. 2011	21	%CD68染色	TBR	0.55	0.011
Saito et al. 2013	25	（Ⅰ、Ⅱ、Ⅲ）级CD68染色	SUV	NA	0.006
Taqueti et al. 2014	25	%CD68染色	TBR	0.64	<0.001
Skagen et al. 2015	36	炎性细胞染色（巨噬细胞和白细胞）	SUV	0.52	0.003
			TBR	NA	0.002
Cocker et al. 2018	49	%CD68染色	SUV	0.45	0.001
			TBR	0.51	<0.000 1
		CD45＋像素数	SUV	0.88	<0.001
			TBR	0.63	0.009
Johnsrud et al. 2019	30	%炎症细胞面积	SUV	0.54	0.008
			TBR	0.58	0.002

注：N.接受颈动脉内膜切除术的患者人数；CD45.分化群45；CD68.分化群68；NA.不可用；SUV.标准化摄取值；TBR.靶-背景比

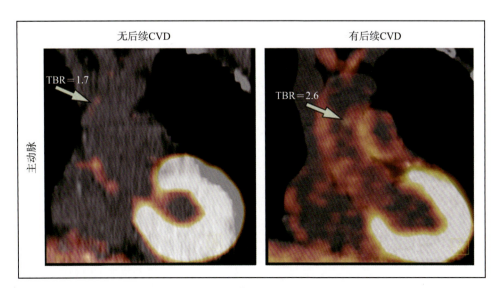

图18.2 动脉炎症可预测心血管疾病事件。与主动脉18F-FDG摄取较低的患者（左）相比，随后发生心血管疾病事件的患者（右）主动脉18F-FDG摄取较高。CVD.心血管疾病；TBR.靶-背景比

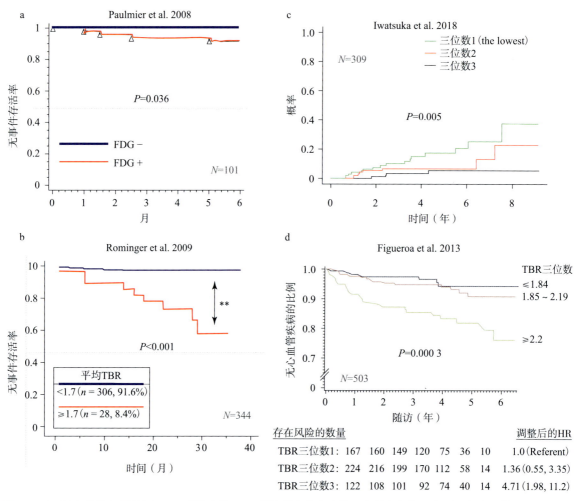

图18.3　不同人群的多项研究显示，动脉壁[18]F-FDG摄取增加与心血管无事件生存率下降之间存在显著关系。TBR.靶-背景比

^{18}F-FDG测量疗法对动脉粥样硬化炎症的影响

在研究中，动脉粥样硬化的[18]F-FDG-PET/CT成像已多次用于测试动脉粥样硬化炎症。在[18]F-FDG-PET成像和临床终点试验中对五类药物进行了评估。对于这五种药物中的每一种，在动脉成像上观察到的方向性变化与大型临床试验中观察到的临床获益都是一致的。有两类药物（即他汀类药物和噻唑烷二酮类药物）的成像和临床终点试验结果是一致的，它们都能减少斑块炎症和临床心血管事件。另一方面，三类药物（即LPPLA2、CETP和P38 MAP激酶抑制剂）没有降低预先指定的[18]F-FDG-PET成像终点或临床终点。因此，规模相对较小、时间相对较短的[18]F-FDG-PET/CT成像试验（例如，对100～200人进行为期3～6个月的研究）有可能为了解针对动脉粥样硬化炎症的药物的最终临床疗效提供帮助。

冠状动脉炎症的分子成像

大多数[18]F-FDG-PET/CT动脉成像研究都集中在主动脉和颈动脉等较大的动脉上。不过，也有对冠状动脉进行[18]F-FDG-PET/CT显像的报道。在一项回顾性研究中，Wykrzykowska等首次描述了接受低糖高脂肪饮食以抑制生理性心肌[18]F-FDG摄取的受试者的冠状动脉[18]F-FDG摄取情况。随后，Rogers等和Cheng等发现，急性冠脉综合征（ACS）患者与稳定型心绞痛患者相比，冠状动脉罪犯病变部位的[18]F-FDG摄取量增加。最近，Galiuto等证实冠状动脉[18]F-FDG摄取量与冠状动脉光学相干断层扫描（OCT）的高危形态特征高度相关。

然而，与大血管成像不同，冠状动脉[18]F-FDG-PET成像更具挑战性。尽管已经尽了很大努力来减少心肌对示踪剂的摄取，但心肌对示踪剂的过量摄取往往会妨碍对冠状动脉[18]F-FDG摄取的评估，并限制了这种成像方法的实用性。为了克服这一问题，目前正在使用替代示踪剂，如[68]Ga-DOTATATE（图18.4），这种示踪剂对炎

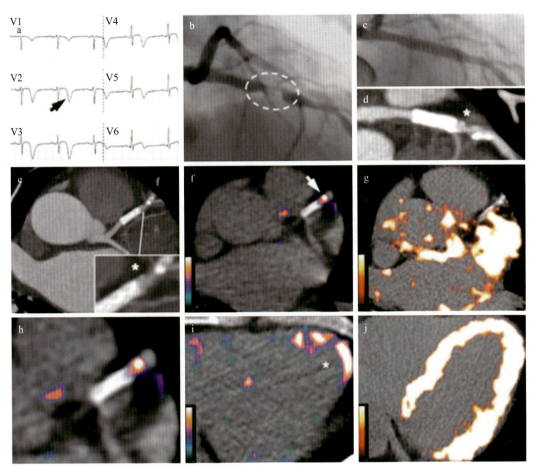

图18.4 冠状动脉炎症的⁶⁸Ga-DOTATATE（⁶⁸Ga-DOTATATE）和¹⁸F-FDG-PET显像比较。图像属于1例ACS患者，心电图显示深前外侧T波倒置（a）。冠状动脉造影显示左前降支动脉狭窄（b）。放置了支架（c）。冠状动脉CT血管造影显示支架远端残留冠状动脉斑块（*内陷），具有低衰减和斑点状钙化等高风险特征（d，e）。⁶⁸Ga-DOTATATE PET（f、h、i）清楚地发现远端残余斑块（f，箭头）和最近梗死的心肌（i，*）有强烈的炎症。然而，¹⁸F-FDG PET（g，j）显示出心肌本底摄取明显增高，完全掩盖了冠状动脉内的摄取

症细胞的特异性更强，受邻近心肌背景摄取的影响也更小。此外，冠状动脉斑块PET成像还面临其他技术挑战（即PET的空间分辨率有限和冠状动脉的运动），进一步限制了该方法的临床实用性。因此，冠状动脉炎症的可靠分子成像可能需要示踪剂和成像技术的共同进步。

动脉粥样硬化斑块分子成像的微钙化活性和其他目标

除炎症外，斑块的其他一些特征也是分子成像的诱人靶点（图18.1）。这些特征包括氧化应激增加、缺氧、缺氧诱导的血管生成、基质金属蛋白酶活性失调及微钙化活性。在一项动物研究中，¹⁸F-氟咪唑（¹⁸F-FMISO）摄取量的增加与斑块缺氧有关。在另一项研究中，⁶⁸Ga-NOTA-RGD和¹⁸F-GalactoRGD靶向（整合素avb3）在活化内皮细胞上的表达与晚期动脉粥样硬化病变的新血管生成有关（图18.1，表18.2）。

表18.2 目前针对动脉粥样硬化炎症的PET制剂及其潜在摄取机制一览表

制剂	潜在的吸收机制
¹⁸F-Macroflor	对心血管常驻巨噬细胞具有亲和力
¹⁸F-Cerezyme	与巨噬细胞上的甘露糖受体具有亲和力
¹⁸F-FMCH	靶向巨噬细胞膜
¹⁸F-Galacto-RGD	与巨噬细胞和活化的内皮细胞表达的整合素avb3结合（与血管生成有关）
¹⁸F-FDM	¹⁸F-FDG的一种异构体，可在炎症组织内积聚，对M2极化巨噬细胞的亲和力可能更大
¹⁸F-FOL	与巨噬细胞选择性表达的叶酸受体β（FR-β）结合
¹¹C-PK11195	与炎症细胞上调的转运体蛋白有亲和力
⁶⁸Ga-CXCR4	与表达CXCR4受体的炎症细胞结合
⁶⁸Ga-DOTA-octreotate	与表达体生长抑素受体的炎症细胞结合，体生长抑素受体在巨噬细胞上高度表达
¹⁸F-FDG	一种葡萄糖类似物，在细胞内按糖酵解比例积累

续表

制剂	潜在的吸收机制
[18]F-NaF	在与炎症间接相关的微钙化活跃区域内积聚
[18]F-choline	确定动脉粥样斑块内细胞壁合成增加
[64]Cu-ATSM	在缺氧区域积聚
^{18}F-MISO	在缺氧区域积聚
^{68}Ga-NOTA-RGD	与巨噬细胞和活化内皮细胞表达的与血管生成有关的整合素avb3结合
[64]Cu-DOTA-CANF	与钠尿肽受体有亲和力，可用于成像新血管生成
[18]F-A85380	与可能与血管损伤有关的动脉烟碱乙酰胆碱受体结合
^{18}F-FLT	一种标记的胸苷类似物，可识别骨髓中的骨髓生成和血管壁中的骨髓细胞更替

注：[11]C-PK11195. [11]C-（2-氯苯基）-N-甲基-N-（1-甲基丙基）-3-异喹啉甲酰胺；A85380. 3-（[2S]-氮杂环丁基甲氧基）吡啶二盐酸盐；ATSM.双乙酰基-双（N-甲基-硫代氨基甲酸）；DOTA-CANF. 1,4,7,10-四氮杂环十二烷-1,4,7,10-四乙酸心房利钠素；FDG.氟脱氧葡萄糖；FDM.氟脱氧甘露糖；FLT.氟胸苷；MISO.氟异硝唑；NaF.氟化钠；NOTA-RGD. 1,4,7-三氮杂环壬烷-N,N0,N00-三乙酸精氨酸-甘氨酸-天冬氨酸盐

其中一种值得注意的示踪剂[18]F-氟化钠（[18]F-NaF）会在骨生成过程中与羟基磷灰石结合，并在活跃的钙化区域内积聚。在临床上，[18]F-NaF长期以来一直用于评估骨病变。最近，[18]F-NaF已被用于识别活性微钙化区域（即钙化＜50μm），这是生物活性高风险斑块的一个特征，低于CT成像［即冠状动脉钙化（CAC）］的检测阈

值。值得注意的是，与[18]F-FDG相比，[18]F-NaF活性更容易在冠状动脉中测量到，因为其背景活性相对较低，而且没有心肌溢出。

重要的是，冠状动脉和颈动脉斑块的[18]F-NaF摄取量高于无症状的动脉粥样斑块（图18.5）。此外，在已确诊冠状动脉疾病的患者中，以冠状动脉微钙化活性（CMA）量化的整个冠状动脉的[18]F-NaF摄取量可独立预测冠状动脉事件，超过传统的风险分层方法（图18.6）。[18]F-NaF摄取还能识别随后显示冠状动脉钙化快速进展的冠状动脉节段。此外，较高的[18]F-NaF摄取可预测经皮腔内血管成形术后的外周动脉再狭窄。此外，[18]F-NaF在腹主动脉瘤的评估中也显示出其独立预测动脉瘤生长和未来临床事件的前景。

正电子发射计算机断层显像/磁共振成像（PET/MRI）

PET/MRI是一种新兴的成像技术，在某些应用中可能比PET/CT更具优势。其潜在优势包括增强软组织特征描述、提高评估心脏结构的能力、更好地评估心室功能，以及通过省略CT成像减少电离辐射暴露。此外，磁共振成像数据与正电子发射计算机断层显像数据同时获取，可更好地对两个数据集进行配准。

多个研究小组已证明PET/MRI评估动脉粥样硬化的可行性。Robson等概述了使用PET/MRI评估冠状动脉炎症和微钙化的专门方法。在一项动物研究中，Calcagno等提出了一种综合PET动态对比增强MRI（PET-DCE/MRI）方案，用于测量兔子主动脉斑块的

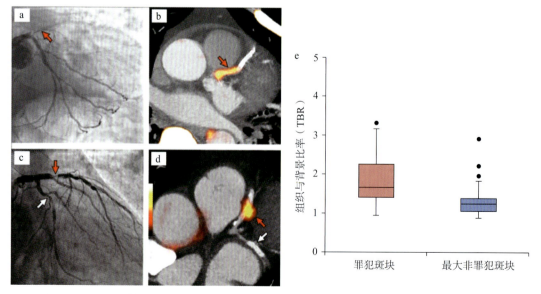

图18.5　罪犯冠状动脉病变[18]F-NaF摄取增加。近期发生心肌梗死（MI）的患者接受了[18]F-NaF-PET/CT检查。冠状动脉造影显示2例近期心肌梗死患者（a和c）的左前降支动脉病变（红色箭头）。在接受[18]F-NaF-PET/CT检查的同一患者（b和d）的相同位置显示了更高的生物示踪剂摄取。与非诱发病灶相比，同一患者的诱发病灶（e）具有更高的[18]F-NaF活性

晚期冠心病患者

^{18}F-NaF-PET 显示的冠状动脉疾病活动性：致命或非致命心肌梗死的唯一预测指标
（与钙化评分、冠状动脉管腔狭窄程度、风险评分和合并疾病无关）

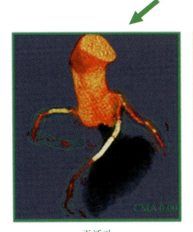
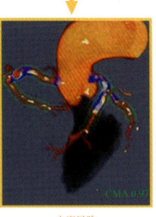
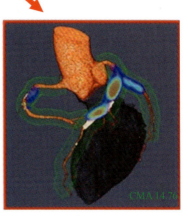

无活动
（CMA＝0）
随访时无心肌梗死继续药物治疗

中度风险
（CMA＝0.01～1.56）
密切观察

高活跃
（CMA＞1.56）
未来发生心肌梗死的风险增加8倍
加强治疗

图18.6　冠状动脉钙化的^{18}F-NaF-PET成像评估疾病活动性。在已知患有冠状动脉粥样硬化患者中，冠状动脉^{18}F-NaF摄取负担可预测未来的冠状动脉粥样硬化事件。冠状动脉微钙化活性（CMA）是通过^{18}F-NaF-PET评估的。根据示踪剂摄取量，将个体分为无疾病活性、低疾病活性和高疾病活性。^{18}F-NaF摄取量较高（即CMA＞1.56）的人未来发生心肌梗死的风险是正常人的8倍。尽管患有晚期冠状动脉疾病，但没有^{18}F-NaF摄取（即CMA＝0）的人在研究随访期间没有发生过心肌梗死。CMA.冠状动脉微钙化活性；^{18}F-NaF. ^{18}F氟化钠

炎症、新血管生成、通透性以及测试实验药物的疗效。此外，Senders等在实验兔身上采用了PET/MRI综合方案，以血管细胞黏附分子（VCAM）-1、凝集素样氧化低密度脂蛋白受体（LOX）-1和巨噬细胞甘露糖受体（MMR）为靶点进行斑块表型分析。该研究与使用其他临床认可的模式（如^{18}F-FDG、^{18}F-NaF和MRI）不一致。PET/MRI具有促进动脉粥样硬化多参数分析的潜力，包括斑块狭窄严重程度、血流动力学标志物、斑块组成和活性及心肌存活评估。

多模态分子成像方法

多模态分子成像技术的发展可获得详细的结构、功能和分子数据。将各种成像模式（如PET/CT、PET/MRI）结合在一起，可以获得病理生物学方面的见解，并有可能转化到临床领域。

重要的是，多模态、多器官成像可对跨越多个器官系统的疾病过程进行独特的评估。多项动物研究表明，骨髓造血活动会加速动脉粥样硬化。例如，Emami等利用^{18}F-FDG-PET/CT研究了造血组织（即骨髓、脾脏）在人类动脉粥样硬化疾病中的作用。研究人员对造

血组织中的^{18}F-FDG摄取进行了量化，并发现以下信息：①在近期患有急性冠脉综合征的个体中增高；②与循环炎症生物标志物及动脉炎症相关。此外，在一项针对513例既往无心血管疾病患者的补充研究中，造血活动可独立预测未来发生心血管疾病的风险，从而揭示了人类造血-动脉轴的存在。已通过PET 3′-脱氧-3′-[^{18}F]-氟胸苷（^{18}F-FLT）示踪剂进一步研究了造血组织与动脉粥样硬化之间的联系。通过使用^{18}F-FLT-PET，发现动脉粥样硬化患者的骨髓造血干细胞和祖细胞增殖更快，上述细胞和病变中的巨噬细胞在动脉粥样硬化斑块中的示踪剂摄取量增加。此外，多器官^{18}F-FDG-PET/CT成像已被用于证明慢性压力（一种已知的心血管疾病风险因素）与心血管疾病之间通过上述造血-动脉轴的联系。最近的一项研究表明，涉及杏仁核的压力相关神经活动（杏仁核是大脑显著性网络的重要组成部分）与随后发生心血管疾病的风险有着独立而紧密的联系。此外，媒介分析表明，它在一定程度上是通过以下途径实现的：↑杏仁核活动→↑骨髓活动→↑动脉炎症→↑心血管疾病风险。因此，分子成像还能为多系统生物机制提供独特而重要的见解。

临床应用

目前动脉分子成像的临床应用还很有限。[18]F-FDG-PET成像在临床上用于评估已知或疑似动脉炎的动脉炎症，这种应用得到了临床指南的支持。在广泛临床应用之前，需要进行大型前瞻性试验来确定该方法在预测后续心血管事件方面的增量价值。其中一项试验是"动脉[18]F-FDG-PET成像在心肌梗死病史患者中的预后价值"：PIAF（由国际原子能机构资助）正在对超过1200人进行动脉[18]F-FDG摄取与后续心血管事件之间关系的评估。同样，在广泛使用其他示踪剂之前，也需要对其摄取量与心血管疾病风险之间的关系进行评估。在获得这些数据之前，动脉粥样硬化的动脉分子成像在很大程度上仍将是一种研究工具。

结论

动脉粥样斑块生物学是动脉粥样硬化分子成像的一个令人兴奋的目标，它提供的功能性信息可提高我们对潜在病理生理学的认识。目前以炎症等病理生物学过程为目标的成像技术可改善风险评估，并可改进临床决策。分子成像技术在评估动脉粥样硬化中的炎症和其他重要病理生物学过程方面的不断发展，有可能提高治疗的个性化程度并改善预后。

第19章

冠状动脉疾病

James R. Pinney, Nandakumar Menon, and René R. Sevag Packard

概述

动脉粥样硬化是一种慢性炎症性疾病，其早期反应是内皮损伤引发的，随后血管黏附分子的表达和白细胞，特别是单核细胞/巨噬细胞，以及 T 淋巴细胞和树突状细胞向外膜的迁移、随后释放促炎细胞因子、蛋白酶和活性氧，以应对氧化低密度脂蛋白胆固醇（oxLDL）等改良脂质。由此产生的促炎症级联反应导致泡沫细胞的形成，并释放基质金属蛋白酶和其他蛋白水解酶（如凝血酶），从而导致高风险、易破裂的动脉粥样硬化斑块的形成。动脉粥样硬化斑块不稳定的病理特征包括：巨噬细胞/血管平滑肌细胞比率显著升高（CD68$^+$ 细胞占比 > 60% 而 α-SMA$^+$ 细胞 < 20%，比值 ≥ 3 : 1 提示炎症活跃期）；斑块内病理性新生血管形成（VEGF 和 CD31 高表达，微血管密度 > 15/HPF）；坏死脂质核心扩大（面积占比 ≥ 40% 时破裂风险增加 3.2 倍）；血管正性重构（重构指数 > 1.05 伴外弹力膜外扩）；斑块肩部进展（MMP-9 表达升高导致胶原降解，OCT 显示纤维帽连续性中断）；纤维粥样斑帽变薄（厚度 < 65μm 的高危标准，IVUS 显示回声衰减区域 > 180° 弧度）；以及炎症微环境诱导的早期点状微钙化（CT 值 130 ～ 350HU，von Kossa 染色阳性区域 > 5%），这种异位钙化虽为机体的代偿修复反应，却可能通过应力集中效应（有限元分析显示钙化边缘应力增加 2.5 ～ 4.8 倍）进一步削弱斑块稳定性——上述病理过程在影像学上表现为薄纤维帽粥样斑块（TCFA）特征，是急性冠脉综合征的重要前驱病变（OR = 6.8，95%CI: 4.3 ～ 10.7）。所有这些特征最终都会导致冠状动脉中的动脉粥样硬化病变发生渐进性炎症变化，这与斑块破裂和随后的急性冠脉综合征（ACS）风险增加直接相关。

目前有多种方法来描述心血管风险和评估冠状动脉阻塞，如冠状动脉计算机断层扫描（CT）血管造影术和正电子发射断层扫描（PET）心肌血流定量分析，这些方法现已成为临床上的常规方法。然而，随着我们对冠心病病理生物学认识的加深，分子影像学方法也随之发展起来，通过识别炎症活跃病变来改善冠状动脉疾病（CAD）的诊断、预后甚至治疗，从而为患者选择最佳的药物治疗方法，无论是否进行有创冠状动脉造影和血管再通术。事实上，为了确定疾病的特异性细胞和分子特征，20 年来，人们开发并使用了基于核医学的示踪剂来描述高危冠状动脉疾病的特征。在此，我们回顾了最成熟的分子示踪剂，并介绍了基于 CAD 图像的风险评估正在进行的研究领域。

^{18}F-氟脱氧葡萄糖（FDG）代谢活动成像

最初的分子 CAD 成像研究是利用葡萄糖类似物 FDG 进行的。FDG 是一种正电子发射的放射性核素，已广泛应用于分子成像，利用 PET 评估炎症和肿瘤过程。静脉注射后，FDG 会被细胞中的葡萄糖转运蛋白（主要是 GLUT1）吸收，并被己糖激酶磷酸化为最终代谢物形式 FDG 磷酸盐，后者不能被代谢，会滞留在细胞中。因此，FDG 可作为葡萄糖代谢的标记物，并可浓聚在代谢活动增加的组织。动脉粥样硬化中导致 FDG 增加的确切细胞仍不明确。体外分析动脉粥样斑块结合细胞群的葡萄糖利用和代谢显示，细胞因子的直接炎症激活并不会增加局部巨噬细胞的 FDG 代谢，而是会增加血管平滑肌和内皮细胞的 FDG 代谢。此外，模拟缺氧环境的细胞研究增加了巨噬细胞的葡萄糖转运，从而增加了 FDG 摄取。尽管生物学尚未完全明了，但由于其与局部巨噬细胞代谢活动相对增加的相关性，FDG-PET 成像在标记具有活动性炎症的动脉粥样硬化疾病方面的应用很快引起了人们的兴趣。FDG-PET 可在动脉粥样硬化疾病过程的早期无创检测高代谢巨噬细胞和（或）高糖代谢平滑肌，这为 CAD 风险评估提供了重要工具。其他研究表明，动脉粥样硬化斑块中的 FDG 摄取与巨噬细胞密度和炎症直接相关。

FDG成像用于CAD检测和风险预测

早期研究表明，大动脉的FDG摄取与CAD之间存在正相关。此外，FDG摄取增加可代表重大不良心血管事件风险的增加。此外，氟代脱氧葡萄糖（FDG）摄取增强可作为主要不良心血管事件（MACE）风险升高的有效替代标志物。特别值得注意的是，急性冠脉综合征（ACS）发作后，罪犯病变部位的FDG摄取会在短期内显著增加，这证实了该成像策略在识别后续高危斑块及分期血运重建潜在高效靶点方面的临床价值。最新研究进一步表明，基于FDG-PET的预测方法可显著提升ACS发病率评估效能，其预测优势在无已知冠状动脉疾病（CAD）病史患者群体中尤为突出。该组患者按目标–背景比值（TBR）水平，被细分为三等分组，4年后的结果显示，TBR最高组的不良冠状动脉事件增加了四倍多。同一亚组患者的冠状动脉钙化（CAC）评分也显示出与心血管疾病的高度相关性，CAC评分＞100分的风险增加了三倍多。然而，当将TBR分层与CAC评分进行对照时，FDG-PET摄取的预测值与CAC评分无关，这凸显了每种方法在表达动脉粥样硬化特征方面都能提供独特的价值。

尽管FDG-PET具有这些令人鼓舞的特点，但要将其从一种非特异性炎症标记物转变为冠状动脉粥样硬化的可靠标记物，还面临着分辨率、标准化图像处理方案的开发及难以抑制周围心肌背景信号等方面的限制。早期验证FDG-PET识别动脉粥样硬化的尝试主要针对大动脉，结果显示颈动脉的示踪剂摄取与炎症程度和组织学的巨噬细胞密度直接相关。值得注意的是，该研究并未发现示踪剂摄取量与斑块大小或高血压、血脂异常或糖尿病等并发症之间存在可靠的相关性。

尽管存在这些挑战，但这些早期研究表明，血管FDG摄取可在连续检查中重复进行，再现性很高，而且可通过他汀类药物等抗炎药物改变。研究人员通过测量左冠状动脉主干4个区域的最大标准化摄取值（SUV），得出冠状动脉平均SUV值，并与上腔静脉摄取值归一化，得出定量的靶–背景比值（TBR），结果显示在使用高强度他汀类药物进行12周治疗后，动脉TBR值下降了20%。对左主干冠状动脉近端FDG摄取测量可靠性的评估表明，将FDG应用于下游心外膜冠状动脉有助于评估疾病进展和治疗效果。

随后的研究将FDG冠状动脉成像与ACS患者的有创血管造影进行了对比验证。在有创血管造影后接受FDG-PET检查的患者中，发现罪犯部位、主动脉远段甚至升主动脉的示踪剂摄取量增加，这表明FDG-PET在检测局部和全身炎症方面具有实用性，炎症可破坏高危病变的稳定性，导致不良心血管事件的发生。通过

FDG-PET成像突出显示梗死后数天或数周内的这些高危病变，可帮助了解后续ACS风险增高的患者，使这些患者从更积极的治疗中获益。在稳定型心绞痛患者的动脉粥样硬化区域也发现了示踪剂摄取增加的现象，这凸显了FDG-PET识别后续重大心血管事件风险的潜在预测价值（图19.1）。其他研究评估了积极改变危险因素后FDG摄取的时间变化，结果表明，在为期17个月的生活方式调整（包括饮食咨询、医师指导的运动和减肥）后，FDG阳性部位最多可减少65%，这表明了核素成像引导的斑块稳定机制。这与总胆固醇、低密度脂蛋白（LDL）胆固醇、舒张压和体重指数的显著下降（尽管幅度很小）以及高密度脂蛋白（HDL）胆固醇的小幅度上升有关。

冠状动脉粥样硬化中FDG成像的局限性

冠状动脉粥样硬化的FDG-PET评估面临多项技术挑战。最值得注意的是，PET成像受限于光子检测的有限分辨率，只能达到4～6mm的范围。在大血管（≥1cm），如主动脉和颈动脉，可精确观察到动脉粥样硬化中的FDG摄取，且易于量化。相反，心外膜冠状动脉的直径通常为2～4mm，并向远端血管逐渐变细，这限制了该技术在识别小血管或远端血管病变的可靠性。与计算机断层扫描（CT）成像的联合配准有助于改善病变识别和定位；然而，冠状动脉血管中固有的运动伪影会使这一功能受到进一步挑战。早期将PET扫描仪与磁共振成像联合显像显示出分辨率有望提高。

这些挑战在右冠状动脉（RCA）成像时尤为突出，因为右冠状动脉在心动周期中会发生明显的运动。评估理想心电图定位算法的研究表明，RCA在平面内的平均位移为24.1mm，而左前降支动脉（LAD）和左回旋支动脉（LCx）的位移分别为3.6mm和15.0mm。因此，RCA病变识别的可重复性较差，信噪比较高。一项研究试图在稳定型CAD患者或ACS患者经皮介入治疗后将FDG-PET与CT血管造影联合成像，以验证FDG-PET识别冠状动脉炎症的能力。在50%发生ACS的患者中，FDG-PET信号在罪犯病变中并没有增加，这引起了人们对这种非特异性标记物可靠检测高危动脉粥样硬化斑块敏感度的担忧（图19.2）。斑块的FDG摄取取决于微环境氛围和存在的主要细胞类型，可用它区分静止病变和代谢活跃病变的研究对象。

虽然低空间分辨率、运动伪影和有限的示踪剂特异性干扰了使用FDG-PET成像进行可靠的冠状动脉斑块检测，但一个常见的技术挑战是FDG被心肌强烈摄取，这降低了其临床实用性。膳食因素和可用的能量来源也会影响心肌细胞的新陈代谢，缺乏可用的血糖会使能量转向游离脂肪酸的消耗，同时氧化代谢代偿性下降。然

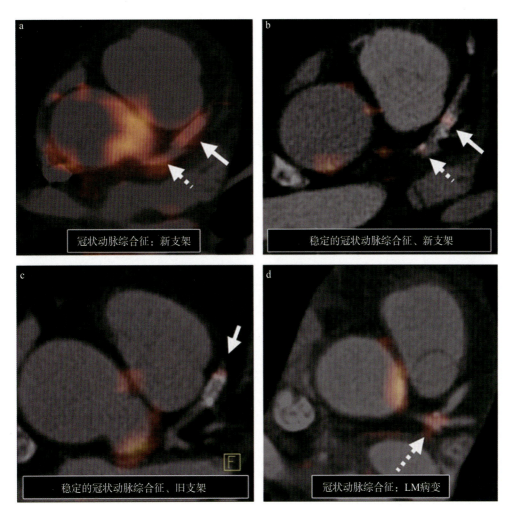

图19.1 显示冠状动脉FDG摄取的 ^18F-FDG-PET/CT 共聚焦图像。a. ACS患者左主干（虚线箭头）和LAD支架部分（实线箭头）的灶性摄取；b.冠状动脉疾病稳定期患者左主动脉（虚线箭头）和左主动脉支架部分（实线箭头）的混合斑块中轻度FDG摄取；c.在造影前数月置入支架的左主动脉有轻度FDG摄取；d. ACS患者左主干分叉处的灶性FDG摄取（Rogers等授权转载）

而，区分生理性心肌葡萄糖摄取和冠状动脉内巨噬细胞的病理性代谢活动在实践中具有挑战性，需要适当的采集方法和患者准备方案。

要解决这个问题，需要优化动脉壁的FDG摄取的TBR。此外，这些方案必须标准化，以便在不同的扫描仪和探测器上，以及随着患者病情、合并症和药物治疗的变化而变化的成像都能对其进行解释。成像方案的标准化包括充分的饮食准备以抑制心肌的FDG摄取、一致的FDG剂量给药、改进的数据采集硬件和处理算法及规范的成像时间，这些都将大大提高FDG-PET检测冠状动脉粥样硬化的能力。这就需要建立一个标准化摄取值（SUV），以客观量化FDG结合和信号强度，从而得出可重复的结果。SUV是组织放射性浓度与注射剂量和患者体重的数学比值。SUV（标准摄取值）的计算是无单位的，它是一个无量纲的比值。其定义为：

$$SUV = \frac{组织中的放射性浓度（kBq/ml）}{注射剂量（MBq）/患者体重（kg）}$$

由此计算出TBR，即感兴趣区域的SUV与先前定义的背景区域的SUV之比。由于不同成像系统和机构的操作规程存在差异，SUV的标准化测定受到了挑战。一般做法是通过平均目标动脉壁的像素计数，选择感兴趣区的最大或平均SUV区域，然后通过测量SUV（通常在静脉血池中）将其归一化为血池摄取量。这种系统量化方法还受到FDG摄取随时间变化的自然变异性、患者因素及代谢或示踪剂分布变异性的限制。此外，由于PET容易受到探测器空间分辨率造成的部分容积效应的影响，当冠状动脉远端尺寸接近有限像素分辨率时，FDG摄取量就难以确定。用户偏差因素（如图像分割和感兴趣区域识别的差异）进一步加剧了这一问题。

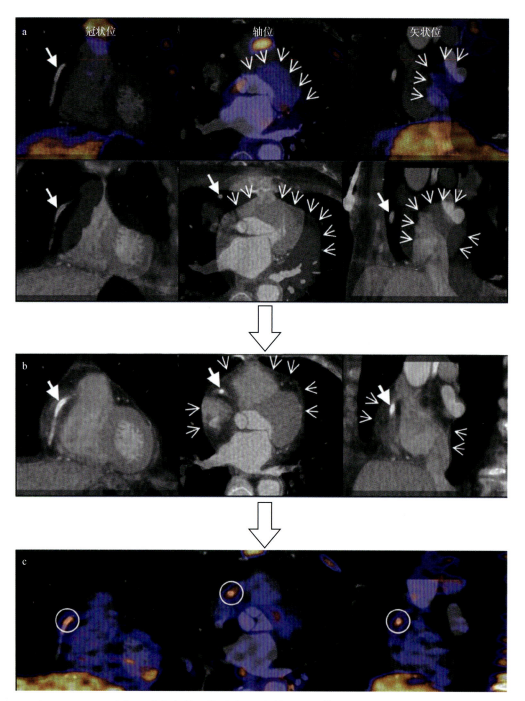

图19.2   一名RCA STEMI支架近端患者的冠状动脉CT血管造影和^{18}F-FDG-PET共聚焦图像。a.上行显示的是带有FDG-PET摄取的冠状动脉CT血管造影叠加。下行显示冠状动脉CT血管造影与非对比心脏CT的重叠。粗箭头表示RCA支架。细箭头表示FDG-PET或非对比心脏CT与CT血管造影对比的心脏轮廓，显示图像偏移。b.以支架位置为坐标标记（粗箭头），冠状动脉CT血管造影和非对比心脏CT进行了联合注册，并改进了叠加（细箭头）。c.叠加后的FDG-PET图像显示，支架部位（圆圈）的FDG摄取共聚焦得到改善

标准化FDG方案以改进冠状动脉粥样硬化成像

为了克服这些技术限制，人们提出了各种冠状动脉FDG-PET方案，以实现输出结果的标准化。这些方法包括通过计算运动校正技术减少心脏和呼吸运动造成的模糊，建立心脏和呼吸门控，以及开发三维和四维PET成像方案，这些方法共同实现了受控模型研究中毫米级的

精确度。不过，值得注意的是，这些方法都有人为引入信号偏差或降低信号检测限的代价。

充分的患者准备至关重要。这意味着要严格按照高脂肪低糖饮食的要求为患者做好准备，以诱导脂肪酸代谢，抑制不良的心肌FDG摄取，从而提高冠状动脉粥样硬化FDG的检测率。为了获得较高的信噪比，检查方案

要求在检查前 1～3 天完全禁食所有糖类来源，包括水果、蔬菜、面包和淀粉以及任何甜食，同时进行高蛋白和高脂肪饮食，然后在检查前 12 小时内禁食。在门诊环境中对这些方案进行监测具有挑战性，可能会导致依赖于患者严格遵守复杂方案的变异结果。然而，有一组研究表明，通过在检查前为患者提供结构化膳食方案，研究质量提高了 6 倍。

虽然许多技术挑战，如心肌、平滑肌和其他炎症条件的非特异性吸收，可能会限制 FDG 的用途，但它仍将是监测和检测高危患者群体中进行性冠状动脉粥样硬化疾病的可行替代方法。

微钙化的 ^{18}F-NaF 成像

最近研究 ^{18}F 氟化钠（NaF）作为分子 PET 示踪剂用于冠状动脉粥样硬化评估的工作尤其引人关注。NaF 用于诊断骨质流失和骨转移已有几十年的历史，而在主动脉钙化的硬膜内动脉粥样硬化病变的定位中偶然发现 NaF 则提供了新的机会，而基于 CT 的 CAC 评分已经得到了很好的证实，该评分与心血管不良后果有明显的联系。

NaF 通过取代羟基磷灰石钙盐晶体上的羟基来结合其分子目标，使其能够吸附到钙沉积物的表面。在动脉中与易受影响的分子靶点结合时，NaF 可帮助人们了解特定病变的斑块破裂风险和不良心血管后果，从而帮助识别 ACS 风险较高的患者。事实上，NaF 能够识别微小斑块或有不稳定和破裂风险的斑块，这可能会改变个体风险评估及对患者进行医疗和介入治疗的方式。此外，在 215 例动脉（非冠状动脉）病变中，仅有 6.5% 的病变区域同时摄取 NaF 和 FDG，因此，这两种方法具有潜在的互补作用。NaF 的其他优点还包括：生产工艺相对简单、半衰期为 110 分钟、快速分布并从血池中清除，最重要的是，心肌摄取可忽略不计，这有助于观察目标动脉结合位点。

一项针对全系统动脉钙化的研究表明，在 254 个示踪剂摄取的动脉病变中，88% 的病变在 CT 基础上与 PET- 的 NaF 信号位置一致。但相比之下，CT 标记的钙化部位中只有 12% 被发现摄取 NaF，这表明 NaF 示踪剂的摄取不仅仅取决于动脉钙沉积的存在。一些钙化病变没有显示出明显的 NaF 摄取，而且在传统 CT 成像模式下，在没有可见钙化的区域也能检测到信号，这表明 NaF 与血管钙化的结合程度与可结合的钙晶体表面积成正比。事实上，与大钙化相比，微钙化（定义为直径 ≤ 60μm 的斑块嵌入沉积物）具有更高的可结合表面积与体积比。这些早期微钙化由羟基磷灰石的纳米晶核组成，表明动脉粥样硬化颗粒的代谢活跃，并为 NaF 结合提供了较高的表面积。随着时间的推移，钙沉积凝聚成更稳定的大钙化，形成增厚的纤维层。这些成熟病变的破裂风险较低，虽然体积较大且可能限制血流，但被认为是斑块破裂风险较低的病变。此外，体积较大的大钙化为 NaF 分子结合提供的羟基磷灰石表面积较小，这就解释了为什么这些更稳定的成熟病变在使用 NaF 进行分子成像研究时相对稳定。

这种关键的定性区分有助于进一步研究钙化、成熟病变的特征，由于缺乏活跃的炎症，这些病变发生不良心血管事件的风险可能较低，而微钙化则会促进斑块破裂（图 19.3）。炎症的早期阶段会出现点状、僵硬的微钙化，通过这种弹性模量的局灶梯度成为局部应力集中的巢穴，从而增加周向应力及内膜撕裂和斑块破裂的风险。纳米结晶结构中羟基磷灰石成核位点的相对增加促进了 NaF 的结合，并表明 NaF 成像作为评估高风险炎症斑块生长的病变特异性的价值。

NaF 在冠状动脉粥样硬化成像中的临床应用

最近，有几项研究试图将有心绞痛症状或近期心肌梗死患者的 NaF 结合与已知的罪犯病变联系起来。在一项对因稳定型心绞痛（40 人）、急性心肌梗死（40 人）或因无症状颈动脉疾病接受颈动脉内膜剥脱术（12 人）而接受有创血管造影术的 92 例患者的冠状动脉和颈动脉 NaF 摄取量进行的研究中，发现 100% 的颈动脉斑块破裂和 93% 的导致 ACS 的罪犯病变都有 NaF 摄取量增加。与血管内超声评估结果相比，45% 出现稳定型心绞痛的患者有局灶性 NaF 摄取，与重塑、微钙化和坏死核心大小等高风险特征呈正相关。此外，这些病变中有 72% 被认为是非阻塞性的，血管造影显示狭窄程度小于 70%，这表明 NaF 可在出现血流动力学意义上的血管狭窄之前识别高风险病变。在同一项研究中，还进行了 FDG 成像，结果凸显了这种传统分子示踪剂的局限性，尽管充分抑制了心肌组织摄取，但仍无法对近 50% 患者的血管区域进行解释，而且仅有 10% 的患者在梗死后出现局灶摄取（图 19.4）。

与有创血管内超声联合报道还显示，NaF 摄取与已知的高危特征密切相关。在高强度钙化的边界区域，NaF 摄取增加，这与微钙化和钙化纤维瘤及重塑和坏死组织增加有关。进一步的研究还发现了有助于识别高风险斑块的补充成像特征。例如，NaF 摄取与冠状动脉 CT 上的低关注度斑块所识别的冠状动脉周围脂肪组织共聚焦，并且经常在 ACS 罪犯附近被识别出来。虽然冠状动脉 CT 上 CAC 评分升高和存在高风险、部分钙化或低钙化斑块与 NaF 摄取量成正比，但存在阻塞性疾病［左主干或左前降支（LAD）近端动脉狭窄 ＞70% 或 ＞50%］并不能预测 NaF 最大 TBR 的增加，这凸显了其在个体化风险评估中的补充性定性信息。

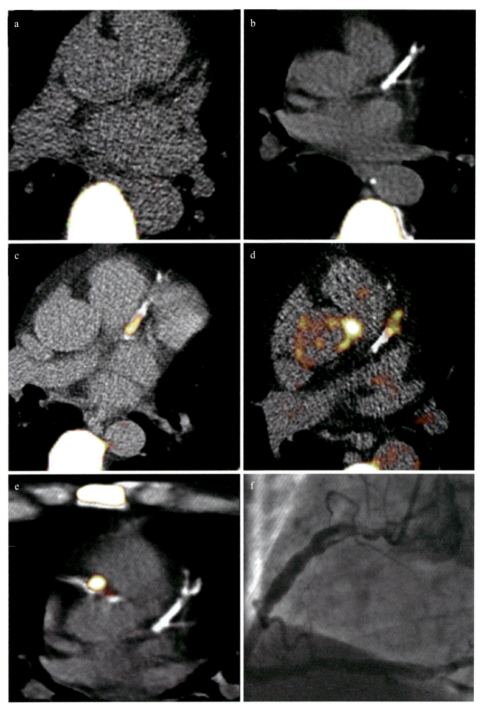

图 19.3　显示冠状动脉摄取的 ^{18}F-NaF-PET/CT 共聚焦图像。a. 无冠状动脉钙化的患者未见摄取；b. 患者左上动脉广泛钙化，无 NaF 摄取；c. 患者左上动脉广泛钙化，伴局灶性 NaF 摄取；d. 患者左上动脉钙化，钙化段附近有 NaF 摄取，提示微钙化扩大；e. 近期在 RCA 区域发生 ACS 的患者，RCA 近端有相应的 NaF 摄取；f. 患者的血管造影；e. 显示与 NaF 摄取区域相对应的 RCA 近端有溃疡斑块和血栓（经授权转载自 Dweck 等）

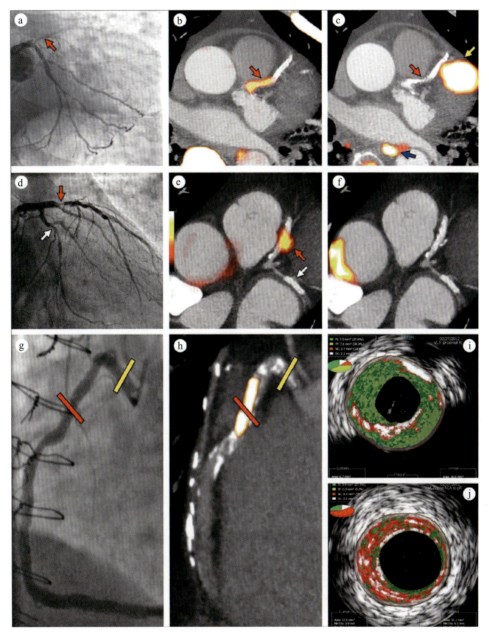

图 19.4　CAD 患者的 ^{18}F-NaF 和 ^{18}F-FDG 摄取比较。a. LAD STEMI 近端患者的冠状动脉造影；b. NaF-PET 显示近端 LAD 高吸收；c. FDG-PET 在 LAD 近端病变处无明显局灶摄取。黄色箭头表示 LAD 分布的心肌摄取，蓝色箭头表示食管摄取；d. LAD 近端 ACS（非 STEMI）（红色箭头）和 LCx（白色箭头）旁路非罪犯 CAD 患者的冠状动脉造影，两者均已置入支架；e. NaF 摄取显示在罪犯的 LAD 支架中，而在旁路的 LCx 支架中无明显摄取；f. FDG-PET 在同一患者的罪犯 LAD 或旁路 LCx 中均无示踪剂摄取；g. 冠状动脉造影显示，一例稳定型心绞痛患者的 RCA 近端至中段存在非梗阻性病变；h. NaF-PET 显示，RCA 中段病变（红色）有示踪剂摄取，但 RCA 近端（黄色）没有；i. NaF 阴性病变的血管内超声显示主要为纤维脂肪浸润（绿色）和融合性大钙化（白色），无明显坏死（红色）；j. NaF 阳性病灶的血管内超声显示微小钙化（白色）和明显的坏死核心（红色），符合高风险特征（经 Joshi 等授权转载）

NaF成像在前瞻性风险评估中的应用

其他工作试图确定NaF成像在前瞻性试验中的用途，以预测即将面临破裂和随后发生心肌梗死风险的病变。关于年龄、男性和低高密度脂蛋白血清浓度与NaF摄取增加相关性的初步报告提供了信号强度与不良心血管事件风险的直接相关证据。

一项研究对293例因无症状稳定型心绞痛或近期心肌梗死而接受NaF成像、冠状动脉CT联合成像和有创冠状动脉造影术的患者进行了评估。通过量化冠状动脉血管的整体NaF摄取，发现69%受试者的NaF信号不为零。在42个月内，7%的受试者发生了致命或非致命性心肌梗死，所有受试者的NaF摄取量都有所增加，而没有阳性NaF信号的受试者中没有人发生不良心血管事件。虽然研究期间的总体事件数量较少，但值得注意的是，无论是CAC评分还是冠状动脉CT上是否存在阻塞性病变，都不能预测随后的心肌梗死。事实上，在这项研究中，只有NaF摄取在统计学上对不良心血管事件有显著的预测作用，而几种标准的临床评分系统都未能显示出可靠的预后联系。此外，NaF TBR升高对后续心肌梗死风险的危险比为4.6，具有统计学意义。

第二项规模较小的研究对NaF-PET成像与冠状动脉CT进行了核心登记，用于前瞻性评估2年随访期间的不良冠状动脉事件。在完成随访的32例患者中，11人发生了冠状动脉事件，分析表明在初始评估期间NaF成像的摄取量显著增加。此外，在所有NaF摄取增加的患者中，还发现了与CAC评分增加以及冠状动脉CT上出现部分钙化或高风险斑块特征（定义为低密度＜30 Hounsfield单位，或重塑指数＞1.1）相关的情况。虽然该研究中的大多数患者在冠状动脉CT上都发现了基线阻塞性病变（定义为2mm区段，狭窄程度≥50%），但在其中2例冠状动脉事件中，冠状动脉CT并未显示罪犯病变的阻塞性狭窄，而在介入治疗前，罪犯部位的NaF摄取增加，这意味着分子NaF成像在高危患者中可能起到补充作用。

基于NaF的策略还有助于将通过CAC评分等方式确定为高风险的患者区分为具有稳定、成熟冠状动脉钙化的患者，而不是具有活跃炎症和伴有微钙化的患者，后者可能受益于更积极的干预措施。不过，要确定NaF识别代谢活跃的高危冠状动脉粥样硬化病变的能力，还需要进行强有力的前瞻性临床研究。

局限性和未来方向

尽管NaF的早期结果和成像相关性很有前景，但其他研究显示示踪剂摄取量增加的关联性并不明显。事实上，一项对88例糖尿病患者进行NaF-PET前瞻性成像的研究未能像预期的那样在此类高危人群中发现大量潜在的高危斑块，目前正在进行更多的研究，以改进成像后的长期临床监测，识别有心脏事件的受试者，从而更好地阐明这种可能性。在一些临床中心，辐射暴露的增加可能也会造成限制，基线NaF-PET/CT扫描的辐射量为8～9mSv。PET空间分辨率为3～4mm的限制也可能妨碍NaF对较小的局灶性动脉粥样硬化斑块进行个体化评估。最终，还需要进行更长期的前瞻性临床研究，以更好地了解NaF-PET成像在动脉粥样硬化疾病中的预后作用，以及NaF-PET作为一种补充工具在筛查和连续评估高危患者群体中可能发挥的作用。

^{68}Ga-Pentixafor用于CXCR4炎症成像

这项工作最有希望的进展之一是发现了CXC-motif趋化因子受体4（CXCR4），它与相关配体CXC-motif趋化因子配体12（CXCL12）结合，与缺血性损伤模型中出现的白细胞介导的炎症过程相关。对炎症性冠状动脉斑块的组织学评估显示，CXCR4阳性的白细胞群主要是单核细胞/巨噬细胞，但在动脉粥样硬化区，平滑肌细胞、内皮细胞、T细胞、B细胞和血小板群也显示出显著的CXCR4表达。

CXCR4信号通路

CXCR4是一种跨膜G蛋白偶联的趋化因子受体，与多种炎症和自身免疫病及癌症进展有关，已被作为阻断转移的潜在治疗靶点。此外，CXCR4信号轴还通过其在平滑肌和内皮祖细胞的发育和生长中的作用，被认为与冠状动脉斑块的演变有关。内皮细胞和平滑肌细胞融入CXCR4信号通路的确切途径尚未完全确定，但它似乎在帮助血管微损伤区域招集炎症细胞群，最终导致内皮细胞增殖和血管床修复方面发挥着平衡作用。CXCR4与动脉粥样硬化斑块和早期心肌梗死区巨噬细胞的活化和聚集有关（图19.5）。事实上，这一过程在动脉粥样硬化斑块的整个发展过程中都是累积性的，因此有望成为评估心血管疾病高危患者的靶向分子。随着巨噬细胞密度的增加，由于细胞因子和巨噬细胞相关蛋白酶（如基质金属蛋白酶）的释放，发生血栓事件的风险也会增加，从而损害薄纤维帽并导致局部进一步炎症。CXCR4可靶向性与晚期动脉粥样硬化斑块的关键细胞紧密相连，与目前较为成熟的示踪剂（如FDG和NaF）相比，它具有更高的特异性和更窄的信号带宽。更令人感兴趣的是，早期动物研究已经评估了使用小分子药物〔如异位拮抗剂AMD3100（Plerixafor）〕阻断CXCR4的治疗潜力，如果在急性心肌梗死后狭窄的治疗时间窗内给药，甚至可以改善急性心肌梗死后的功

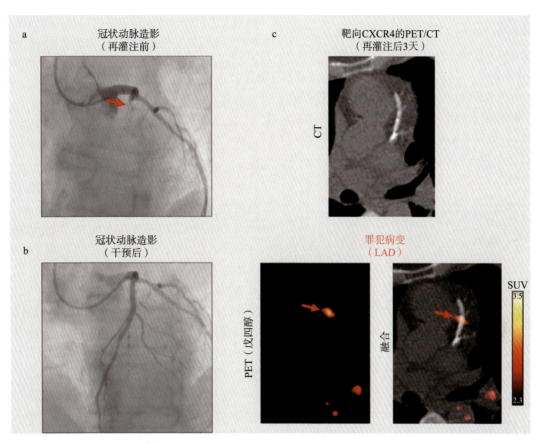

图19.5 再灌注后ACS患者的⁶⁸Ga-Pentixafor摄取。a.冠状动脉造影显示LAD急性闭塞（红色箭头）；b.冠状动脉造影显示支架置入后LAD再灌注；c.融合Pentixafor-PET/CT扫描显示LAD支架中段有局灶性示踪剂摄取（红色箭头）（转载自Derlin等）

能和恢复。

冠状动脉粥样硬化中的CXCR4核医学成像

为了利用这一前景广阔的分子靶点，我们开发了⁶⁸Ga-Pentixafor放射性示踪剂，作为CXCR4的高度特异性配体。早期研究通过比较新近诊断为ACS的患者在心脏磁共振成像（cMRI）上摄取Pentixafor与心肌炎症的一致性，证明了这种靶向放射性示踪剂的潜在临床用途，提示CXCR4信号传导在促进炎症重塑中的作用。虽然示踪剂摄取并非遍布该人群中的所有受试者，但所有Pentixafor阳性区段都对应于磁共振成像上的梗死区域，而且摄取量似乎与肌钙蛋白升高水平测量的梗死范围成正比，这是对Pentixafor成像临床应用概念的早期证明。

我们还进一步研究了Pentixafor摄入量与高风险患者人口统计学特征之间的关系。在一项对38例因肿瘤而接受Pentixafor-PET显像的患者进行的回顾性研究中，对胸部的大动脉和分支进行了评估，结果表明，炎性斑块巨噬细胞的动脉摄取可能有助于突出有冠状血管疾病的区域。在另一项研究中，根据示踪剂摄取平均TBR的定义，在预先指定的动脉节段中超过Pentixafor示踪剂摄取平均阈值的患者，其合并症（如糖尿病、高血压、高脂血症和既往已知心血管疾病史）发生率明显较高，这表明该技术有能力在心血管疾病风险较高的患者中识别高危病变。在高TBR组中，这些危险因素的发生率往往至少高出4倍，事实上，在具有任何动脉粥样硬化疾病高危人口学特征的患者中，示踪剂摄取量总体上增加了12%。Pentixafor信号强度与高危特征之间的这种"剂量依赖"关系也有助于确定示踪剂摄取的相对临界值，用于识别潜在破裂风险高的斑块。

与临床综合征的联系，大量研究对Pentixafor摄取与动脉新内膜钙化的共定位进行了评估。一项对接受Pentixafor-PET/CT成像检查的患者进行的回顾性分析表明，近34%的Pentixafor摄取部位在CT上也发现有钙化，但相反，只有7%的动脉钙化病变显示有Pentixafor摄取。

¹⁸F-FDG和⁶⁸Ga-Pentixafor成像比较

与更成熟的示踪剂（如FDG）相比，Pentixafor示踪剂的摄取曲线在评估动脉粥样硬化方面有明显的相似之处，也有明显的不同之处。在一项对92例接受FDG和Pentixafor造影的患者进行的回顾性研究中，两种示踪剂都显示出与动脉钙化程度成反比的相似摄取率，与严重钙化病变相比，未钙化、代谢活跃病变的平均TBR高出30%以上（Pentixafor为1.4 vs. 1.9，FDG为1.1 vs. 1.5）。相反，35%的患者表现出Pentixafor摄取而无FDG摄取，这表明该示踪剂可用于识别病灶巨噬细胞代谢活动以外的因素。然而，由于在临床评估中无法对冠状动脉血管进行活检，迄今为止的Pentixafor研究缺乏对摄取示踪剂的细胞群的组织病理学证实。为解决这一问题，我们对尸体心脏样本或颈动脉内膜切除术的外植体进行了评估。这些研究证实，在动脉粥样硬化区域存在高密度的CXCR4阳性细胞，而在健康的血管节段却没有明显的CXCR4表达（5%CXCR4阳性细胞，而健康血管节段的细胞数量可忽略不计）。有趣的是，这些体外分析还确定了Pentixafor摄取强度与无症状颈动脉疾病之间的直接相关性（无症状病变中15%的CXCR4阳性细胞与无症状病变中2%的CXCR4阳性细胞），这进一步表明CXCR4靶向成像能够识别病变动脉中与临床相关的炎症区域。

CXCR4靶向成像的临床应用

在为早期测试CXCR4拮抗剂而设计的心肌梗死动物模型中，Pentixafor摄取强度与梗死后时间直接相关，梗死后3天信号强度最高，这与炎症聚集到梗死区的时间一致。最近，一些研究小组在对已知患有CAD或新近ACS的患者进行的前瞻性研究中证明了CXCR4靶向核成像的临床实用性。用与cMRI共存的Pentixafor成像对脑梗死后的人类受试者进行评估，结果表明在梗死动脉节段的摄取量增加，摄取强度与缺血的严重程度相关，缺血的特点是水肿和晚期钆增强。然而，这种相关性作为ACS而非继发性心肌梗死预测指标的普遍性仍有待研究。一项研究对37例急性ST段抬高型心肌梗死（STEMI）患者在接受支架再灌注后1周内的图像进行了分析，结果表明，支架置入后的罪犯病变和非罪犯、非支架置入区域的Pentixafor摄取均被量化（图19.6）。虽然两者都表现出明显的摄取，但与支架置入的非钙化病变相比，支架置入的罪犯病变在确定的感兴趣区内的最大SUV高出30%以上，与非支架置入的非钙化病变相比则高出60%以上，这表明部分CXCR4活性也可能归因于血管再通造成的直接血管内损伤。

目前正在采用一种治疗方法，评估利用CXCR4通路治疗急性心肌梗死的可能性。诱导小鼠心肌梗死后，Pentixafor的摄取量在心肌梗死后数小时内即可在

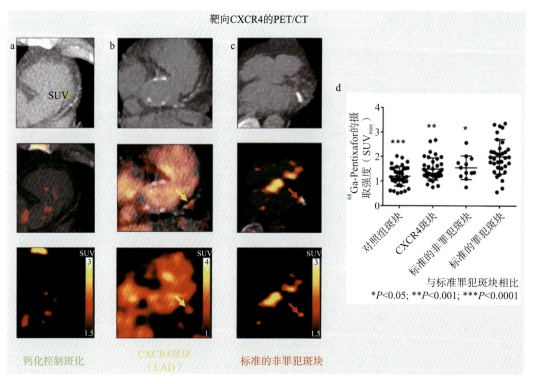

图19.6　不同冠状动脉斑块的^{68}Ga-Pentixafor摄取（上排＝CT扫描，下排＝Pentixafor-PET，中排＝融合图像）。a.钙化的左冠状动脉斑块无Pentixafor摄取；b.部分钙化病变，近端LAD有Pentixafor摄取（黄色箭头）；c.非钙化病变支架部分的Pentixafor摄取；d.对照钙化斑块中Pentixafor摄取强度与Pentixafor阳性斑块的散点图显示，罪犯支架病变中的Pentixafor摄取强度最高，非罪犯支架病变中的Pentixafor摄取强度最低，稳定钙化斑块中的Pentixafor摄取强度最低（经授权转载自Derlin等）

心肌梗死区测量到，并在1～3天达到峰值，随后在1周内降至基线水平。有趣的是，心肌梗死后出现灾难性并发症（如心室破裂）的受试者与存活的受试者相比，在心肌梗死后3天，梗死心肌的示踪剂摄取量高出30%，这表明CXCR4的持续激活产生了病理后果。事实上，在梗死后第3天使用CXCR4受体结合的竞争性抑制剂AMD3100可使心室破裂的发生率降低3倍（8% vs. 23%），并且与接受治疗的受试者相比，长期心室功能得到改善。此外，在不影响梗死大小的情况下，左心室射血分数提高了15%。然而，为了证明CXCR4信号级联的动态和多方面作用，在梗死后7天才接受治疗的受试者实际上会增加左心室破裂的风险（31% vs. 8%），而在第3天炎症高峰期接受治疗的受试者却没有获得改善心室功能的益处。这些观察结果表明，CXCR4可用于识别因延迟并发症风险增加而可能受益于更先进疗法的持续或严重炎症受试者。事实上，对50例急性心肌梗死患者的回顾性评估表明，心肌梗死后3～5天的Pentixafor摄取强度与数月后的心室功能成反比（射血分数与CXCR4 SUV最大值的相关系数为 -0.41）。

尽管CXCR4信号通路的特异性在有针对性地识别高危动脉粥样硬化病变方面已显示出希望，但人们对CXCR4在其他局部细胞类型中发挥的作用不完全了解和多样化功能仍有待进一步研究。在动物模型中，成熟内皮细胞和平滑肌细胞中CXCR4的表达与动脉壁完整性和内皮屏障功能的维持有关，这凸显了在评估CAD时基于Pentixafor的成像解释临床背景和补充数据的重要性。

新出现的示踪剂

对疾病病理生物学的不断了解、新型分子示踪剂的

鉴定及成像技术的改进将继续推动使用靶向分子示踪剂对动脉粥样硬化进行PET成像的实用性。此外，这还有助于开发以病变特异性方式确定不良事件风险的预测算法和斑块稳定的监测方法。目前正在研究其他几种PET放射性示踪剂，它们通过核苷酸和磷脂的生物合成等代谢途径以及内皮活化和免疫细胞聚集的标记物来靶向动脉粥样硬化。

在动脉粥样硬化免疫激活的作用下，进入增殖阶段的细胞需要核苷酸作为构建模块。一项对小鼠、兔和人类的研究表明，动脉粥样硬化患者对[18]F标记的胸苷（[18]F-FLT）的摄取量明显高于对照组。同样，利用增殖巨噬细胞中胆固醇、脂肪酸和磷脂的生物合成，[11]C和[18]F标记的胆碱（一种磷脂前体）在小鼠和人类中显示出动脉粥样硬化斑块摄取量增加。除了针对代谢途径的探针外，研究人员还在探索动脉粥样硬化过程中上调的细胞表面分子，用于分子PET成像。在小鼠和人类中，与[18]F-FDG相比，[68]Ga-DOTATATE显示了极好的特异性和卓越的冠状动脉病变鉴别特征。[68]Ga-DOTATATE是体泌素类似物octreotideth的衍生物，靶向巨噬细胞中上调的体泌素受体亚型 -2。在人体研究中，[64]Cu-DOTATATE的其他研究也显示出良好的效果。此外，另一种针对巨噬细胞中转运体蛋白表达上调的示踪剂[11]C-PK11195，也在人类有症状的颈动脉斑块中显示出较高的摄取量。最后，为了进一步提高靶向特异性，正在开发更小的基于抗体片段的放射性示踪剂或纳米示踪剂，并在动脉粥样硬化中进行了研究。虽然需要进行前瞻性试验才能确定这些制剂的临床用途，但分子PET成像有望提供一种有针对性的方法，帮助医师诊断和治疗炎症性冠状动脉粥样硬化病变。

第20章

心肌存活性成像

Kevin Emery Boczar, Christiane Wiefels, Andrew M. Crean, Robert A. deKemp, and Rob Beanlands

概述

缺血性心肌病是全球发病和死亡的主要原因之一。缺血性心肌病影响深远，发病率和流行率持续上升。2013—2016年，有超过620万美国成年人患有心力衰竭（HF），而2009—2012年仅有570万人。根据这些数据预测，到2030年，将有超过800万人患有心力衰竭。

虽然医学进步不断提高心房颤动患者的生存率，但不幸的是，这种疾病的预后仍然极差。数据显示，该病患者的相关5年死亡率接近50%。因此，鉴于缺血性心房颤动对患者和医疗系统的影响，旨在改善预后的管理策略多年来一直是研究的重点。具体而言，血管重建在改善患者预后方面的作用已得到广泛研究。在这方面，关于血管存活率成像对哪些患者可从血管重建中获益最大的实用性研究在一些研究中显示出巨大的潜力，但在另一些研究中却没有。因此，关于存活检测的作用，数据并不一致，无法得出明确的结论。

本章将讨论心肌存活能力的概念、可用于评估存活心肌的多模态成像工具、该领域研究的新进展、存活能力评估的临床应用，以及该领域的未来发展方向。

心肌存活的概念及其相关术语经常被误用和误解。因此，如果不对这些基本术语的正确定义和理解进行简要讨论，有关心肌存活成像模式的讨论就不够完整。

心肌缺血是心肌供氧和需氧失衡的结果；这可能是急性冠状动脉综合征造成的，也可能是慢性缺血性心脏病造成的。在慢性缺血性心脏病患者中，反复的应激性缺血会导致持续的心室功能障碍——这种功能障碍可能是由于心肌受损、心肌冬眠或瘢痕造成的。长期缺血相关的心肌损伤会导致细胞死亡，瘢痕会取代健康的心肌组织。简而言之，"存活的心肌"包括所有未形成瘢痕的组织。如果与缺血相关的损伤不严重或持续时间不长，不足以导致细胞死亡，则可认为心肌组织是有存活的。如果心肌血流得到维持或恢复，有存活的功能障碍心肌有可能从损伤中恢复过来。不过，有几种亚类的存活心肌需要澄清。

心搏骤停是指在一次急性缺血发作或多次重复缺血发作后出现的左心室功能障碍。虽然冠状动脉血流减少并恢复，使其在静息状态下得以保留，但心肌功能仍然受损；随着时间的推移（假设持续缺血损伤得到缓解），心肌功能仍有恢复能力。

长期反复的缺血损伤可使反复"休克"的心肌组织通过减少血流灌注和收缩功能来适应，以保持细胞的完整性；这种对血流和功能下调的适应就是所谓的冬眠心肌状态。如果血流能在不可逆损伤发生前得到充分恢复，那么左心室功能就有可能恢复（全部或部分恢复）。这一概念是可行性成像领域的核心，见表20.1。

目前有多种成像模式可用于评估存活能力，包括心脏计算机断层显像（CardiacPET）、单光子发射计算机断层扫描（SPECT）、多巴酚丁胺超声心动图（ECHO）、多巴酚丁胺CMR、晚期钆增强CMR（LGE-CMR）、晚期碘增强CT（LIE-CT）和心肌对比ECHO。下文将对临床上使用的核医学方法和LGE-CMR技术进行更深入的总结。

表20.1 有存活和无存活心肌的特征

心肌	流量/灌注	葡萄糖代谢（[18]F-FDG）	功能/收缩储备	结构变化	恢复潜力/临床相关性
可行					
休克	保留（短暂缺血损伤后）	可变（正常、增加或减少）	减少	不会	如果缺血性损伤不持续或不反复，很可能恢复；血管再通可防止再次发生休克
冬眠	减少	保留或增加（＝灌注-代谢不匹配）	减少	有时会	如果可以实现充分的血管再通可能部分/延迟或完全恢复
缺血	静息时保持不变、负荷时受损	静息时正常，负荷时增加	静息时保留、负荷时受损	不会	可能受益于血管重建，以防止反复缺血
不可行					
瘢痕	减少	减少	缺席	纤维化	无论血管是否再通都不会恢复

注：经Kandolin等授权转载，CJC2019。数据有多个来源。

临床应用的可行性

虽然作为一般概念，生存力的潜在临床重要性可能很容易理解，但在特定临床情况下何时应用生存力成像却不那么清楚。当决定对患者进行血管再通并非"一目了然"，而且治疗策略更加细致入微时，生存力评估最为有用。我们认为对以下患者进行存活能力成像具有最大的增值价值：

1.心肌缺血（或强烈怀疑心肌缺血）。

2.有症状的心力衰竭（≥NYHA Ⅱ）。

3.中度至重度左心室功能障碍（LVEF＜40%）。

4.负荷灌注成像显示中度至重度持续性灌注缺损。

值得注意的是，左心室功能障碍患者没有发现明显的心肌缺血，因为这表明心肌是有存活的，他们很可能从血管重建中获益，从而无须进行存活测试。当然，还有其他因素会改变血管再通（或不血管再通）的决策（从而改变存活成像的效用）。以下因素将改变存活率评估的增量效用（表20.2）：

（1）患者合并症多。

（2）目标血管适合冠状动脉旁路移植术（CABG）。

（3）存在CCS Ⅱ或更严重的心绞痛症状（鉴于这些患者的症状和疗效已得到证实，这将有力地表明需要进行血管重建）。

表20.2 在决定哪些患者将受益于存活率成像时应考虑的特征

不需要/不可能增加有用信息的可行性测试	存活测试可提供有用信息
年轻患者	老年患者
HFrEF＞Ⅱ级心绞痛	无心绞痛的HFrEF
其他检测证实存在中度至重度心肌缺血	无证据显示缺血；中度至重度持续性灌注缺损提示心动过速（但可能处于休眠状态）
较高的LVEF（＞40%）	较低的LVEF（＜40%）
左主冠状动脉疾病	慢性全闭塞
无合并症或合并症有限	严重/多种合并症（肾功能不全、慢性阻塞性肺疾病、既往接受过CABG手术）

注：经Kandolin等授权转载，CJC2019。数据有多个来源。CABG.冠状动脉旁路移植术；HFrEF.射血分数降低的心力衰竭；LVEF.左心室射血分数

一旦决定对患者进行存活能力评估，下一步就是决定评估存活能力的正确方法。最终，有几种技术（[18]F-FDG-PET、多巴酚丁胺超声心动图、[201]Tl-SPECT、[99m]Tc-SPECT和CMR）可用于存活能力评估，每种方式都有各自的优势和局限性（表20.3）。选择方式时应权衡的关键因素包括患者对特定方式的禁忌证（如严重肾衰竭、心脏起搏器和植入式心脏除颤器适用于CMR）、当地中心的专业知识及方式的可用性。

表20.3 评估心肌存活的成像方法

模式	机制	显示可行性的结果	优点（A）/缺点（D）
多巴酚丁胺心动图/ CMR	收缩储备[a]	肉眼或应变率成像（回声） 显示情况有所改善	A.特异性强，应用广泛，无辐射，可检测缺血，评估瓣膜病 D.观察者间可变性，风险与多巴胺有关[b]
SPECT ^{201}Tl	灌注：肌膜完整性（K$^+$ 类似物）	示踪剂摄取量：＞50%最大值	A.广泛使用，成本适中 D.辐射剂量，敏感度适中，特异性较低
SPECT ^{99m}Tc标记示踪剂	线粒体膜完整性	示踪剂摄取量：50%～65% 最大值	A.广泛使用，成本适中 D.中等准确性
PET灌注/代谢	灌注：^{13}NH$_3$、^{82}Rb、^{15}O-水 心肌细胞葡萄糖利用： FDG	流量-代谢不匹配＝休眠， （匹配＝无法存活）	A.敏感度高 D.供应有限，成本高，糖尿病患者需要葡萄糖或胰岛素钳夹
CMR	LGE 壁厚	瘢痕（LGE）＜50%壁厚 收缩期动静脉段增厚	A.灵敏度高，无辐射，可评估瓣膜病 D.可用性有限，成本高，肾衰竭时有风险，不能与某些设备一起使用

注：经Kandolin等授权转载，CJC2019

a. 双相反应。小剂量多巴酚丁胺［5～10mg/（kg·min）］可改善冬眠心肌的收缩力。多巴酚丁胺大剂量高达40mg/（kg·min）（＋阿托品）会导致耗氧量增加、诱发缺血和收缩力下降

b. 可能危及生命的并发症风险为0.2%

评估心肌存活的核素显像方法

SPECT

SPECT是一种广泛使用的成像模式，从临床角度来看已得到充分验证。铊-201（^{201}Tl）和锝-99m（^{99m}Tc）标记制剂均可用于评估心肌存活。

^{99m}Tc标记的制剂

^{99m}Tc标记的制剂（^{99m}Tc-sestamibi和^{99m}Tc-tetrofosmin）具有亲脂性，可被动进入细胞。尽管如此，它们在心肌细胞内的存留能力是一个主动过程，依赖于线粒体膜的完整性；正是这一特性使它们能够用于存活成像。

在负荷-静息方案中，如果出现可逆性缺损，则表明心肌缺血，如果缺血程度轻微或严重，则自动否定了进一步进行存活率检测的必要性（因为组织必须存活，患者可能会从血管重建中获益）。然而，持续（"固定"）缺损的存在无法区分瘢痕心肌和冬眠心肌——在这种情况下，有时需要进行心肌存活成像。

虽然在技术上可以利用仅基于静息^{99m}Tc的灌注成像检测存活率，但事实证明，使用硝酸盐可以提高检测效果。此外，在基于^{99m}Tc的灌注成像中加入硝酸盐与血管再通后左心室功能的恢复有更好的相关性。在额外的心电成像之前服用硝酸盐能够增加扩张的心外膜血管和侧支血管的血流量，从而提高检测存活心肌的敏感度。可采用结合静息灌注成像和静息灌注后硝酸酯给药成像（通常在图像采集前10～15分钟口服10mg硝酸异山梨酯）的方案。灌注正常的功能障碍心肌表明心肌处于休克状态（可能随着时间的推移而恢复），而静息时

灌注减少的节段在硝酸酯给药后有所改善，则表明心肌处于冬眠状态，因而具有存活能力。如果在静息时和硝酸甘油注射后的图像上都发现持续的缺损且没有示踪剂摄取，则表明缺乏存活；这是不可能通过血管重建恢复的组织。

铊-201

^{201}Tl是用于评估存活能力的最古老的放射性药物。^{201}Tl是一种钾类似物，因此它的吸收取决于膜的完整性。这是因为它利用Na$^+$/K$^+$ ATPase泵来穿透细胞。^{201}Tl较高的一过性摄取率和随时间在心肌中重新分布的能力使其既适合评估心肌是否缺血，也适合评估心肌是否冬眠。

使用^{201}Tl进行存活评估有不同的方案。最常见的方案与^{99m}Tc标记的制剂类似，首先进行负荷/静息成像。在这种情况下，首先要在压力峰值时一次性注射2.5～3.5mCi的^{201}Tl。负荷后15分钟内的即时图像采集将显示示踪剂的首次分布，与血流成比例。30分钟后，示踪剂开始重新分布，并逐渐从心肌中洗脱；这是由于心肌细胞和血液之间存在浓度梯度。然后在2.5～4小时后获取第一张再分布（静息）图像。这样就可以确定是存在可逆缺损还是不可逆缺损。如果静息灌注铊成像显示不可逆缺损，则缺损可能有瘢痕，也可能仍然存活。区分这两种情况的方法包括^{201}Tl在血液中的重新分布会导致最初^{201}Tl摄取较低的组织出现梯度反转。如果该心肌组织是有存活的，那么随着时间的推移，它将吸收^{201}Tl，并出现可逆性。

如果缺损在初始负荷（或静息）图像和再分布静息

图像上均持续存在（或固定），则应获取18～24小时的晚期再分布图像并进行解读。如果缺损在晚期再分布图像上仍持续存在，则表明心肌是无法存活的瘢痕，血管再通后不太可能恢复。但是，如果缺损在晚期再分布图像上（或在静息-再分布方案的延迟图像上）是可逆的，则表明存在有存活的冬眠心肌，有可能从血管重建中获益。

可逆性缺损是指最大区域摄取量增加＞10%，达50%～60%。有存活的冬眠细胞洗脱较慢，因此与有存活的非缺血细胞相比，延迟图像中的相对摄取量更大。201Tl的再分布是一个持续不断的过程，需要向有存活的组织供血。因此，其摄取既与灌注有关，也与相关血管区域的冠状动脉狭窄程度有关。有证据表明，在使用201Tl进行心肌存活成像时，存的心肌组织会在4小时再分布图像或晚期成像（8～72小时）后的再注射成像中显示铊再分布（即可逆性缺损），而非存活组织则会显示为持续性或固定性缺损，无铊摄取。

也可在静息状态下注射2.5～3.5mCi的201Tl，然后在3～4小时后或18～24小时后进行再分布成像，从而进行静息状态下的存活率评估。晚期再分布成像的另一种方法是，在4小时后再次注射1mCi 201Tl，然后迅速重新采集图像（图20.1～图20.3）。

PET

氟-18-氟脱氧葡萄糖（18F-FDG）是一种葡萄糖类似物，临床上用于评估和量化心肌葡萄糖利用率。利用18F-FDG-PET评估心肌存活依赖于心肌代谢功能的基本原理。心肌细胞可利用多种不同的底物进行能量代谢，包括游离脂肪酸（FFA）、葡萄糖、乳酸、丙酮酸和酮体；但是，FFA和葡萄糖是心肌细胞选择的主要能量底物。肾上腺素能刺激、缺血和胰岛素等会使机体心肌能量底物的利用转向优先利用葡萄糖，而空腹则会使能量代谢产物的利用转向利用脂肪酸。

在缺血期间或血浆胰岛素水平升高的状态下，葡萄糖转运体1和葡萄糖转运体4（GLUT1和GLUT4）从细胞内储存转运至细胞质膜，并导致心肌细胞对葡萄糖的摄取增加（以及优先利用葡萄糖作为能量底物）。此外，肾上腺素能刺激或心肌缺血会导致FFA氧化过程减少甚至停止；因此，在这些状态下，无氧糖酵解有助于将葡萄糖作为心肌能量的主要底物。因此，在冬眠心肌中，葡萄糖优先被用作主要的能量底物，这也是我们利用18F-FDG-PET评估心肌存活的基础。

18F-FDG-PET通常被认为是对心肌葡萄糖代谢的评估，但更准确地说，它是一种葡萄糖摄取的替代标记物。18F-FDG被转运到心肌细胞后，会在细胞代谢途径中转化为18F-FDG-6-磷酸。在这一步发生后，代谢物就会被截留，无法继续沿着代谢途径继续前行，示踪剂因此会被截留在心肌细胞内。

FDG-PET成像

利用正电子发射计算机断层成像技术评估心肌存活的成像方案通常由两个不同的重要部分组成：①静息心肌灌注显像在北美地区通常采用氮-13-氨（13NH3）或铷-82（82Rb）作为示踪剂；而欧洲及亚洲地区还会使用氧-15-水（15O-H2O）进行此项检查。②18F-FDG进行代谢成像。值得注意的是，如果没有PET灌注示踪剂，则可使用SPECT静息灌注图像（最好经过CT衰减校正）来代替PET图像，与代谢18F-FDG-PET图像进行比较。

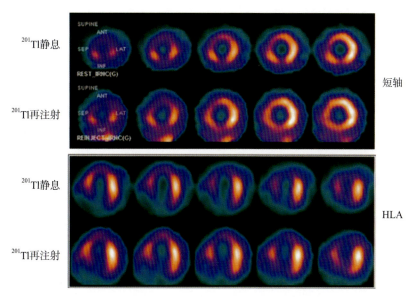

图20.1 已知冠状动脉疾病患者静息和再注射短轴和水平长轴铊断层扫描图像示例。静息图像上明显不可逆的远端前部缺损在再注射后有所改善，表明心肌存活

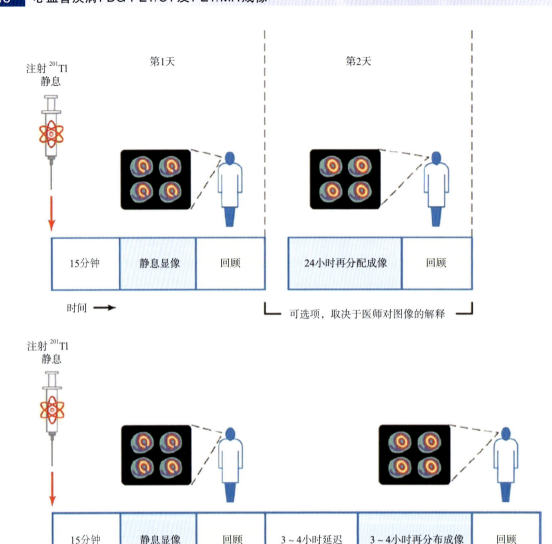

图20.2　用于生存能力评估的²⁰¹Tl（铊-201）静息再分布方案（经Henzlova等许可）

　　确保为¹⁸F-FDG-PET心肌存活成像进行充分、细致的患者准备，对于确保获得高质量的心肌存活解读图像至关重要。患者准备工作旨在利用外源性葡萄糖优化肌细胞代谢。有几种方法可以达到这一目的。

　　禁食：在可用于优化心肌细胞葡萄糖代谢转变的方法中，从技术角度来看，禁食是最简单的方法。在禁食条件下，正常心肌会吸收FFA，而缺血心肌会优先使用¹⁸F-FDG，因此在成像中会显示为摄取增加的区域。然而，一般不建议在使用其他技术时单独使用禁食，因为这会导致整体图像质量下降，因为正常心肌不会摄取FDG。相反，禁食通常被用作优化糖代谢联合策略的一部分，在葡萄糖±胰岛素负荷之前完成禁食，如下所述。

　　葡萄糖负荷：较高水平的血浆葡萄糖会刺激胰岛素的释放，从而降低血浆中的FFA水平，并使肌细胞的新陈代谢转向葡萄糖（以及¹⁸F-FDG）的利用。因此，葡萄糖负荷可用作患者进行¹⁸F-FDG存活成像的准备手段。禁食6～12小时后，静脉或口服葡萄糖负荷。¹⁸F-FDG在初始葡萄糖负荷1小时后给药。葡萄糖负荷制备方案的局限性还可能与图像质量有关；有研究表明，多达1/4的CAD患者在采用这种方法时图像质量可能较差。糖尿病患者或糖耐量受损的患者尤其如此。因此，在这些病例中，静脉注射（IV）胰岛素可能需要与葡萄糖负荷同时进行。一般来说，静脉注射胰岛素要在葡萄糖给药后45～60分钟进行，并且每隔15分钟重复注射，直到血清葡萄糖水平达到100～140mg/dl（5.5～8mmol/L）。

　　高胰岛素血症/高血糖钳夹：使用高胰岛素血症/高血糖钳夹策略的方案包括同时静脉注射葡萄糖和胰岛素。在该方案实施期间，必须密切监测血糖水平，并根

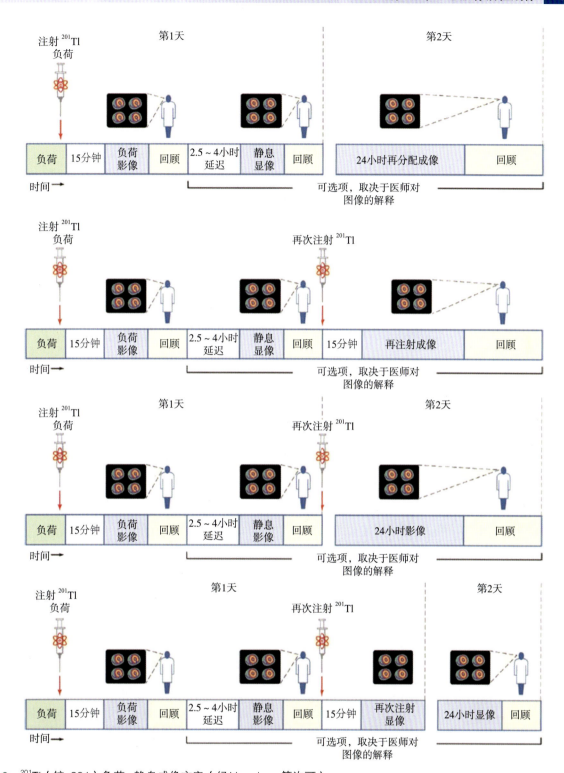

图20.3 ^{201}Tl（铊-201）负荷-静息成像方案（经Henzlova等许可）

据每位患者的情况调整葡萄糖和胰岛素的输注量，以保持严格的血糖控制，从而优化存活成像质量。虽然该策略需要更多的时间和资源，但获得的图像质量通常优于标准葡萄糖负荷方案。因此，虽然一些中心常规使用这种方案，但其他中心仅为糖尿病患者保留这种方案。

阿昔莫司：acipimox是一种烟酸衍生物，其作用是抑制外周脂肪分解，从而减少FFA的供应，增加葡萄糖的相对供应。这将促使心肌组织优先使用葡萄糖作为其能量来源。文献显示，使用阿昔莫司可提供与高胰岛素/血糖钳夹策略相当的图像质量。相比之下，服用烟酸可改善补充胰岛素的口服负荷，但其图像质量低于高胰岛素血症/糖皮质激素钳夹图像。

患者准备就绪后，注射^{18}F-FDG（3～5MBq/kg），40～60分钟后进行图像采集。实际在静态（无门控）、心电门控或列表模式下，实际图像采集时间通常为10～30分钟。使用衰减校正，并使用迭代统计方法重建图像。

比较CT和PET图像以确保它们正确匹配极为重要，因为这些图像的不匹配会产生伪影，从而导致对研究的误读。与SPECT成像类似，[18]F-FDG图像也会重新

定向，并以短轴（SA）、水平长轴（HLA）和垂直长轴（VLA）显示。[18]F-FDG代谢图像根据静息灌注图像进行归一化处理。在解释图像集时，[18]F-FDG代谢图像与静息灌注图像进行比较，类似于SPECT静止图像与负荷图像的比较（图20.4）。

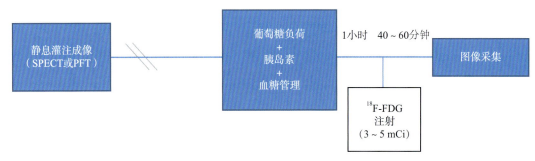

图20.4 PET存活显像方案（经Wiefels等许可）

FDG图像解读

在解释PET成像研究时，使用[18]F-FDG的代谢图像与[13]N或[82]Rb的PET灌注图像同时进行比较。值得注意的是，[18]F-FDG-PET图像也可与SPECT-MPI获得的静息图像进行比较。但是，必须谨慎，因为将未经过衰减校正的SPECT心肌灌注图像与经过衰减校正的[18]F-FDG-PET图像进行比较可能会产生误差。

有4种特定的血流/代谢模式（表20.4）。

表20.4 FDG-PET研究的成像解释

灌注	FDG摄取量	类别	临床相关性
保存	保存	正常——存活	正常惊厥 缺血（静息时灌注正常，负荷时灌注异常——可能受益于血管再通）
减少	保存	不匹配的灌注代谢（冬眠心肌）——可行	适当的血管再通后可能恢复；可能在心肌梗死后早期或心肌梗死后血管再通后观察到
减少	减少	瘢痕（匹配）——不可行	即使血管充分扩张，也不太可能恢复
保存	减少	反向错配	缺血性或非缺血性心肌病（可能对CRT有反应）、胰岛素抵抗、重复性心肌梗死血管重建后可能观察到的LBBB与室间隔代谢改变

注：血流-葡萄糖代谢模式及临床意义经Erthal等授权改编。CRT.心脏再同步化疗法；FDG.[18]F-氟脱氧葡萄糖；LBBB.左束支传导阻滞

1.静息时心肌灌注正常，糖代谢正常——表明静息时心肌是有存活的、非缺血的（如果同时出现功能障碍，则可能是心搏骤停或重塑，但仍有存活）。

2.静息时心肌灌注减少而新陈代谢保留（或部分保留）（灌注/新陈代谢不匹配）——表明心肌处于冬眠/存活状态。

3.静息灌注减少且代谢减少（灌注/代谢匹配）——表明心肌无存活或存在瘢痕。

4.心肌灌注正常而代谢降低（反向不匹配）——这种情况可见于多种不同的临床情况，如左束支传导阻滞伴室间隔代谢改变的患者、非缺血组织葡萄糖摄取受损的糖尿病患者、反复休克及急性心肌梗死后血管重建早期的患者（图20.5，图20.6）。

评估心肌存活性的心血管磁共振成像方法

心脏磁共振成像（CMR）是评估心肌存活的新兴替代工具。CMR能够评估多种反映心肌存活的指标，包括心肌瘢痕、冠状动脉灌注和收缩储备。冠状动脉血流储备、冠状动脉解剖和心肌代谢的评估仍在积极发展中。

CMR通过多种技术组合确定疑似冬眠心肌，包括确定左心室舒张末期厚度（LV EDWT）、测量节段性收缩功能的肌力储备及使用晚期钆增强剂确定纤维化程度。

预测功能恢复的舒张末期室壁厚度

在CMR发展的早期，没有灌注和晚期钆增强（LGE）成像均不可用。存活评估必然是粗略的，基于简单的参

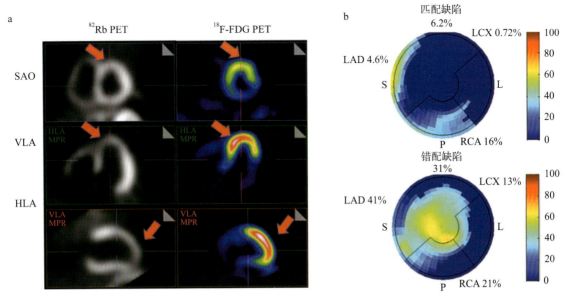

图20.5　a. ^{13}N PET灌注PET和 ^{18}F-FDG代谢PET短轴、水平长轴和垂直长轴图，显示心尖前壁中段、心尖下壁和心尖有广泛的不匹配区域（红色箭头）；b. 极坐标图，定量分析瘢痕（匹配缺陷）（上）和冬眠心肌（不匹配）（下）的数量。患者被转诊接受血管重建手术

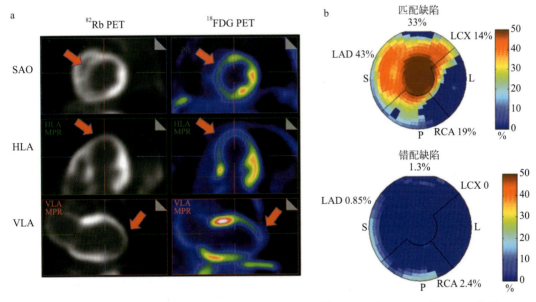

图20.6　a.短轴（SAO）、水平长轴（HLA）和垂直长轴（VLA） ^{82}Rb PET灌注PET和 ^{18}F-FDG代谢PET显示前壁和心尖无明显不匹配（瘢痕）——24%的瘢痕和＜2%的冬眠心肌；b.极坐标图及瘢痕（匹配缺陷）（上）和冬眠心肌（不匹配）（下）的数量定量分析

数，如室壁运动和室壁厚度，尽管两者都不是非常可靠。例如，预测动静脉区域无代谢活动的最佳敏感度和特异度分别为74%和79%，而室壁厚度为8mm或以下的敏感度和特异度则分别为74%和79%。其他研究认为5.4mm的阈值更低，该阈值预测血管再通后分段功能恢复的敏感度为94%，但特异度仅为52%。

21世纪初，LGE成像出现后，研究人员试图通过比较总壁厚和梗死区未增强心外膜边缘的范围来完善预测规则。在此基础上，Kuhl等证明，以壁厚5.4mm或以下为临界值，排除存活的敏感度和特异度分别为74%和85%。然而，当观察未增强心外膜边缘的范围时，预测结果会进一步改善，阈值＞3mm时，识别存活的敏感度和特异度分别为87%和94%。在节段水平上两种指标的结果存在差异的患者中，未增强的心外膜边缘对存活的预测能力更强，而参考标准是FDG-PET。

用于评估收缩储备以预测功能恢复的多巴酚丁胺CMR

前面已提到低剂量多巴酚丁胺（LDD）超声。类似的尝试还包括利用LDD-CMR确定功能障碍节段的收缩储备，从而进一步改善心肌存活预测。20世纪90年代中期的一项早期研究发现，多巴酚丁胺诱导的收缩储备（阈值＞1mm）和FDG-PET对是否存在存活的诊断一致性为89%。同样，多巴酚丁胺引起的室壁增厚比舒张末期室壁厚度（敏感度81%；特异度95%；阳性预测准确度96%）更能预测残余代谢活动（敏感度72%；特异度89%；阳性预测准确度91%）。

通过延迟强化（LGE）预测功能恢复的瘢痕跨膜范围

钆造影剂及用于识别瘢痕的反转复原成像序列的开发，改变了CMR的世界，并将其从单纯的学术追求重新定义为临床竞争者。钆被吸收到细胞外空间后，在正常情况下会被迅速洗脱。但是，如果细胞外空间因之前的细胞死亡而水肿或纤维化而扩大（或在细胞死亡和细胞膜破裂的情况下造影剂进入细胞内空间），那么与健康心肌相比，这些区域的正常时间冲入/冲出动态就会发生改变。因此，该技术的基础是静脉注射一定剂量的钆，然后在成像开始前等待10分钟左右。这使得钆从健康组织中冲出的速度加快，而损伤的心肌则由于冲入延迟和冲出减慢而保留相对较多的钆。然后使用反相恢复准备脉冲来抑制健康心肌的信号（通常称为"归零"），健康心肌显示为深色/黑色。相比之下，不可逆性损伤的心肌将表现为节段性的信号增加区域（白色），从心内膜下开始，向心外膜延伸的跨膜范围不一。因此，出现功能障碍但未显示此类信号增强（仍为黑色）的心肌要么处于休克状态，要么处于冬眠状态。Judd和Kim在2000年发表的一篇重要论文中证实，从心内膜到心外膜的瘢痕横跨范围可预测该节段在血管再通后功能恢复的可能性。实际上，如果成功移植冠状动脉的分支，瘢痕很少或极少（＜25%）的节段恢复的概率＞90%。而那些跨壁瘢痕＞50%的功能障碍节段，血管重建后恢复的概率则＜10%。跨壁瘢痕在25%～74%的区段最难预测。在此加入LDD-CMR可能会有帮助，多巴酚丁胺收缩力储备提高1级的特异性要高于单纯的跨膜瘢痕预测节段恢复的特异性。这似乎是一种特异性发现，但灵敏度较低，因为即使是小剂量多巴酚丁胺也可能诱发心肌缺血和室壁运动恶化，从而混淆整体情况。因此，使用较低剂量的多巴酚丁胺［2.5～5μg/（kg·min）］和较长的输注时间来唤起反应性而不引起缺血可能更为可靠。在比较CMR技术对存活能力评估的总体准确性时，跨学科分析表明LGE跨膜范围的敏感度最高，为95%，

而LDD的特异度最高，为91%。

代谢和混合CMR预测功能恢复的未来前景

目前正在尝试通过CMR对存活成像进行进一步研究，其中包括对氢以外的磁共振信号进行成像，包括 ^{23}Na。在较高的场强下，钠成像可能是评估细胞代谢物的一种选择，已被证明能够区分存活心肌和梗死心肌。目前使用该技术的主要限制是信噪比低、空间分辨率低和采集时间过长。其他正在积极探索的领域包括利用超极化CMR、CMR光谱和化学交换饱和转移（CEST）CMR进行代谢成像，通常深度结合新技术来增强这些技术固有的相对有限的信号。一如既往，这些技术应用于心脏比应用于静止组织更为困难，而静止组织的大部分工作都集中在以下方面。

PET/CT的成功也引起了人们对将CMR与PET成像相结合的兴趣；这样可以利用PET的代谢信息以及CMR出色的软组织分辨率和较低的辐射量。虽然它具有一些理论上的优势，但准确的衰减校正可能具有挑战性，而且总体时间较长，因为大多数CMR序列需要屏住呼吸，因此无法在自由呼吸的PET采集期间进行。需要更多数据来评估这种模式与PET/CT的直接对比，并确定其潜在用途对临床和经济的影响。

存活成像作用的证据

目前已有可靠的数据对所有不同方式的存活成像确定左心室功能恢复的能力进行了单独评估。观察数据显示，核成像、多巴酚丁胺超声心动图和磁共振成像心肌存活率均能预测左心室功能恢复和预后获益。为此，在一项系统回顾和跨学科分析中，比较了各种常见的存活能力模式，在与 ^{201}Tl 和 ^{99m}Tc SPECT显像、多巴酚丁胺超声心动图和磁共振成像进行比较时， ^{18}F-FDG-PET成为预测血管再通后功能恢复最敏感的模式。对756例患者的24项研究进行的汇总分析表明， ^{18}F-FDG-PET的平均敏感度为92%，特异度为63%，阳性预测值为74%，阴性预测值为87%。相反，多巴酚丁胺超声心动图成为预测左心室功能恢复的最特异性检查。值得注意的是，CMR在这一早期系统综述中的代表性不足，最近的多个研究表明，DE-MRI也具有高度敏感度，而低剂量多巴酚丁胺CMR保留了更高的特异度。

遗憾的是，由于仅有少数几项试验已经完成，因此可用来评估生存能力的前瞻性文献很少。下文介绍现有的标志性试验和前瞻性文献。

PARR-2试验（正电子发射断层扫描与血管再通后的恢复第二阶段）是迄今为止规模最大的前瞻性试验之一，该试验评估了存活评估模式预测血管再通后功能恢复的能力。PARR-2将来自9个中心430例患者随机分

为两组，分别接受¹⁸F-FDG-PET或标准护理，然后再做出血管重建决定。对患者的心脏死亡、心肌梗死（MI）和心脏住院情况进行了为期1年的随访。虽然在主要结果上没有观察到两组之间有显著的统计学差异（RR＝0.82，P＝0.16；HR＝0.78，P＝0.15），但预先指定的二级分析表明，近期未进行血管造影的患者在接受FDG PET指导的治疗后死亡率获益。此外，就主要结果而言，有研究指出，约有25%的患者在决定是否进行血管再通治疗时没有坚持使用心肌存活成像的建议。因此，在一项回顾性分析中对研究结果进行了重新分析，评估了确实根据成像结果决定是否进行血管再通的亚组患

者。在这项分析中发现，¹⁸F-FDG治疗组的不良反应显著减少（HR＝0.62，P＝0.019）。另一项对PARR-2数据的事后分析显示，在接受¹⁸F-FDG-PET的182例患者中，有存活心肌组织较多的患者从血管再通手术中获益更大。Ling等也发现，冬眠心肌区域的增大与血管再通获益的增加有关。在PARR-2试验的5年随访中，数据再次表明，如果遵循PET关于血管再通决定的建议，心源性死亡、心肌梗死或心脏病住院的主要结局会降低，HR为0.73（95% CI: 0.54～0.99，P＝0.042）（图20.7，图20.8）。

渥太华-FIVE子研究是对PARR-2数据的进一步评

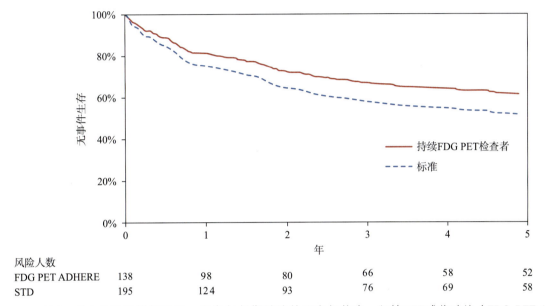

风险人数					
FDG PET ADHERE	138	98	80	66	58	52
STD	195	124	93	76	69	58

图20.7　PARR-2的5年随访数据显示，在参与长期随访的研究机构中，坚持PET成像建议（FDG-PET Adhere）的患者与标准治疗（STD）的患者在时间-复合事件方面的风险调整后无事件生存曲线。危险比＝0.73（95% CI: 0.54～0.99，P＝0.042）（经McArdle等许可）。无风险＝未死亡、未移植、未退出、未发生事件的患者人数。最后随访日期在1825天（5年）后10天内的7例患者被纳入5年总计。CI.置信区间；FDG-PET.¹⁸F-氟脱氧葡萄糖正电子发射断层扫描；STD.标准护理

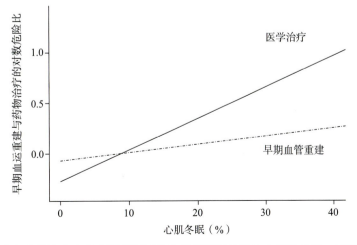

图20.8　早期血管重建与药物治疗患者心肌抑制百分比与调整后危险比之间的关系。在药物治疗的患者中，心肌抑制百分比与调整后危险比之间的关系。心肌冬眠百分比与治疗的交互作用；P＝0.000 9（经授权转载自Linget等）

估，该研究对来自单一招募中心（渥太华）的111例患者进行了检查，该中心拥有可行性评估方面的特殊专长，可随时获得[18]F-FDG-PET存活成像，并整合了成像、心力衰竭和血管重建团队。这项子研究表明，与标准治疗组相比，PET辅助治疗组的事件发生率大大降低（19% vs. 41%），这表明在经验丰富的中心采用团队合作的方法可以取得良好的疗效。

虽然大量文献确实支持存活成像在指导血管再通决策方面的作用，但也有相反的证据。Siebelink等在一项对112例患者进行的小型随机试验中比较了[13]N-ammonia/^{18}F-FDG-PET与[99m]Tc-sestamibi SPECT成像在指导治疗方面的能力。他们观察到PET和SPECT两组在无心脏事件生存率（心脏死亡、心肌梗死和血管再通）方面没有差异。需要注意的是，在他们的试验人群中，只有35%的人有严重左心室功能障碍，而且由于总体事件发生率较低，该研究可能不足以检测出两组之间有意义的差异。

STICH试验将1212例患者随机分为最佳药物治疗（OMT）和OMT加血管重建两组。在这些患者中，约有50%接受了SPECT或多巴酚丁胺超声心动图心肌存活评估，但心肌存活成像的患者实际上并不是随机化的。虽然存活心肌组死亡率的未调整危险比（HR）为0.64（$P = 0.003$），但在调整了参与者的基线特征后，这种关联失去了显著性（$P = 0.21$），从而表明心肌存活能力评估缺乏益处。在STICH扩展研究［STICH（ES）］中，10年后，CABG治疗组的结果获益。此外，在造影显示心肌有存活的患者中，如果进行了CABG，也能观察到更好的预后。作者未能证明血管再通与心肌存活检测之间存在相互作用。

如果粗略地看一下PARR-2和STICH的"单线结论"，结果似乎是相互矛盾的。然而，在根据研究方法正确解释数据时，必须小心谨慎。首先，这两项试验的设计和基线研究人群不同。PARR-2试验的设计是将血管再通策略不确定的患者随机分配到标准治疗或生存能力评估中。因此，在FDG治疗组中，对这些患者的心肌存活能力评估被临床用于辅助血管重建决策。相反，虽然STICH试验对CABG与药物治疗进行了随机分组，但心肌存活成像本身并不是随机分组；患者已被认为是可接受血管再通的候选者（因此已知道适合血管再通的解剖结构）。此外，PARR-2试验的参与者合并症较多，特别是肾功能不全的患者比例较高，曾接受过CABG的患者人数也较多。STICH试验的另一个主要限制因素是：心肌存活评估不包括PET或CMR，而这两种方法被认为在检测存活心肌方面具有最高的敏感度。

PARR-2和STICH（ES）均指出，大多数缺血性心肌病患者不应使用存活心肌成像。不过，也有观点认为，对于治疗决策最具挑战性的患者，存活成像可能是临床上权衡获益和风险的一个额外因素。虽然目前的指南确实支持使用存活心肌成像来协助指导CAD和左心室功能障碍患者的血管重建决策，但该领域还存在很多问题。一项多中心试验和一个登记册可能有助于回答其中的一些问题。替代成像模式缺血性心力衰竭（AIMI-HF）IMAGE HF试验包括来自北美、欧洲和拉丁美洲的中心，正在比较使用SPECT成像与先进成像模式（包括PET和CMR）来指导HF治疗。虽然常见的情况是中心依靠当地的专业知识来指导治疗，但这一过程显然会受到当地影像学医师、心脏病专家和心脏外科医师的偏见和个人经验的影响。因此，尽管该领域仍存在许多问题，但希望目前的这些试验将有助于阐明存活心肌成像在缺血性心脏病患者的血管再通决策中能够发挥的作用。

未来发展方向

CMR可评估纤维化组织和（或）心肌收缩力储备，而PET评估则侧重于代谢标记和评估心肌灌注。因此，通过融合PET/MRI可以将这些信息整合在一起。早期数据表明，这种方法是可行的，参数可以预测区域恢复情况，尽管FDG摄取部分可能是MI后早期更好的预测指标。不过，对于CTO而言，FDG-PET和MRI的组合似乎比单独使用其中一种更好。

研究表明，冬眠心肌可能会增加患者发生心源性猝死的风险，而这可能是通过交感神经支配的异质性介导的，可通过[11]C-hydroxyexphendrine（HED）PET或[99m]Tc-MIBG SPECT（对交感神经突触前神经功能具有特异性的示踪剂）进行测量。PAREPET研究表明，HEDPET与FDG-PET检测存活心肌相结合，可成功评估心肌神经支配并预测心源性猝死的风险。然而，未来的研究还需要进一步阐明神经激素成像在协助基于血管再通的决策中可能发挥的作用。PAREPET Ⅱ（clincialtrials.gov NCT03493516）评估了[18]F-氟苯胍，这是另一种假神经递质示踪剂，可识别类似于HED的交感神经功能。由于其半衰期较长，可以作为[18]F示踪剂更广泛地传播。

存活心肌成像可能有助于优化CTO血管再通患者的选择。然而，目前尚不清楚该检查的确切作用、选择从心肌存活评估中获益的患者以及如何最好地利用评估结果。正在进行的两项试验，NOBLE-CTO（北欧-波罗的海慢性全冠状动脉闭塞PCI评估随机注册研究；NCT03392415）和ISCHEMIA-CTO（CTO血管重建或最佳药物治疗；NCT03564317）将有助于回答这些问题。此外，最近的一项PET/MRI研究表明，融合方法比单独使用其中一种方法更能准确预测恢复情况。

结论

缺血性心肌病是全球发病和死亡的主要原因之一。缺血性心肌病患者的血管重建决策充满了困难和细微差别；缺血性心力衰竭患者通常有多种并发症，血管重建的相关风险很高。通过核成像进行存活心肌评估可使临床医师为患者提供个体化的合理建议，并帮助患者在血管重建与单纯药物治疗之间做出选择。图20.9是关于选择患者进行存活成像的建议算法。

鸣谢

KEB是渥太华大学心脏研究所的一名心脏病住院医师，并持有加拿大卫生研究院奖学金（FRN：171284）。

RSB是安大略省心脏病和中风基金会（Heartand Stroke Foundation of Ontario）支持的职业研究员；是渥太华大学（University of Ottawa）支持的杰出研究主席，也是渥太华大学心脏研究所（University of Ottawa Heart Institute）心内科Vered主席。他从Lantheus Medical Imaging、Jubilant DraxImage和GE获得研究支持和酬金。

AMC是渥太华大学心脏研究所的心脏病顾问，也是布里斯托尔-迈尔斯-施贵宝公司肥厚型心肌病相关事宜的发言人。

CW是渥太华大学心脏研究所的心脏成像研究员，并持有渥太华大学心脏研究所考夫曼-陈捐赠奖学金。

RdK是Jubilant DraxImage的顾问，并从Jubilant DraxImage和INVIA Medical Solutions获得许可收入。

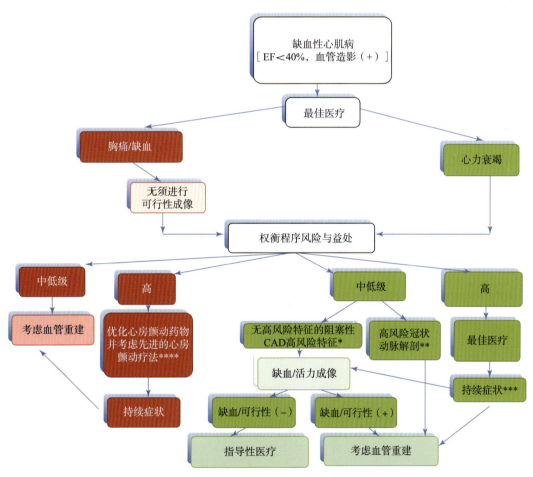

图20.9 缺血性心肌病中缺血/存活率检测与血管重建决策指导相结合的拟议算法。（经Kandolin等授权转载，CJC2019）。基于Neumann等的研究及本文讨论的观察数据和指南中的临床证据。*.包括慢性完全闭塞。**.左冠状动脉主干/前降支近段＞50%狭窄。***.根据患者、解剖、靶器官、血管重建的风险可以考虑进行缺血/心肌活性测试。****.选择合适的受试者

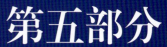

第五部分

特殊人群的 FDG-PET

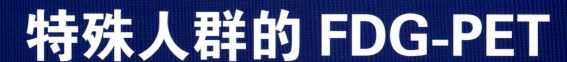

第21章

儿科心血管 FDG-PET 成像

Geneviève April, Sophie Turpin, Raymond Lambert, and Joaquim Miró

概述

^{18}F-FDG-PET/CT在儿童人群肿瘤和非肿瘤适应证中已成熟应用。其中，心脏^{18}F-FDG-PET/CT在儿童中更加体现了其多用途性和特殊性。本章的目的是回顾儿童心脏^{18}F-FDG-PET/CT成像的特征、特性和应用，包括参数优化及其在川崎病和变异冠状动脉、感染、先天性心脏病和心包疾病的诊断中的作用。

尽量减少辐射暴露

心脏^{18}F-FDG-PET/CT虽然在儿童检查中不常见，但对很多疾病诊断中都有帮助。然而，它确实能带来电离辐射。因此必须谨慎地使用。该项检查中PET单元所带来的有效剂量为3.5～8.6mSv（0.10～0.14 mCi/kg），而CT单元低剂量模式有效剂量为0.3～2.2mSv，而对于常规诊断剂量CT则有效剂量为2～10mSv。儿童和婴儿的吸收剂量（mGy）和有效剂量（mSv/mCi）通常高于青少年和成人。这主要是由于器官的解剖结构更紧凑和组织的放射敏感度更高。^{18}F-FDG-PET/CT的剂量优化策略如下。

杜绝不必要的检查

当必须检查时，主管医师应该选择最适当的检查技术来解决临床问题。选择检查技术重要的考量因素，包括是否可用、检查费用、诊断准确性、辐射剂量和儿童检查的可行性，同时最大限度地减少风险和检查不适感。对于医师来说应该意识到所选的检查方式的局限性和诊断率。在^{18}F-FDG-PET/CT被认为合适的情况下，它应遵循最佳的技术标准，以优化检查和诊断质量。

减少放射性示踪剂剂量

欧洲核医疗学会（EANM）、核医学和分子成像学会（SNMMI）制定了关于儿童^{18}F-FDG最佳剂量的标准指南。2021年指南建议全身FDG的PET/CT成像剂量为0.10～0.14mCi/kg（3.7～5.2MBq/kg），最小为0.7 mCi（26 MBq），最大为10 mCi（370 MBq）。这种基于体重的给药方法的目的是在不影响诊断性能的情况下尽量减少辐射剂量。一个好的全面的策略是确定每个患者的最长采集时间，并相应地调整放射性示踪剂的给药活性。

优化CT成像参数，缩小扫描范围

儿科的诊断性CT比成人更具挑战性，主要是因为儿童的固有软组织对比度较低。^{18}F-FDG-PET/CT诊断中的CT单元用于衰减校正和解剖定位，当使用碘造影剂时，也可增加额外的组织表征。影响CT扫描辐射剂量的因素包括管电流时间积（mAs）、线束能量（kVp），螺距和轴向准直。儿童专用CT方案通过减少mAs、减少kVp和增大螺距来减少CT辐射。一种方法建议根据重量范围对CT采集参数进行区别设定。但必须关注患者的最佳摆位，偏离中心的定位会使外周和表面CT剂量指数（CTDI）增加10%～50%。此外，CT参数应根据身体采集成像部位设定。

^{18}F-FDG-PET/CT扫描方案

典型的^{18}F-FDG-PET/CT成像方式

患者在行^{18}F-FDG-PET/CT检查时，不管是否预先用药，均需在一个黑暗、安静的房间里，盖上一条温暖的毯子，以避免激活棕色脂肪的代谢。检查前需测量患者的体重、身高和血糖水平，且检查前通常需要禁食4～6小时，在注射前90分钟可停止葡萄糖输注。在注射放射性示踪剂前至少4小时，也应避免使用短效胰岛素。注射放射性示踪剂后的摄取期通常在30～90分钟，但因适应证而异。在采集数据前，患者需排空尿便和（或）更换尿布，采集时间通常在10～50分钟。成像结束后，建议进行必要的水化以减少膀胱辐射剂量。

心肌活性

心肌活性检查方案的主要目标是使得心肌葡萄糖消耗最大化。存活心肌细胞，包括冬眠心肌，均保持着代谢葡萄糖的能力。使患者进入高血糖状态会刺激胰岛素的产生和释放，从而促进葡萄糖进入心肌细胞。与成人心肌活性检查时的准备不同，儿科患者在成像前不需要禁食，也不需要注射胰岛素。在测量血糖水平后，给予口服葡萄糖溶液（1.5g/kg至最大50g），45分钟后重新评估血糖水平，并注射^{18}F-FDG。在注射放射性示踪剂后约45分钟内进行成像。如果不能口服，可以静脉注射葡萄糖（25%或50%，0.3g/kg，持续15分钟）。

心肌抑制

心肌抑制检查方案的主要目标是通过促进脂肪酸代谢，最大限度地减少生理性血糖消耗。当适当抑制时，心肌葡萄糖摄取会反映炎症或感染，而不是生理代谢。用于成年人的心肌抑制方案有很多种。这些措施包括24小时低糖饮食（包括避免葡萄糖输注），禁食12小时及更长时间，在^{18}F-FDG注射前给予低剂量静脉注射肝素45分钟（5U/kg IV）和15分钟（10U/kg IV）。对于母乳喂养或配方奶喂养的婴儿，通常不大可能进行心肌抑制检查。

^{18}F-FDG-PET/CT与小儿镇静

镇静不能代替检查前儿童和父母方面的充分准备，因为有多种非药物的办法来帮助儿童配合检查。PET/CT或PET/MR检查优化环境是关键。在新生儿和婴儿中，暗室、降噪及喂养和躯体包裹技术都是行之有效的办法。对于年龄较大的儿童，主要目标是通过电影和音乐分散注意力，减少焦虑，减少运动伪影。使用这些办法，大多数^{18}F-FDG-PET/CT检查都可以在不使用镇静药的情况下进行。然而，在某些情况下，镇静仍然需要用来减少患者运动、不配合和减少不适。

镇静可分为清醒镇静、深度镇静和全身麻醉。这些镇静水平之间有些重叠。超过清醒镇静的患者需要适当的监测。镇静的相关风险包括低通气呼吸暂停、气道阻塞，有时与胃肠道不良反应相关影响、气道反应性疾病和癫痫发作等有关。

选择镇静水平应根据每个患者的具体情况进行。指南建议在选择镇静方式前至少禁水2小时。然而，长时间的禁食可能是有害的，尤其是婴儿。因此，在婴儿选择性麻醉或镇静前1小时摄入清水也是可接受的。至少镇静前4小时停止母乳喂养和牛奶喂养，至少在镇静前6小时停止固体食物摄入。

药物和给药途径的选择取决于多种因素，婴儿的年龄、潜在的合并症、医院的习惯、镇静的时长和类型、催醒药物品种、监测设备和各个环节拥有充分培训的人员。最常用的镇静药物包括水合氯醛、苯巴比妥钠（奈布他尔）、咪达唑仑、氯胺酮、右美托咪定、异丙酚和笑气镇静作用。

儿科^{18}F-FDG-PET/MR心血管成像

PET/MR一体机在儿科人群中提供了几个优势，可把PET的功能信息与MRI精确的解剖信息和高对比度结构分辨率相结合。PET/MR不需要额外的CT来进行衰减校正或空间配准，从而辐射剂量方面更有利。然而，与全身PET/CT相比，全身PET/MR图像采集的时间更长，需要最佳的配准，因此通常需要患者镇静。此外，如起搏器或机械心脏瓣膜，在先天性心脏病患儿中常被置入，MRI不兼容或可能导致严重的伪影。而且PET/MR容易受到与视野截断、衰减校正和运动相关的伪影的影响。

心脏MRI技术在儿童检查中具有挑战性。常规的数据采集需要使用心电门控，这对于心率快的婴儿或起搏器患者存在技术上的挑战。扫描序列必须根据患者的屏气能力和体格大小进行调整，以便适应增强MRI血管造影。当与MRI结合时，PET组件的呼吸门控是可行的，但呼吸束缚带的使用仍然比基于MR的导航器的门控更有效。

在儿科心脏病学中，PET/MR一体机的应用包括评估贲门肿瘤和心肌病，两种技术模式是互补的。对于同时需要PET和MRI的儿童，PET/MR一体机允许在一个设备成像，最大限度地减少不适感，并可避免额外镇静。儿童可以从^{18}F-FDG PET/MR检查中获益，用于评估罕见的原发性心脏肿瘤或邻近或转移性肿瘤的继发侵袭，具有优越的软组织特性。PET/MR还为手术前评估先天性心脏异常提供了解剖精度，并提高了对软组织感染的评估能力。PET/MR有可能对于川崎病、异常冠状动脉等疾病存在的血流量、心肌代谢和心脏功能异常进行评价，并有可能区分缺血性和非缺血性心肌疾病。它还可以与^{18}F-FDG联合用于检测心肌活性、通过晚期钆增强（LGE）成像来确定。心肌坏死瘢痕、识别脂肪含量、组织水肿和炎症，以及心肌炎等疾病。

川崎病

川崎病（KD）是一种病因不明的急性全身性血管炎。它主要影响包括冠状动脉在内的中小动脉。当冠状动脉受累时，KD可导致急性心肌梗死（AMI）等主要并发症。它是儿童最常见的获得性心脏病之一，特别是在北美和日本。典型的KD表现包括持续发热5天或以上，以下5个临床特征中至少有4个：黏膜改变、多形性皮疹、非渗出性结膜炎、四肢皮肤改变和淋巴结肿大。

即使采用最佳治疗方法，如口服阿司匹林和静脉注射免疫球蛋白，冠状动脉瘤和狭窄在KD中依然很见。虽然有1/2 ~ 2/3KD导致的冠状动脉瘤能自行消退，但一些巨大动脉瘤（>8 mm），往往持续存在，并发症风险也相应增加。在幼童、女性患者和冠状动脉远段的动脉瘤消退较常见。约1/3中等大小的病变在发病后持续超过3年。总的来说，有20% ~ 25%的病例会出现冠状动脉后遗症。由于KD后遗症常表现为多支血管疾病，因此往往需要进行冠状动脉重建术。可以结合使用^{99m}Tc-SPECT试剂或PET示踪剂（例如^{13}N-NH$_3$和^{82}Rb）的灌注检查，以及^{18}F-FDG-PET心肌活性检查来评估存活心肌（图21.1）。

冠状动脉异常

冠状动脉异常可单独出现或与其他先天性心脏病合并出现。目前基于累及的冠状动脉、异常起源的位置及与主动脉和肺动脉的关系，出现的不同的分类建议。在0.2% ~ 1.2%的人群中可出现固有冠状动脉异常。

左冠状动脉异常起源于肺动脉（ALCAPA）是一种相对常见的先天性异常，通常被视为孤立性病变，人群发生率0.25% ~ 0.5%。它是导致儿童心肌缺血和梗死的常见原因，如果不及时治疗，在出生的第1年内，死亡率可高达80% ~ 90%。此病典型的临床表现，被称为布兰德-白-加兰德综合征（Bland-White-Garland-syndrome），包括面色苍白、体弱、出汗和进食或哭泣时的非典型性胸痛。新生儿肺血管阻力较高，肺动脉（PA）压力确保血液从肺动脉向异常的左冠状动脉顺行流动。随时间发展，随着肺血管阻力的降低，左冠状动脉也随之减少顺向流动，最终逆转导致从左到右分流进入肺动脉，导致所谓的冠状动脉盗血。婴儿基本没有侧支循环，导致严重心肌缺血、左心室功能障碍，乳头肌缺血可能导致二尖瓣反流。任何因左冠状动脉起源异常引起心肌功能障碍的婴儿或儿童都必须首先想到是ALCAPA。这类病例，无论年龄及侧支循环建立的程度，都应尽快进行手术矫正。

冠状动脉异常的成像主要依赖于冠状动脉计算机断层血管造影（CCTA）、经胸超声心动图和MRI。使用PET进行灌注和心肌活力检查可用于评估冬眠心肌的存在，这可能为大面积梗死或动脉瘤患者提供手术治疗参考。缺乏存活心肌组织可能表明需要考虑心脏移植而不是血运重建。切除非存活动脉瘤可以防止恶性心律失常的发展，并有助于防止心肌重构。冬眠心肌的儿童在血运重建后往往表现出明显的功能恢复。同样，二尖瓣功能不全也经常在血运重建后改善。存活心肌量化评估，不仅有助于预测手术结果和机械支持桥接的需要，也可以指导术后随访。

先天性心脏病

先天性心脏病（CHD）是最常见的先天性疾病之一，也是与出生缺陷相关的主要死亡原因。据估计，全球先天性心脏病的患病率为每1000例活产婴儿中就有8例。即使许多患者有严重的异常及成年期有严重的并发症，但随着外科和医疗技术的进步，现在大多数患者都有可能存活。约2/3的成人先天性心脏病最终死于心脏原因，主要是心力衰竭和猝死。不良预后的预测因素是先天性心脏病严重程度、心内膜炎、心律失常、心肌梗死和肺动脉高压。随着手术技术和患者生存率的不断提高，更多先天性心脏病修复后患者可能在成年后出现并发症。因此，了解先天性心脏病的基本解剖学和生理学对所有的心血管成像都是至关重要的。以下简要介绍最常见的冠心病和治疗流程。

大动脉移位

在大动脉转位（TGA）中，主动脉和肺动脉错误连接了心室。在大多数情况下，这是一种孤立的异常，导致出生后不久出现严重的发绀。冠状动脉的起源、近端走向和分支的解剖结构各不相同。未经手术患者的一年

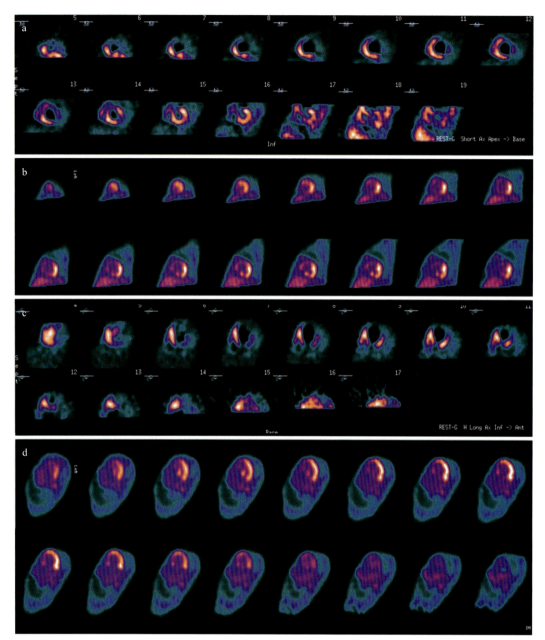

图21.1　一名5岁女童行 ^{18}F-FDG-PET/CT检查。既往有川崎病合并冠状动脉瘤，此次因急性心肌梗死入院。^{99m}Tc静息心肌灌注研究显示，在垂直短轴（a）和水平长轴（c）视野上均可见前部、前外侧和心尖部广泛的代谢缺失区域。用葡萄糖负荷后的 ^{18}F-FDG-PET/CT评估残留的心肌存活性，显示为心肌冬眠，因此在垂直短轴（b）和水平长轴（d）可见心脏前、前外侧和心尖区域均有心肌存活

预期寿命低于20%。目前首选的治疗方法是原位动脉转换手术。这种干预需要在早期进行，同时左心室仍暴露在高压下，并将冠状动脉移位到新主动脉。

单心室和左心发育不全综合征

单心室先心病是指心室或心脏瓣膜发育不全或缺失，导致无法建立正常的连续循环。最严重的形式是左心发育不全综合征（HLHS），以左心结构的多处狭窄/发育不全为特征，与主动脉和二尖瓣狭窄或闭锁相关，结果导致升主动脉和主动脉弓发育不全，体循环依赖于未闭的动脉导管。其他单心室先心病包括右心室双

出口，其中主动脉和肺动脉均起源于右心室；右心发育不全，最严重的形式是继发于三尖瓣闭锁；以及罕见的双入口心室，其中两个心房都与单个心室相连。单心室CHD需要多阶段的手术干预，以实现一个心室泵送全身循环的连续循环，而肺循环则依赖静脉压力，没有任何主动的泵（即Fontan生理学）。

改良体–肺动脉分流术

改良体–肺动脉分流术是一种姑息性技术，使用人工移植物将锁骨下动脉连接到同侧肺动脉。通常用于新生儿期，能够增加肺血流量、缓解发绀，能促使肺动脉

发育生长、肺阻力下降，为随后的矫正手术或姑息治疗创造条件。

双向腔肺分流术

双向腔肺分流术是一种姑息性手术，它从上腔静脉到肺动脉建立分流，以便在新生儿肺压力正常化后为患儿提供血液。它经常被用作单心室形态儿童的分期手术，这些患儿最终将接受Fontan手术。它导致一半（来自上腔静脉）的系统静脉回流直接进入肺部，而另一半（来自下腔静脉）直接返回心脏。

诺伍德分级手术

诺伍德分期手术治疗HLHS包括三种干预措施。第一期，在出生后不久进行，利用右心室重建通畅的体循环。为此，切断肺动脉以扩大主动脉弓（Damus-Kaye-Stansel手术）（图21.2）。切除房间隔，使肺静脉血通畅

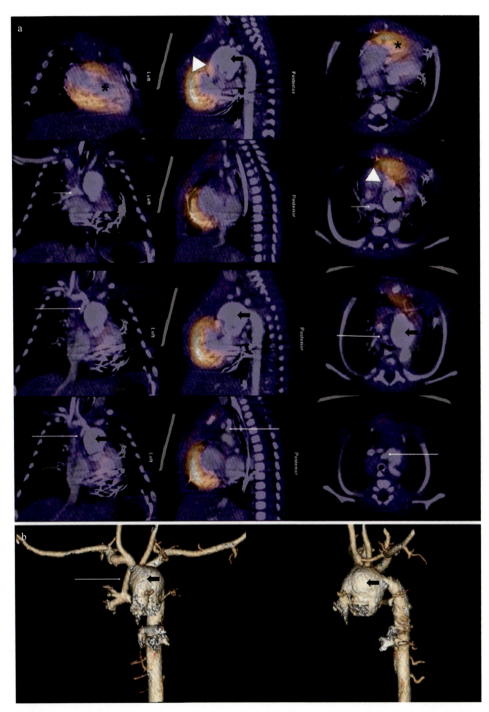

图21.2　1月龄患儿的 ^{18}F-FDG-PET/CT左心室发育不全（＊）。^{18}F-FDG-CTAC图像与增强心脏CT（a）和三维心脏CT重建（b）融合。诺伍德手术（BT）分流（细长箭头）在右锁骨下动脉和右肺动脉之间（细短箭头）。新主动脉的右心室双出口的修复手术（DKS）手术，主肺动脉（开放箭头）和先天发育不全主动脉（箭头）吻合

地返回（右）心室。由于肺动脉与右心室不相连，必须通过改良的体-肺动脉分流术或右心室与肺动脉之间的小导管（Sano导管）形成肺血来源（图21.3）。诺伍德的第二阶段包括双向格林，通常在约6个月大时执行，此时肺血管阻力已经下降。第三阶段包括Fontan手术，下腔静脉与肺动脉相连。此时脱氧静脉血全部回流到肺动脉内。最后一步通常在4岁左右进行，此时肺动脉足够成熟，可以兼容较大的循环。

Jatene 大动脉调转术

这是大动脉转位的解剖学矫正手术，旨在将左心室

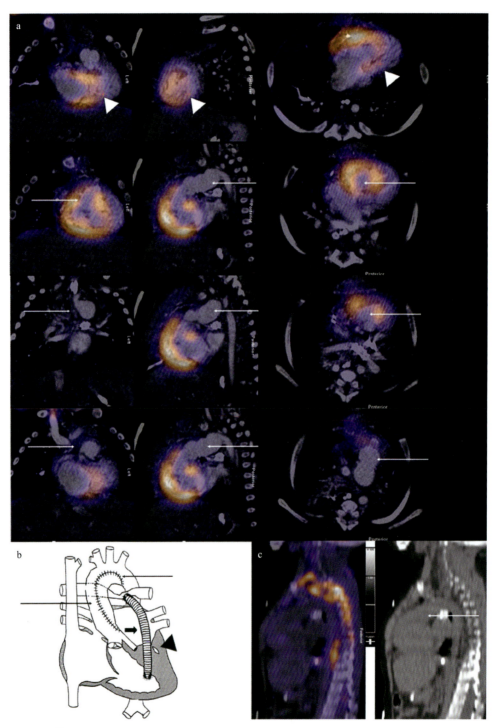

图21.3　2岁女童 ^{18}F-FDG-PET/CT，左心室和主动脉发育不全，诺伍德-萨诺手术后的状态［诺伍德（Norwood）分期手术的第二阶段为双向格林（Glenn）术式，通常在患儿约6月龄时实施，此时肺血管阻力已充分下降。］[18]F-FDG-CTAC图像融合：增强心脏CT（a），心导管图像（b）和矢状面FDG-CT AC PET/CT（c），可见重建主动脉弓（细长箭头）、Sano分流（开放箭头）和发育不良的左心室（箭头）。在解释 ^{18}F-FDG-PET/CT 时，尤其是在患有先天性心脏病的儿童中，与其他模式的相关性至关重要

确立为体循环的动脉心室。若无法在新生儿期实施该手术，有时可先行肺动脉环缩术，即通过人工材料环束肺动脉主干，以此"锻炼"左心室使其适应体循环压力。

右心室－肺动脉管道连接术

在不同的手术选择中，这项技术使用带瓣的同种异体材料在右心室和肺动脉之间建立一个人工动脉导管。

不同的手术矫正均可使用该技术作为右心室流出道的重建（图21.4）。

法洛四联症

尽管法洛四联症（ToF）和共同动脉干是不同的发绀型先天性心脏病，但它们有一些共同的特征，即两者都是胚胎发育异常的结果。它们包括心室流出道大间隔

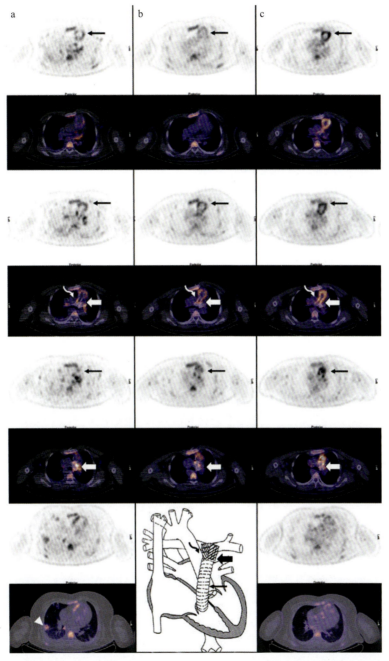

图21.4　15岁患者在心脏抑制方案后进行[18]F-FDG-PET/CT，评估RV-PA导管（细箭头）、RPA（曲线箭头）和LPA（开放箭头）支架置入后动脉干位置的感染范围。临床上，患者在足趾感染后出现金黄色葡萄球菌感染性休克。[18]F-FDG-PET/CT显示RV-PA导管、RPA和LPA支架水平存在活跃的感染过程，伴肺脓毒性栓塞（箭头）（a）。使用抗生素3周后，情况有所改善（b），但在接下来的2周内，尽管进行了积极的抗菌药物治疗，患者仍然发热，炎症标志物增高。后续[18]F-FDG-PET/CT研究显示LPA和RPA支架水平没有进一步改善，RV-PA导管周围吸收也没有进一步改善，仅证实肺部病变消退（c）。不久之后，手术切除RV-PA导管和两个支架。材料上可见多发赘生物、脓肿及金黄色葡萄球菌。安装了新的RV-PA导管，完成了抗生素治疗，患者病情后续良好

缺损，具有半月瓣和大动脉的特征性异常。先天性心脏病诊断为法洛四联症必须满足特定条件，包括肺动脉狭窄、室间隔缺损、主动脉骑跨和右心室肥大，这是长期右心室压力超负荷的结果。法洛四联症通常采用漏斗球切除术和右心室外部狭窄的修补片修复，这可能累及肺动脉瓣。在必须切除肺动脉瓣的情况下，会产生肺动脉瓣关闭不全，这可能需要未来的再次瓣膜修复。法洛四联症修复常包含对细小肺动脉的补片扩大术，甚至当动

脉不连续时（此情况下肺循环血流可能来自主动脉-肺动脉侧支）需进行单源化手术，或建立右心室-肺动脉通道。完整的法洛四联症修复还包含使用补片闭合室间隔缺损以实现室间隔重新对位（图21.5）。

心血管系统感染

2013年，欧洲核医学协会（EANM）/核医学与分子成像学会（SNMMI）联合指南推荐在炎症和感染适应证中使用[18]F-FDG-PET/CT，如结节病、外周骨骨髓

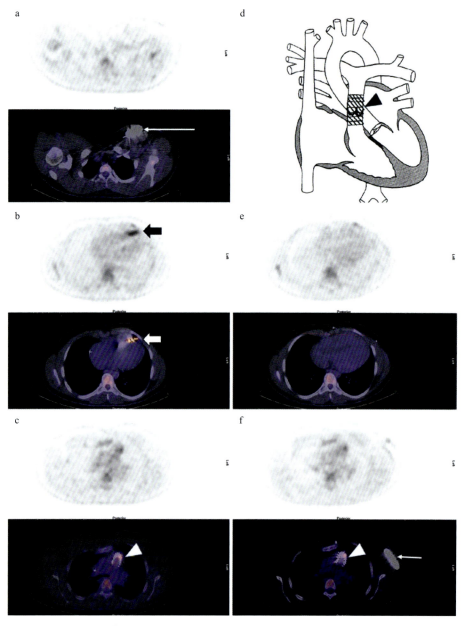

图21.5 在心脏压迫方案后进行[18]F-FDG-PET/CT以评估16岁患者法洛四联症修复后的感染程度。肺动脉主干内瓣膜置入术后状态分析；置入Fortify Assura心律转复除颤器（CDD）后的状态。随访超声心动图显示腔内根尖除颤导联水平的赘生物。套管周围未见FDG摄取（细长箭头）（a），但除颤导联水平可见FDG摄取（粗短箭头）（b）。Melody瓣膜水平轻度摄取（三角箭头），但支架水平无FDG摄取（c，d）。移除CDD后，金黄色葡萄球菌培养呈阳性。抗生素治疗后，第二次[18]F-FDG-PET/CT显示左心室摄取消退（e），Melody瓣膜（三角箭头）外观不变（f）。随访期间未发现持续感染的证据。新型皮下植入式除颤器（EMBLEM MRI S-ICD）（短细箭头）

炎、疑似脊柱感染、不明原因发热（FUO）、高危菌血症患者的转移性感染，以及血管炎的初步评估。EANM和欧洲心血管成像协会（EACVI）于2020年发布的最新联合合作报告包括人工瓣膜心内膜炎、心脏植入式电子装置、左心室辅助装置和血管移植物感染的解释和报告标准。然而，这些指南主要适用于成人人群，针对儿科的文献和建议仍然很少。

与胸骨切开术相关的感染

心脏手术后延迟关闭胸骨是儿科心脏手术中常见的一种技术，胸骨关闭会对术后的心脏和呼吸功能产生负面影响。与感染风险增加相关的因素有皮肤屏障破坏时间延长、机械通气/镇静/神经肌肉阻断时间延长、复杂的手术干预、年龄更小和重复手术。尽管抗生素预防和伤口敷料护理降低了感染率，据报道，4%～10%的患者存在包括纵隔炎在内的感染。^{18}F-FDG-PET/CT可用于评估疑似感染。

先天性心脏病修复

CHD的外科修复也经常需要假体材料，这可能是感染的易感因素。除了胸骨切开术部位外，还可能出现多个部位感染，包括人工导管、天然或人工瓣膜及心脏植入式装置等。感染性心内膜炎（IE）在CHD患者中的患病率更高。由于伪影和复杂的解剖结构，包括超声心动图检查结果在内的修改后的Duke标准的可靠性有限。影像学不仅对诊断至关重要，而且对治疗反应的评估也至关重要。最新的指南已将^{18}F-FDG-PET/CT结果作为IE诊断算法的主要标准。^{18}F-FDG-PET/CT也可用于显示心内膜炎的心外并发症。具体来说，它允许检测伴随或替代感染性胸椎病灶，如心包积液、纵隔炎和肺部感染（图21.6）。心内膜炎可能与脓毒性栓塞有关，在报道的感染中发生在心脏外的病灶占15%～60%。

不明原因发热

发热是在医院就诊的儿童的主要主诉之一，占病例的16%～30%。不明原因发热（FUO）指的是尽管进行了完整的评估，但没有确定病因的长期发热状态，10%～20%的病例没有发现明确的病因。虽然没有广泛的共识，但目前大多数儿童FUO的定义包括：体温≥38.3℃持续1周以上，前3个月无免疫抑制史，尽管进行了全面体格检查，实验室检查及影像学检查，但仍未确定明确的病因。

FUO的病因包括感染、恶性肿瘤、炎症性疾病和其他。^{18}F-FDG-PET/CT对肿瘤（＞90%）、感染（89%）、关节炎和血管炎（65%）具有很高的敏感度，并且通常认为对近50%的病例（25%～75%）有帮助，包括慢性低度感染。^{18}F-FDG-PET/CT对FUO具有良好的诊断准确性，敏感度为85%，特异度为80%，PPV为70%～85%，NPV为80%～90%。^{18}F-FDG-PET/CT在约50%的病例中导致治疗的改变，并且也被证明对免疫抑制儿童有用。

心室辅助装置

在心室辅助装置（VAD）植入1年内，近15%～20%患者感染，其中传动系统出口部位感染最为常见。如果隔离，可以对传动系统进行清创和修补，并用抗生素治疗感染。延伸到内部部件的感染与高死亡率相关，需要更积极的治疗。^{18}F-FDG-PET/CT已被证明可用于检测成人人群的VAD感染，其总敏感度为92%，特异度为83%，导致多达80%的患者发生管理变化（图21.7）。

心脏植入式电子装置

心脏植入式电子装置（CIED）感染可表现为浅表切口感染、口袋感染、胸导联感染和心内膜炎。虽然只有不到1%的CIED植入儿童，但儿童使用的设备有其独特的特点。例如，在体型较小或腔静脉肺动脉连接术的患者中，起搏器刺激是在心外膜上，植入室通常通过隧道通向左上腹部象限（图21.8）。某些冠心病（如房室不协调）、在房室或窦房结附近进行心内直视手术后、复杂的心脏手术、心肌病或恶性室性心律失常后，设备依赖更为常见。^{18}F-FDG-PET/CT可以诊断感染，评估心外导联部分，定位脓毒性栓子病灶。^{18}F-FDG-PET/CT在鉴别浅表组织感染与需手术切除的深部囊袋心脏植入式电子设备（CIED）感染方面具有显著优势（图21.9）。最近的一项荟萃分析显示，局部口袋感染的总敏感度为96%，总特异度为97%。铅感染的准确性略低，综合敏感度为76%，特异度为83%。

心包疾病

心包疾病可分为感染性与非感染性、恶性与非恶性。病因包括感染性、肿瘤性、自身免疫性、代谢性、医源性及创伤性因素，但多数情况下病因仍不明确。心包炎的标准评估包括详细病史采集、体格检查及辅助检查（如心电图、经胸超声心动图、血清炎症生物标志物检测）。^{18}F-FDG PET/CT可通过评估心包和（或）心包积液的代谢活性发挥诊断作用（图21.10）。此外，全身^{18}F-FDG PET/CT可识别提示感染、结缔组织病或肿瘤的特异性摄取模式。成像时需始终采用心肌抑制方案以优化图像质量。

在肿瘤性心包疾病中，^{18}F-FDG-PET/CT有助于区分原发性心包受累与副肿瘤综合征。虽然直接受累可能源于原发性或转移性恶性肿瘤，但儿童与成人最常见的潜在原因不同。霍奇金淋巴瘤尤其是大体积纵隔疾病，仍然是常见的病因。其他原发心包肿瘤如肉瘤的发生率较低。心包疾病，特别是当存在积液时，有理由对潜在的

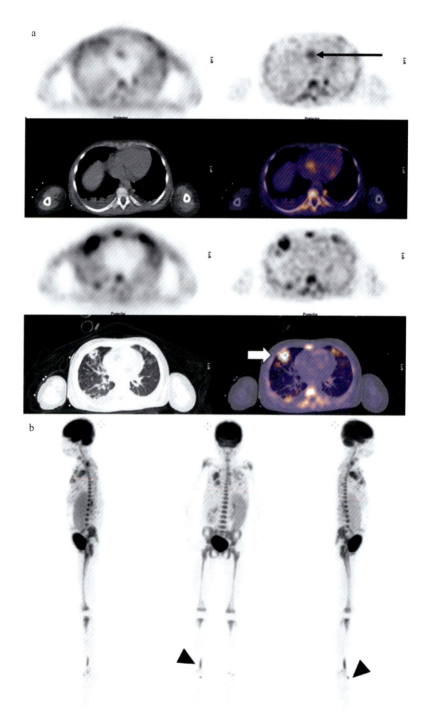

图21.6　1例因感染性休克入院的10岁静脉高营养留置中心导管患者的^{18}F-FDG-PET/CT。超声心动图及胸部CT显示三尖瓣内膜炎及肺脓毒性栓塞。要求^{18}F-FDG-PET/CT评估左髋关节疼痛，并采用心肌抑制方案。选择轴位图像（a）和最大密度投影图像（b）。FDG摄取在三尖瓣水平（细长箭头）。出现肺脓毒性栓塞，部分伴空洞（粗箭头）。FDG注射部位（三角箭头）可见残留活性。未发现髋关节异常或其他感染灶。患者有脾大

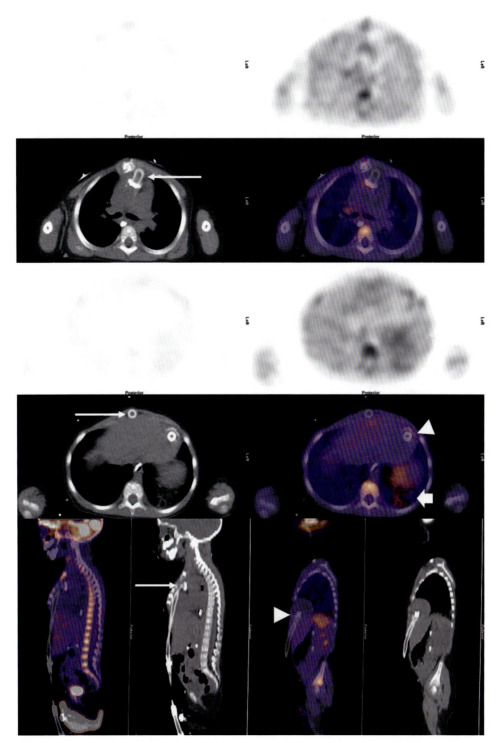

图21.7 一名有复发性发热史的1.5岁女童进行^{18}F-FDG-PET/CT检查，人工心脏装置植入，左心室辅助装置（LVAD）。左肺底有肺炎的迹象（开箭头）。升主动脉动脉插管（长箭头）和左心室心房插管（短箭头）有生理性放射性示踪剂分布，没有物质感染的证据

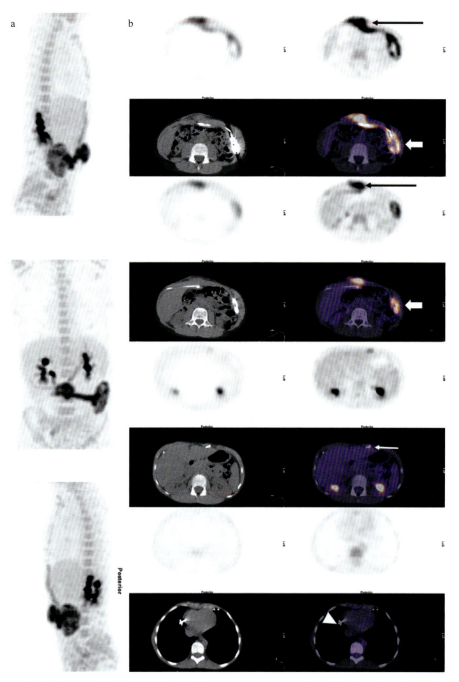

图21.8 一名9岁因低热和上腹部硬结住院患者的 ^{18}F-FDG-PET/CT图像。该患者因先天性心脏病（双出口右心室）进行了多次心脏手术，包括在左上腹部置入心外膜双腔起搏器和脉冲发生器以治疗三度房室传导阻滞。在对后一区域进行不确定的超声检查后，进行 ^{18}F-FDG-PET/CT检查：最大密度投影（a）和选定的轴位图像（b）。起搏器外壳周围的非衰减校正（NAC）和CT衰减校正（CTAC）图像（开放箭头）以及沿隧道导线的图像（细长箭头）均显示活动性增加。然而，导线（细短箭头）或心外膜导线（箭头）没有向膈上延伸。取下起搏器，确认感染。患者在体外起搏下接受了一个疗程的抗生素治疗后，安装了一个新的起搏器，没有出现进一步的并发症

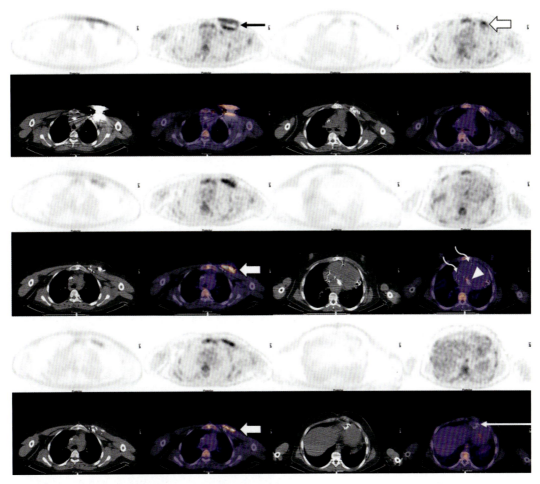

图21.9　15岁患者的^{18}F-FDG-PET/CT：房室缺损和主动脉缩窄后修复、心外膜双腔起搏器（ICD）置入和人工二尖瓣置入。ICD置换术，3个血管内导联和心外导联。已知左半胸肠衣周围有继发于人型葡萄球菌的浅表感染。由于超声心动图无法正确显示导联，因此采用了^{18}F-FDG-PET/CT心肌抑制方案。在ICD套管（短细箭头）和浅表导线（开放箭头）周围显示了活跃的感染过程。二尖瓣（箭头）、心内膜导线（曲线箭头）或心外膜导线（细长箭头）水平未见异常摄取。患者行心脏起搏器取出术。在体外起搏下使用一个疗程的抗生素后，安装了一个新的起搏器，没有出现进一步的并发症

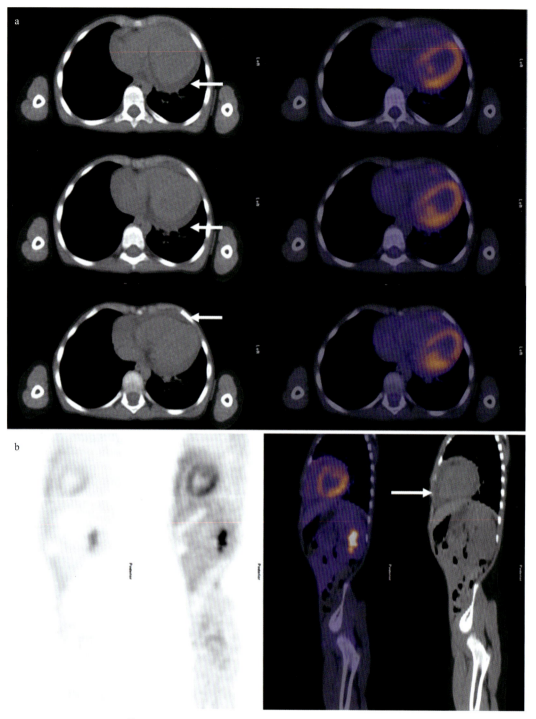

图21.10   5岁川崎病患者的[18]F-FDG-PET/CT，表现为急性胸痛和心悸。超声心动图显示心包积液。要求[18]F-FDG-PET/CT排除结缔组织疾病作为临床病因。轴位（a）和矢状位（b）图像显示明显的心包积液（箭头），伴轻度弥漫性摄取。其余检查正常。生物标志物为阴性。最终诊断为特发性牙周炎，类固醇治疗效果良好

恶性肿瘤进行研究。

感染性心包疾病的病因包括病毒、细菌、真菌，很少有寄生虫，其中病毒性心包炎是最常见的，通常是孤立性的。除了病毒性前驱症状外，病毒性心包炎类似于特发性心包炎。病毒性心包炎通常不严重，预后良好，尽管可能与较高的心肌损伤风险相关。^{18}F-FDG-PET/CT仍然有助于局部评估疾病，并与心脏MRI一起评估心肌炎症。^{18}F-FDG-PET/CT还有助于检测与播散性感染相关的脓毒性栓塞，从而改变临床管理。

^{18}F-FDG-PET/CT对结核性心包炎的诊断尤其有帮助。如果不及时治疗，这种情况会导致高发病率和死亡率。^{18}F-FDG-PET/CT有助于识别肺、骨或肠绞痛病灶，提示是否存在潜在的结核感染，并为活检取样提供指导。^{18}F-FDG-PET/CT也有助于描述缩窄性心包炎，该病与不可逆的慢性炎症和心包纤维化有关。潜在的原因可能是特发性、术后、感染后或与结缔组织疾病有关。记录活动性心包炎症有助于治疗短暂性缩窄性心包炎。

结论

儿童心脏^{18}F-FDG-PET/CT已成为一种有用的工具，可以研究影响特定儿科人群如先天性心脏病患者的不同病理。根据特定的临床适应证，调整核医学成像并根据儿科需要调整现有方案并为患者做好充分的准备，确保在儿童中高效安全地使用^{18}F-FDG-PET/CT，最大限度地减少不良反应。

第 22 章

FDG-PET/CT 在心脏移植中的应用

Johan Van Cleemput, Daan Dierickx, and Olivier Gheysens

概述

自 50 年前在南非开普敦进行第一例心脏移植手术以来，已有 20 多万例患者接受了几乎完全由脑死亡后捐献的供体心脏。目前，国际心肺移植学会（ISHLT）每年登记的心脏移植手术超过 6000 例。据估计，这一数字反映了全球实际心脏移植手术的 80% 左右。尽管供体心脏保存技术不断改进，心脏移植后结果良好，但在不久的将来，心脏移植手术的数量不太可能增加。在欧洲，过去 10 年间心脏移植数量有所减少，导致了甚至去接受高龄供体的和所谓边缘供体的心脏。北美似乎没有受到这种变化影响，这可能是由于年轻人意外死亡的发生率较高及阿片类毒品导致的结果。候选受体和供体心脏之间的不平衡导致平均等待时间延长，进而导致越来越多的患者需要通过机械循环支持（MCS）装置进行过渡，直到有了供体心脏。最初，这些装置都是临时性的，如静脉动脉体外膜氧合（VA-ECMO）和体外生命支持（ECLS）装置，只可以在重症监护室中进行几周的桥接。如今，由于体外左心室辅助装置（LVAD）的不断改进，患者可以进行桥接，并在数年内保持行动自如。目前等待心脏移植名单上几乎有 50% 的患者使用 LVAD。

心脏移植曾是一种大胆的实验性疗法，如今已发展成为一种可行的治疗方法，适用于经过严格筛选且所有其他疗法均告失败的终末期心力衰竭患者。在过去的几十年中，存活率逐渐提高，生存期中位数从 20 世纪 80 年代的 8.6 年提升到 90 年代的 10.5 年；而据最新的 ISHLT 报道，2002—2009 年移植患者的总生存期中位数为 12.5 年。单中心报告的 1 年、5 年、10 年和 15 年存活率分别为 92%、87%、76% 和 58%，生存时间超过 18 年。但不幸的是，心脏移植并不能彻底治愈疾病，患者有可能出现轻微甚至潜在的致命并发症。30 天内死亡率为 5%，这主要是由原发性移植失败（PGF）和多器官功能衰竭引起的。前者主要是由于技术原因，往往与保存困难有关，很少是由于超急性排斥反应而导致的。在术后第一年的其余时间里，死亡的主要原因是感染（<6 个月）和急性细胞排斥反应（ACR）或抗体介导的排斥反应（AMR）导致的移植失败。因此，在术后第一年按照方案进行心内膜活检（EMB），旨在早期诊断和治疗排斥反应，避免发生严重的移植物损伤。在长期随访过程中，移植后晚期移植衰竭（LGF）和恶性肿瘤的发病率越来越高，成为心脏移植受者的主要威胁。

本章总结了目前 FDG-PET/CT 成像在心脏移植患者中的应用，重点关注 LVAD 感染及其在移植后并发症（如感染、移植物排斥和恶性肿瘤）中的作用。

移植前筛查

缺血性心肌病患者占移植候选者的近 30%，由于供体心脏稀缺，在考虑心脏移植之前必须用尽所有其他疗法。缺血性心脏病仍是左心室功能障碍的唯一原因，并且可通过冠状动脉旁路移植术（CABG）获益。以心肌收缩功能的改善作为参考标准，评估心肌存活能力以确定哪些患者最有可能从手术血管重建中获益，这仍然是一个有争议的话题。以往公认的概念是基于回顾性研究，即使用 FDG-PET 等方法评估心肌活性对于识别可能从血管重建中获益的患者非常重要，但 STICH 试验心肌活性研究和 PARR-2 试验对这一概念提出了质疑。STICH 试验的前瞻性心肌活性子研究的最初报告并未显示心肌活性与 CABG 生存获益之间存在关联，其中位随访时间为 5.1 年。最近的一项中位随访时间为 10.4 年的研究结果显示，无论治疗与否，存活心肌与左心室收缩功能改善之间存在关联，但并未证实通过单光子发射计算机断层扫描（SPECT）和（或）负荷超声心动图评估心肌活性的患者进行血管再通手术可降低死亡率。然而，我们没有使用 FDG-PET 或心脏磁共振成像作为评估心肌瘢痕的参考试验来评估心肌活性。FDG-PET/CT在评估缺血性心肌病患者心肌活性和指导血管重建方面的作用已在第20章中详细讨论。

移植前FDG-PET/CT最重要的指征之一可能是诊断LVAD感染。由于供体心脏的短缺和等待时间的延长，越来越多的患者需要使用LVAD作为移植的桥梁，甚至作为最终的治疗。辅助装置技术的最新改进提高了存活率，减少了并发症。最初的大型脉动装置已被小型非脉动轴流泵所取代，后者仍留在腹腔内。如今，已转向植入心包囊的全磁悬浮离心连续流（CF）泵。使用这些CF设备的患者1年和2年存活率分别为82%和73%，正在慢慢接近心脏移植手术的结果。卒中和出血等并发症已明显减少，但LVAD的感染仍是一个问题，其发生率随着时间的推移不断增加，并增加了住院率。只要泵依靠连接植入式LVAD与患者体外电池的动力线传输能量，这种情况就不可能改变。MOMENTUM-3试验并未显示轴流式和离心流式装置在感染并发症方面存在任何差异：22%的患者发生了动力线感染，14%的患者至少发生过一次败血症，患者在植入后前2年内18%的死亡率与感染有关。这些前瞻性试验数据在很大程度上证实了最近的INTERMACS注册研究结果。在该研究中，采用了国际心肺移植学会（ISHLT）提出的VAD感染的标准化定义（VAD特异性感染、VAD相关感染和非VAD相关感染）。VAD特异性感染可影响驱动线的表层或深层部分、泵和（或）流入和流出套管。与VAD相关的感染包括感染性心内膜炎、血流感染、纵隔炎和胸骨伤口感染。在登记中，18%的CF LVAD患者发生了VAD特异性感染，超过19%的患者发生了VAD相关感染，6%的死亡率与重大感染有关。因此，早期准确诊断LVAD感染至关重要。

确定LVAD感染（尤其是深部和中心感染）的存在、范围和严重程度具有难度，因为常规成像技术（如超声心动图和CT）会受到与设备相关伪影的影响。抽吸疑似积液并非没有风险，从驱动线、泵或插管周围组织中获取样本需要进行大手术。因此，多项研究评估了FDG-PET/CT诊断LVAD特异性感染的性能，最近的两项荟萃分析报道了良好的诊断准确性，总体灵敏性较高，但特异性不高。在Ten Hove等的分析中，视觉分析得出的敏感度为0.95［95%置信区间（CI）：0.89～0.97］，特异度为0.91［95%置信区间（CI）：0.54～0.99］。当关注泵/袋感染或驱动系统感染时，这些结果非常相似。特异性的宽CI反映了不同纳入研究的异质性，这归因于患者选择、扫描程序和解释、饮食准备或并发血流感染等各方面的差异。尽管如此，FDG-PET/CT仍是排除VAD特异性感染的有力工具，因为它

具有恒定的高敏感度和高阴性预测值。除了帮助临床医师诊断VAD感染外，FDG-PET/CT还能提供有关感染过程的确切位置和程度的信息，这可能会影响治疗策略，这一点已在不同的研究中得到证实。图22.1显示了VAD感染的代表性FDG-PET/CT图像。驱动管出口或末端的局部感染可使用抗生素治疗，而一旦感染沿管道向近端延伸，则需要长期使用抗生素治疗。由于泵感染可能会改变心脏移植候选者，因此必须进行确诊。标准摄取量和代谢量等半定量指标可能有助于估计感染的严重程度和抗生素治疗的效果。由于FDG-PET/CT是一种全身成像模式，因此它还能高精度地检测心脏外感染和化脓性栓塞，有多项研究也证明了这一点。FDG-PET/CT对检测VAD感染的诊断价值优于白细胞闪烁显像和CT。在唯一一项对22例患者进行FDG-PET/CT与^{99m}Tc标记白细胞闪烁显像比较的研究中，发现后者的敏感度明显较低。同样，CT仅识别出28例外周或中枢性VAD感染患者中的4例。通过进行基线FDGPET/CT扫描，并将随后的扫描结果与之进行比较，可以进一步提高诊断的准确性。这一方案使检测驱动系统感染的敏感度达到100%，特异度达到100%。最后，一项研究在11例无任何感染临床证据的患者中，意外地报道了3例外周和3例中心阳性FDG-PET/CT。由于FDG-PET/CT阳性患者的全因死亡率增加与临床感染证据无关，作者认为这些阳性扫描应被视为早期感染的标志，抗生素治疗可防止感染向泵和插管扩散。

尽管如上所述，有越来越多的证据表明应在疑似VAD特异性感染患者中进行FDG-PET/CT，但2019年欧洲心胸外科医生协会（EACTS）关于长期机械循环支持的专家共识文件并未提及FDG-PET/CT，而是白细胞闪烁显像术可以用于对感染和感染栓子的检测和定位（ⅡA级，证据等级C）。值得一提的是，支持该建议的两份参考文献均提及FDG-PET/CT。第16章已对VAD感染进行更详细的讨论。

移植后的移植相关的并发症

与其他实体器官移植类似，急性排斥反应（AR）仍然是心脏移植术后令人恐惧的并发症。特别是在术后第一年，急性排斥反应仍然是导致死亡的重要潜在原因，尽管由于改进的免疫抑制方案，急性排斥反应的发生率和对移植物存活率的影响近年来有所下降。排斥反应的发病机制与多种途径有关，目前已公认的急性排斥反应过程中造成移植物损伤的两种不同机制：急性细胞排斥反应（ACR）和抗体介导的排斥反应（AMR）。最初的研究重点是急性细胞排斥反应，其特点是T淋巴细胞活化浸润间质，最终导致T细胞介导的心肌细胞损

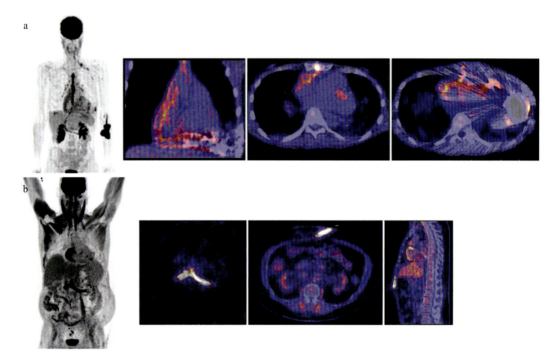

图22.1　VAD特异性感染。FDG最大密度投影（MIP）图像、冠状和轴位融合PET/CT图像显示引流管周围存在与感染相应的不均匀性摄取。请注意，在植入LVAD后不久（约1个月），再次出现弥漫性均一传动系统摄取（a）。FDG MIP图像、冠状位、横轴位和矢状位融合PET/CT图像显示动脉导管周围有明显的FDG摄取，并伴有皮下脓肿，但泵或插管处没有病理FDG摄取，不符合孤立的动脉导管感染（b）（图片提供：D.ten Hove，UMCGroningen）

伤。这一过程根据炎症浸润和心肌细胞死亡的数量和位置进行定义和分类，1990年修订的《心脏排斥诊断术语标准化工作方案》对这一过程进行了描述。随着免疫抑制疗法的改进，ACR的发病率有所下降，人们的注意力也从ACR转向了抗体介导的排斥反应。这种形式的AR是由循环中的人类白细胞抗原（HLA）和非HLA抗体驱动的，这些抗体针对内皮细胞上表达的抗原，继而影响整个供体心脏的血管树，从冠状动脉沿微血管到静脉结构。由于EMB是诊断的金标准，AMR主要根据微血管的病理变化来定义。根据血管内活化的单核细胞（主要是CD68阳性的巨噬细胞）的存在、毛细血管内皮细胞的改变、纤维蛋白、免疫球蛋白和补体因子（主要是C4d）的沉积及间质水肿，AMR被定义为不同的等级。AMR可导致射血分数降低的急性心力衰竭，但也可能没有症状。心脏移植血管病变（CAV）是心脏移植术后的主要长期并发症之一。CAV相当于微血管中的动脉AMR，主要影响心外膜和心肌内动脉，其特征是心外膜和心肌内动脉平滑肌细胞弥漫性内膜增生，从而导致心外膜和心肌内动脉狭窄，最终完全堵塞动脉管腔。由于典型的弥漫性冠状动脉心外膜和微血管受累，CAV的评估具有挑战性。有创血管造影和冠状动脉内成像是监测CAV的推荐方法，但这些技术无法详细评估窦道血管和微血管。因此，利

用无创策略进行CAV监测的证据正在不断积累，用PET灌注成像评估心脏灌注现已被纳入成像和移植指南。虽然FDG-PET/CT在检测CAV方面不起作用，但PET灌注成像可提供绝对定量的全局和区域心肌灌注值和血流储备，从而克服其他技术的局限性，提高检测弥漫性心外膜和微血管疾病的敏感度。

慢性排斥反应（CR）的定义仍然不明确，晚期移植物衰竭（LGF）可能是一个更合适的术语，因为慢性排斥反应是一个终点，而不是一个活跃的过程。临床上，慢性排斥反应表现为射血分数保留性心力衰竭，在移植多年后隐匿发生。其特点是弥漫性间质纤维化，伴有微梗死和血管树严重受损，动脉狭窄，毛细血管密度大幅降低，即组织学上所谓的毛细血管稀疏化。LGF的确切发病机制尚不完全清楚，但很可能是围手术期冠状动脉和微血管的缺血性损伤与术后数次临床或亚临床ACR和AMR相结合的结果。心力衰竭治疗需要重新启动，但迄今为止，再移植是治疗LGF的唯一方法。

由于ACR和AMR都是炎症过程，FDG-PET/CT可能会在诊断或更重要的监测急性排斥反应方面发挥作用，但很少有研究小组对其进行研究。两项动物实验揭示了FDG-PET/CT在诊断AR中的潜在作用。这两项实验都使用了异位移植啮齿动物模型，将心脏植入腹腔，通过FDG-PET和NH_3-PET，比较了原位心脏、同种异

体移植心脏和异体移植心脏之间的代谢和灌注情况。在同种异体移植模型中，供体和受体的基因完全相同，因此手术损伤不会产生排斥反应。在同种异体移植模型中，主要组织相容性复合体（MHC）的错误配对不可避免地会在手术损伤的基础上诱发排斥反应。Hoff等于1992年发表了第一份报告，他们使用了一种未经免疫抑制治疗的异位大鼠移植模型，在术后4天或8天的单一时间点对FDG摄取和组织学进行了分析。组织学显示，同种异体移植物在术后第4天出现轻度ACR（炎症细胞浸润），第8天出现重度ACR（肌细胞坏死），与未发生排斥反应的同种异体移植物相比，轻度和重度ACR期间的FDG摄取没有统计学差异。除了FDG摄取量外，在轻度ACR期间，异体移植物的NH₃摄取量往往高于同种移植物，但在重度ACR期间，NH₃摄取量显著降低，表明后者可能是由于微血管破坏和（或）移植物血管病变所致。移植后第7～42天，每周对同种异体移植和同系移植小鼠进行FDG和NH_3-PET成像检查和组织学检查。部分小鼠未接受免疫抑制治疗，部分小鼠接受了成本刺激拮抗剂抗CD40L治疗，部分小鼠接受了雷帕霉素治疗。同系移植小鼠的FDG摄取量在第7天时与原生小鼠的FDG摄取量没有差异，但在之后则明显下降。新陈代谢降低的原因是异位植入的心脏实际上并不工作，因为左心室仍然是空的。在没有免疫抑制的小鼠异位移植中，FDG摄取量从第7天开始增加，并在第21天和第28天明显高于等位移植的摄取量。这种差异与排斥程度的增加相吻合。抗CD40L治疗完全消除了异体移植小鼠随时间推移而增加的FDG摄取量和排斥反应的组织学表现。在接受雷帕霉素治疗的小鼠中，FDG摄取量低于未接受免疫抑制的小鼠，但差异不显著，组织学显示抑制不完全。最后在第28天，在未经治疗的同种异体移植物受者中，同种异体移植物中氨摄取与原生心脏摄取的比例显著降低。在组织学方面，前者的CAV（以平均血管闭塞率%表示）明显增加，活检切片中每单位面积的血管数量减少，这表明灌注减少是由于微小和大血管破坏所致。虽然作者认为他们的工作可能会为PET/CT成像进入心脏移植临床领域铺平道路，但目前还没有后续研究。考虑到大多数心脏受者都在三级中心接受随访，而定期进行EMB活检的替代方法也很昂贵，而且还会使患者和个人受到辐射，因此成本、辐射暴露和有限的可用性不应该成为主要问题。饮食准备方案不足、有限的经验以及缺乏标准化和解释标准可能是在这种临床情况下使用FDG-PET/CT的主要障碍。迄今为止，还没有用于评估移植排斥反应的FDG数据，但有两项研究调查了心脏移植患者的FDG摄取情况。伦敦和哈雷菲尔德小组发表的第一篇论文比较了心脏移植患者的心肌FDG摄取

量；包括10名心脏受捐者与9名健康对照者。受体移植34个月后，冠状动脉造影结果正常，没有临床或组织学证据表明出现移植排斥。该研究的主要发现是，与对照组相比，受者心脏区域的FDG摄取量增加了2.5倍，这一差异在统计学上具有显著意义，但用^{15}O标记的水测量区域心肌血流量的增加无法解释这一差异。据推测，经移植心脏的新陈代谢从游离脂肪酸转向葡萄糖，可能长期处于供不应求的不平衡状态。由于研究期间没有任何受者出现排斥反应，因此无法就FDG-PET/CT在排斥反应中的潜在作用得出结论。另一篇论文完全集中在抑制心脏生理性FDG摄取的患者准备方案上。Felix和同伴对术后第一年按计划接受EMB的患者的三种不同方案进行了比较。对图像进行直观分析，并测量感兴趣区（RRCU）的心脏摄取相对于肝脏和纵隔摄取的相对比率。55%～62%的检查结果认为FDG摄取被充分抑制。而三种饮食方案之间无明显差异。66%的EMB没有淋巴细胞异常浸润（0R级），而34%的EMB存在极少量的间质淋巴细胞浸润（1R级）。活检结果为0R和1R级患者的FDG摄取量无明显差异，但由于在显微镜下缺乏明显差异，因此无法通过FDG图像得出结论，以确定患者有明显排斥反应；这项临床研究可能会为这一临床环境提供新的思路。

移植后与移植无关的并发症

感染

感染并发症仍然是心脏移植术后的主要危害，与发病率和死亡率明显相关。由于细胞和体液免疫系统的改变，实体器官移植患者容易发生机会性和复杂性感染。术后初期是最关键的时期，因为移植受者的免疫抑制程度高且身体虚弱。特定病原体的易感性在术后过程中会发生变化，伤口、真菌和机会性感染在术后早期最为常见，而社区性的病原体在术后第一年后更为流行。与免疫功能正常的患者相比，免疫功能低下患者的感染往往没有临床症状，或伴有不典型的体征和症状，因此及时诊断非常重要。众所周知，FDG-PET/CT是一种强大的无创技术，可早期检测各种类型的感染，且诊断准确率高。一些评估FDG-PET/CT对检测实体器官移植后感染诊断价值的研究报告显示，该技术具有极高的敏感度和阴性预测值。不明原因发热（FUO），尤其是在免疫功能低下患者中，仍然是一项诊断难题，FDG-PET/CT已被证明对大多数病例有临床作用，且具有较高的阴性预测值（图22.2）。Wareham等的研究证实，实体器官移植后的患者也能获得类似的结果。多项研究表明，在疑似菌血症患者发病早期进行FDG-PET/CT检测，可确保及时诊断和治疗，最大限度地缩短入院时间，并提高生存

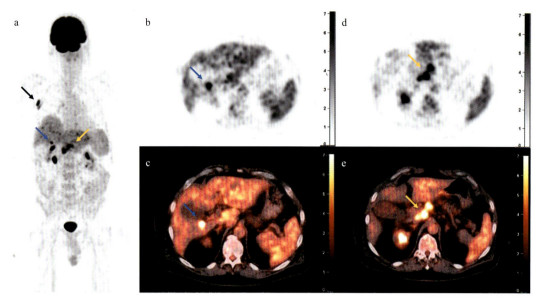

图22.2　59岁男性患者，5年前曾因肥厚型心肌病接受过心脏移植手术，现发热3周，肝功能异常。肝脏磁共振成像怀疑肝脓肿，于是进行了FDG-PET/CT。最大密度投影（MIP）图像显示腋窝淋巴结高摄取（黑色箭头）、肝脏高摄取（蓝色箭头）和多个高摄取的胃肝淋巴结（橙色箭头）（a）。正电子发射计算机断层扫描和融合图像显示肝脏高代谢改变，与脓肿（b和c）和高代谢淋巴结（d和e）相符。腋窝淋巴结切除活检显示为肝坏死性肉芽肿性淋巴结炎。血清学结果和临床表现与巴尔通体感染（并发肝脓肿和反应性淋巴结）相符

率。这些发现最有可能推广到实体器官移植受者身上。

恶性肿瘤

由于同种异体移植物和患者的生存率都得到了提高，移植后恶性肿瘤的发展已与心血管疾病一起成为重要的长期并发症。据估计，实体器官移植（SOT）后接受慢性免疫抑制治疗的患者10年恶性肿瘤发病率高达20%～30%。虽然皮肤癌是最常见的恶性肿瘤，但与非移植人群相比，其他几种肿瘤的发病率也有所增加。在大多数情况下，移植后恶性肿瘤是原发的，但也可能是由于潜在的疾病，或在极少数情况下由供体传染所致。因此，在对SOT患者进行随访时，筛查、早期检测和适当分期已引起了广泛关注。

以人群为基础的大型队列研究表明，标准化发病率（SIR）反映了观察病例与预期病例之间的比率，在一般情况下，特别是心脏移植手术后，许多疾病的发病率都会增加。从这些数据中得出的一个惊人的结果是，大部分病例与已知或疑似的感染因子相关。非黑色素瘤皮肤癌、卡波西肉瘤和移植后淋巴组织增生性疾病（PTLD）的标准发病率比最高，可超过50倍。心脏移植后恶性肿瘤的发病率估计增加了2～4倍。

心脏移植后癌症的发病机制是多因素和复杂的，详细描述超出了本章的范围。与非移植人群类似，环境因素在癌症发病中也起着重要作用。特别是，日晒和吸烟在很大程度上分别导致了皮肤癌和肺癌风险的增加。这些观察结果促使人们在移植受者中开展密集的预防和筛查计划。慢性免疫抑制疗法在癌症发生中也扮演着重要

角色，不仅直接降低了免疫系统的监控能力，而且还通过直接致癌效应发挥作用。例如：①钙神经蛋白抑制剂诱导的转化生长因子β1（TGFβ-1）生成增强，DNA修复受损；②硫唑嘌呤和紫外线辐射在致癌过程中的协同作用，导致皮肤癌风险增加。第三个主要机制是病毒诱导的肿瘤发生，例如Epstein-Barr病毒（EBV）在多达65%的PTLD病例中的作用。免疫抑制治疗导致EBV特异性细胞免疫反应不足，无法控制受EBV感染的B细胞的扩增和增殖。由于大多数EBV潜伏抗原具有致癌潜能，这将导致EBV相关PTLD的发生。

对于临床上强烈怀疑有恶性肿瘤或感染的无症状SOT受者，FDG-PET/CT或FDG-PET/MRI对癌症或感染的诊断具有极高的准确性，德国最近对79例病例的分析表明了这一点。然而，与普通人群类似，最重要的是强调心脏移植受者的癌症怀疑应始终通过细胞学和（或）组织病理学进行确认，以便根据世界卫生组织（WHO）的分类进行亚型鉴定。

FDG-PET/CT在PTLD检测、分期和反应评估中的应用

所有关于在PTLD中使用FDG-PET/CT的可靠文献都包括SOT受者，只有一项最新研究专门包括心脏移植后的PTLD。FDG-PET/CT在其他癌症亚型中的作用与免疫组化受体患者的相同恶性肿瘤并无不同。

FDG-PET/CT在PTLD检测和分期中的作用

FDG-PET/CT已成为检测包括PTLD在内的多种（尤其是侵袭性）淋巴瘤亚型的重要诊断工具。与单纯

CT相比，混合FDG-PET/CT或MRI具有多种优势，尤其是在这种情况下。与其他淋巴瘤相比，PTLD的结节外受累发生率较高，因此单纯CT扫描并不是检测和分期PTLD的合适成像工具。图22.3是一个具有代表性的结外受累病例。一项小型的单中心研究也证明了这一点，其中83%的患者有结节外受累，而FDG-PET/CT在57%的病例中检测到了其他成像方式未发现的隐匿病灶。此外，FDG-PET/CT检测骨髓受累的敏感度明显高于骨髓活检（100% vs. 17%），后者在骨髓受累有限的病例中容易出现取样错误。最后，由于（钙神经蛋白抑制剂诱导的）肾功能损害的发生，频繁静脉注射造影剂是移植受者的一大障碍。尽管FDG-PET/CT具有出色的性能，但没有一种成像模式的敏感度和特异度能达到100%。相当多的移植器官和中枢神经系统受累。在这些病例中，由于中枢神经系统的高生理背景活性和尿液中的示踪剂消除，增加了FDG-PET/CT出现假阴性结果的风险。另一方面，各种感染、炎症或其他恶性肿瘤也可能导致结果呈假阳性，这就强调了获得病理组织学证实的重要性。

Dierickx等进行了最大的单中心回顾性研究，分析了125例FDG-PET结果，其敏感度、特异度、阳性预测值和阴性预测值分别为90%、89%、85%和93%。最近的三项荟萃分析（包括300多例在SOT后怀疑PTLD的患者进行FDG-PET/CT检查），报告的综合敏感度、特异度、阳性预测值和阴性预测值分别为85%～93%、86%～94%、85%～91%和87%～93%。在分期前已

经诊断为PTLD（活检证实）的患者中，FDG-PET的敏感度为89%。所有这些回顾性研究的主要缺点之一是研究对象的规模和研究方法存在巨大的不一致性。

FDG-PET的定量参数能否提高疑似PTLD患者的诊断准确性仍有争议。在免疫功能正常的患者中，最大标准化摄取值（SUV_{max}）> 10已被证明可预测侵袭性淋巴瘤亚型。较小规模的回顾性研究表明，SUV_{max}值较高与侵袭性更强的PTLD亚型之间存在关联。最近发表的一项包括96例经活检证实的PTLD患者的双中心回顾性研究证实了这些发现，与非结构型和多型亚型相比，单型的PTLD病例活检部位的SUV峰值明显更高。然而，结论是基于SUV的参数，不能作为PTLD亚型划分的一种无创工具，从而取代组织学分类，这主要因为亚型之间的SUV值有明显重叠。

FDG-PET/CT在PTLD反应评估中的作用

在霍奇金淋巴瘤（EOT-PET和iPET）和非霍奇金淋巴瘤（EOT-PET）中，使用治疗末期PET（EOT）或中期PET（iPET）评估治疗反应已被证明对疾病缓解具有高度预测性。尽管FDG-PET/CT评估PTLD治疗反应的证据较少，迄今为止只有少数研究报道，但其临床重要性是很高的。及早发现复发风险高或低的患者，可分别及早调整治疗方案，以避免不必要的毒性治疗。Zimmermann等进行了一项回顾性研究，纳入了37例确诊为CD20阳性SOT相关PTLD患者，采用统一的利妥昔单抗方案进行治疗。最重要的是，EOT-PET对疾病复发的阴性预测值为92%，确定了一组复发风险低且预后

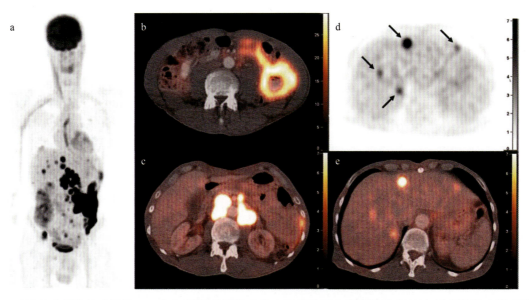

图22.3　PTLD分期和治疗随访。一名50岁男性因缺血性心肌病接受心脏移植手术7.5年后出现肾功能减退。CT显示腹部淋巴结病变，并进行了FDG-PET/CT检查。最大密度投影（MIP）上显示腹部（a）有多个高FDG阳性病灶，融合图像显示空肠袢内出现向心性高代谢，同时有含碘造影剂和空气（b）。腹膜后高代谢淋巴结病变（c）。PET本底图像（d）和融合图像（e）显示有4个肝脏病灶（d上的箭头）；增强CT上只能显示最大的病灶。腹膜后淋巴结病理分析单形PTLD，弥漫大B细胞淋巴瘤型。PET图像以标准图像显示，摄取值从0到7不等

良好的患者。另一方面，阳性预测值较低，仅为38%，这也强调了在进行新的治疗前进行额外诊断检查的重要性。Van Keerberghen等的一项回顾性研究也同样发现了类似的结果，该研究包括41例SOT后CD20阳性PTLD患者，他们也接受了统一的风险分层序贯治疗方案（根据PTLD-1 Ⅱ期试验）。EOT-PET的阳性和阴性预测值分别为33%和87%，这证实确定了疾病复发风险较低的患者亚群。此外，阴性iPET的阴性预测值为85%，但阳性预测值较低（13%）。在一项针对SOT相关PTLD儿科患者的小型回顾性研究中，由于中期和EOT PET假阳性病例的发生率较高，PET在反应评估中的作用似乎不太明确。鉴于样本量较小（$n=15$），对这些结果的解释应谨慎。FDG-PET/CT在小儿PTLD治疗反应评估中的价值值得进一步研究。

基线FDG-PET/CT在PTLD中的预后作用

虽然已经提出了几种PTLD特异性预后评分，但这些评分均未得到证实或验证。相比之下，国际预后指数（IPI）——包括5个临床/生化参数：年龄、乳酸脱氢酶（LDH）水平、东部合作肿瘤学组（ECOG）表现状态、Ann Arbor分期和受累结节外部位的数目是针对侵袭性淋巴瘤制定的，似乎对PTLD患者有预后意义。此外，在前瞻性PTLD-1试验中器官移植类型和对利妥昔单抗的反应也是额外的预后指标。在最近发表的一项包括88例患者的双中心试验中，Montes de Jesus等探讨了FDG-PET得出的体积参数，尤其是代谢肿瘤体积（MTV）和总病变糖酵解（TLG）在确诊为PTLD患者中的预后作用。与MTV/TLG在其他淋巴瘤中的预后价值以及IPI评分相比，这些体积定量参数在PTLD队列中并不能预测总生存期。

一些回顾性研究表明，FDG-PET/CT是一种有价值的技术，对PTLD患者的诊断、分期和治疗反应评估具有高敏感度和特异度，但由于缺乏大型前瞻性研究，证据水平仍然很低。要确定FDG-PET/CT的确切作用，迫切需要进行前瞻性和多中心试验，包括更大的患者群体和精心设计的方法。FDG-PET/CT在PTLD基线及治疗期间和治疗后的应用。新的混合成像技术（如FDG-PET/MRI）可能有助于减少辐射暴露，这对儿科移植人群极为重要。

结论

所有心脏移植患者都会出现某种形式的并发症，而FDG-PET/CT已被证明是检测感染性并发症以及分期和评估PTLD患者治疗反应的重要工具。尽管FDG-PET/CT在检测心脏同种异体移植排斥反应方面的作用还没有得到很好的研究，但临床前数据已表明它有潜在的作用。

第六部分
变异和案例

第23章

FDG-PET在心血管成像：正常变异、非正常变异和误区

Ingrid Bloise, Matthieu Pelletier-Galarneau, and Patrick Martineau

概述

正电子发射断层扫描（PET）是一种评价心血管病理的重要工具。由于照相机和放射性示踪剂可用性的增加，以及其相对于单电子发射计算机断层扫描（SPECT）的技术优势，使得PET在心脏成像中的使用增加。在过去的几十年里，心脏PET成像已经从一种有助于了解心脏病理生理学的专业研究工具，发展成为在临床实践中用于诊断和预测各种心脏病变的成熟工具。

尽管在过去的几年里，新型放射性示踪剂的开发和使用得到了推动，但^{18}F-脱氧葡萄糖（FDG）仍然是PET成像的主力，包括心血管PET成像。这可以归因于几个因素：①FDG由于在肿瘤成像中的广泛应用而受益。②越来越多的文献支持将FDG-PET应用于在一些心血管适应证中，如评估心血管感染和炎症。③^{18}F的物理特性，包括其110分钟相对较长的半衰期和较短的正电子射程，使其成为心血管成像的理想选择。

如第3章所述，心肌的新陈代谢较为复杂，它可以利用多种不同的能量来源，但优先使用游离的脂肪酸和糖类。然而，受可用性和激素条件的影响，心肌细胞可以改变它们的首选底物。例如，在禁食状态下，脂肪酸构成了首选的能量来源。饭后，血液中的胰岛素水平升高，糖类再次成为三磷酸腺苷（ATP）的主要来源。在临床实践中，葡萄糖及FDG使用的可变性导致了心肌正常FDG摄取的多种模式。尽管存在变化性，但正常心肌的摄取模式是固定的，有经验的医师很容易识别。

本章将回顾心肌FDG摄取的正常模式。并讨论偶尔可能与病理相关的常见变异，以及回顾了偶尔遇到的潜在误区。

心肌摄取模式

左心室摄取

众所周知，即使患者在成像前仔细准备，禁食至少4～6小时，在左心室也可能出现心肌生理性FDG摄取不均匀。此外，在一系列研究中，同一受试者的心脏节段可能有显著性差异，特定部分的示踪剂积累或增加或减少，或表现出完全不同的摄取模式（图23.1）。在患者未使用特定的心肌抑制方案进行准备的情况下，无论摄取的分布如何，心肌摄取通常被认为是非特异性的。

最常见的生理性心肌FDG摄取模式是：①当心肌活性与心室腔血池相同或较低时无摄取；②弥漫，可广泛地看到左心室所有心室壁高摄取；③侧壁，左心室侧壁FDG摄取广泛增加，还描述了四个心室壁基底段特定区域的FDG摄取，假定为环状图，称为"基底环"模式（图23.2）。

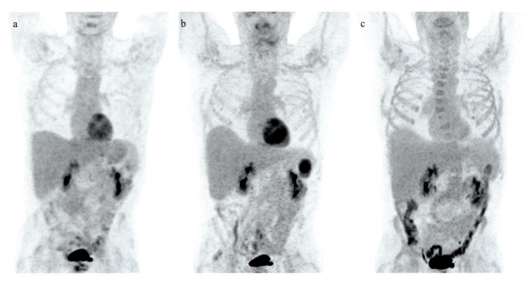

图23.1 63岁男性患者在禁食6小时后的连续MIP图像显示心肌摄取模式和强度的变化：a.在早期扫描中，基底环模式有轻微的FDG摄取；b.在接下来的研究中，摄取程度增加；c.在随后的研究中显示心肌活动

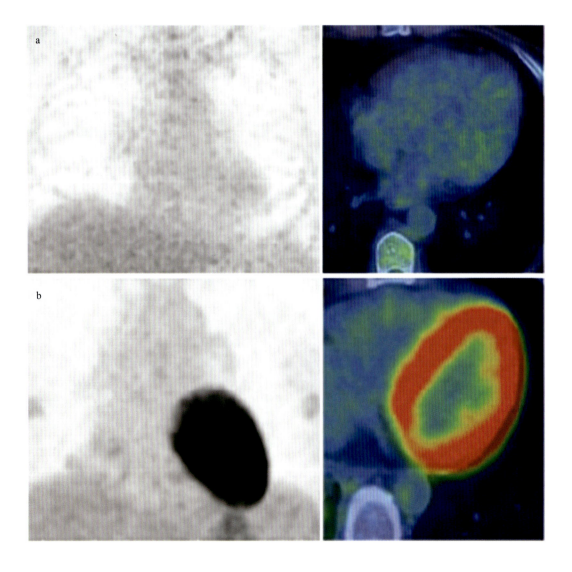

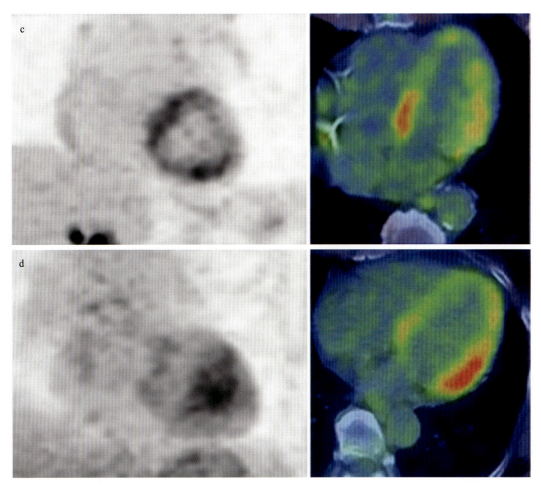

图23.2　在临床实践中遇到的各种正常心肌分布模式的例子。左侧图片显示之前观察的最大强度投影图像，而右侧图片显示穿过左心室的长轴融合的PET CT图像。各种模式分别为a.无摄取；b.弥漫性左心室摄取；c.基底环；d.心室侧壁摄取

在1990年，Growler等对没有心血管病史，没有明显冠状动脉疾病危险因素的健康患者进行了评估，结果显示，室间隔和前壁的平均活性较下壁和侧壁低20%。这一结论后来被其他作者所证实。有报道称，完全性左束支传导阻滞患者室间隔摄取减少与灌注变化无关其机制尚不清楚，但可能与机械运动不同步有关。最后，Gropler等也证实了下壁和侧壁之间的活性没有显著性差异。

据报道称，局灶性代谢活动增加是心肌抑制准备后最不常见的模式。当这种模式存在时，摄取就会被认为是病理的，除非他与FDG在乳头肌中的积累有关。通常位于左心室心腔或在心内膜区域的前外侧及下侧（图23.3，图23.4）。

据报道称，各种药物都会影响左心室的摄取程度，包括苯扎布酸和左甲状腺素，这两种药物会降低摄取程度。而苯二氮䓬类和心脏毒性化疗药物会增加摄取程度。目前还不清楚使用这些药物是改变了摄取模式，还是仅仅改变了摄取程度。

右心室摄取

先前多个研究报道右心室异常心肌葡萄糖代谢以心室壁弥漫示踪剂摄取的方式表现，通常与肺动脉高压、特发性或继发于潜在的肺疾病造成的右心室压力升高和（或）右心室肥大相关的代谢改变有关。与左心室相比，右心室壁对FDG的摄取通常不明显（图23.5，图23.6）。

一些研究表明，右心室中的FDG摄取与右心室功能障碍之间存在因果关系，右心室摄取的增加与收缩功能的降低有关。Mehmet等证实，右心室葡萄糖代谢率较高的患者，往往右心室负荷较高并且右心功能差。Mielniczuk等表明，右心室摄取的增加与右心室射血分数降低之间存在着显著的关系，即使在由于室壁厚度的差异而进行了部分容积校正。在特发性肺动脉高压患者中，右心室摄取程度在基线时升高，而在治疗后下降。研究还表明，特发性肺动脉高压患者右心室壁内的FDG摄取程度与血清N端脑钠肽（NT-proBNP）水平相关。

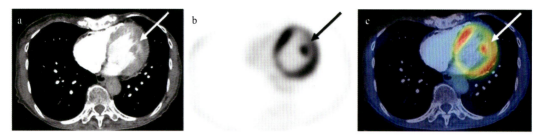

图23.3　乳头肌内的局灶性摄取，在这例伴有左心室弥漫性活动的患者中，在增强CT（a）、横断面PET（b）和PET/CT（c）融合图像上，左前外侧乳头肌（箭头）可清晰看到心肌局灶活动

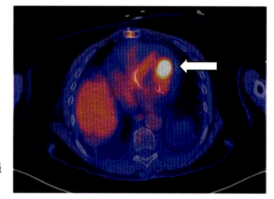

图23.4　如本例在没有明显左心室摄取的情况下，不太常见到强烈的乳头肌摄取（开放的箭头）

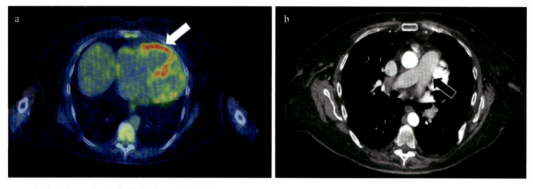

图23.5　肺动脉高压54岁女性患者，胸部轴位PET图像显示右心室壁有相对较强但弥漫性摄取（a，箭头）。注意肺动脉干的扩张（b，箭头）与肺动脉高压保持一致

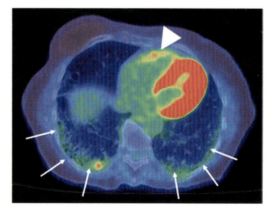

图23.6　间质性肺疾病79岁女性患者，胸部轴位PET图像（箭头）。在右心室壁（粗箭头所指）有生理性的FDG摄取远高于血池的摄取，左心室壁和乳头肌中也有放射性示踪剂强烈弥漫性积聚

此外，在一项检查冠心病和缺血性心肌病患者的研究中，右心室的FDG摄取程度与右心室压力超负荷有关，较高的摄取（包括左心室和右心室）与不良预后有关。其他研究也证实了肺动脉高压患者右心室摄取增加的预后意义。因此，弥漫性右心室壁摄取的存在被认为是一种"不太正常"的变异，然而，这一发现的临床意义的程度及其在常规临床实践中的解释说明，还需要进一步的研究。

心房摄取

大多数患者的心房没有明显的FDG活性。自20世纪90年代以来，Fujii等报道了2367例接受肿瘤适应证评估的患者中，有10例（0.4%）在右心房壁摄取FDG。这些作者发现，患有心脏疾病的患者，有心房的摄取，在受试者中心房颤动尤为普遍。他们还注意到，右心房的活动比左心房摄取更明显。最近的一项研究显示，30%的心房颤动（AF）患者表现为弥漫性心房FDG摄取，至少右心房壁有累及（图23.7），其中约1/3患者的左心房壁也有摄取。

Xie等的研究也证实了心房颤动患者更倾向于右心房摄取（与左心房相比），有趣的是，这些作者将心房摄取与心外膜脂肪组织（EAT）的活性进行了比较。他们发现，心房和心耳的摄取与EAT的活动呈线性相关。在随后的一项前瞻性研究中，同一组证实了心房摄取与NT-proBNP水平之间的关联，以及右心房水平升高与射频导管消融成功终止心房颤动之间的关联。这些发现以及已知的EAT活性与炎症之间的关系，表明FDG-PET可能为研究已知的"炎症与心房颤动之间的关系"提供了新的方向。

Sinigaglia等最近的一项研究进一步证实了心房摄取与心房颤动之间的关系，同时也发现心房摄取与心源性卒中风险增加有关。事实上，作者还称，在多变量分析

中，右心房摄取比常见的危险因素（包括当前吸烟、高血压、糖尿病和血脂异常）更容易导致卒中。

总之，心房的摄取活性应被视为"不太正常"，因为它很可能反映了潜在的心血管病理因素。然而，在FDG-PET对心房活性的影响转化为常规临床实践之前，还需要进一步的研究。

误区

为了避免误解和误诊，了解每个心室的生理性FDG分布和葡萄糖代谢，以及正常的变异是非常必要的。大多数误区的表现为不同心腔或心壁内的局灶性摄取，偶尔是高强度摄取。这种发现可以高度提示有病变，特别是肿块，但也经常符合良性过程；然而，通过了解影像学和临床特征、生理分布和仔细观察，就能识别和避免误诊。

左心室壁的局灶性摄取是一种常见的生理性FDG摄取模式，通常归因于乳头肌的生理性摄取，尽管很少单独的表现出来。当与乳头肌无关时（图23.3，图23.4），应仔细评估患者的病史，因为局灶性摄取也可能与冬眠心肌、心脏结节病，乳头肌压力增加（扩张型心肌病、瓣膜退变、瓣膜狭窄、脊索退变等）有关。

一种相对常见的情况是，FDG积累增加与房间隔内脂肪沉积有关——这种情况通常被称为房间隔脂肪瘤性肥厚（LHIAS），在约3%的患者中可见。在这些病例中，图像重建与适当的CT融合，以确保解剖相关性是至关重要的。LHIAS的CT表现通常包括位于房间隔的哑铃状脂肪密度病变——这是由于卵圆窝头和尾的脂肪堆积，而卵圆窝本身通常没有。虽然摄取机制通常被认为与棕色脂肪相同，但一些作者认为LHIAS中的FDG摄取可能代表了炎症。无论摄取机制如何，由于在CT上的特征病理表现LHIAS很容易被确认（图23.8）。在纵隔中存在不太常见的高代谢的棕色脂肪组织，它是另

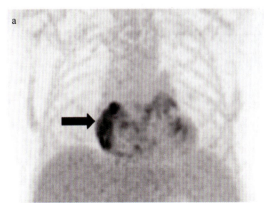
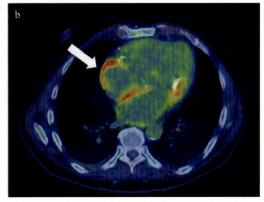

图23.7 PET图像在MIP（a）和轴位图像（b）显示心房颤动患者右心房显著弥漫摄取，左心室基底侧非特异性摄取，说明了心肌抑制的不完全

一个潜在误区，特别是在其他区域，如颈椎和椎旁软组织中没有出现的患者。

在心耳内也可以看到局灶性活动。这虽然经常与心脏病有关，但这一发现也可能存在于没有心脏病的患者中。此外，有报道称在界嵴内存在局灶性活性，这是右心房与心耳交界处的肌肉带，其中包含窦房结。

在这些结构中存在摄取的原因仍不确定（图23.9）。

结论

为了更准确地识别心脏中FDG的病理摄取，首先必须认识到心肌活动的正常模式，以及在心脏成像过程中经常看到的潜在误区。

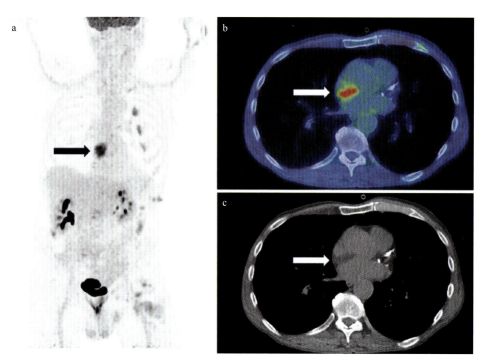

图23.8　房间隔脂肪瘤性肥厚（LHIAS），是心脏成像中的一个潜在误区，但通过与CT图像的参照，可以很容易识别出来。这名52岁男性患者在图像上（a，箭头）可以看到心脏异常的局灶性摄取，在轴位融合图像（b，箭头）上定位于房间隔。对比未增强的CT图像（c，箭头）显示相应的脂肪密度，应诊断为LHIAS

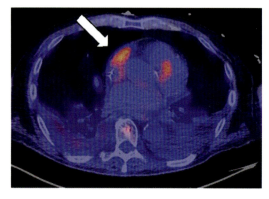

图23.9　偶尔可以见到心耳的弥漫性摄取。这一发现的意义依然是未知的

第24章

心血管FDG-PET病例图集

Yousif A. Lucinian, Patrick Martineau, and Matthieu Pelletier-Galarneau

案例1

初步评估

患者男性，85岁，既往有2型糖尿病、多囊肾病、高血压、心房颤动（AF）和非缺血性心肌病病史，左心室射血分数（LVEF）25%，双心室起搏器（CRT-D）植入，因感染性休克伴不明原因感染到急诊室就诊。患者自述，在前几周咳嗽时，呼吸困难加重，并伴有新发的背痛。血培养D组沙门菌阳性，X线胸片显示左肺门周围浸润。经食管超声心动图（TEE）显示右心房导线增厚，伴有活动性毫米级肿块，提示血栓或赘生物（图24.1）。

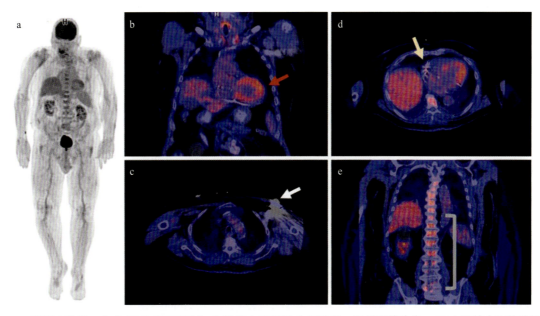

图24.1 PET 1注释。全身FDG-PET/CT（a）按照心肌辅助方案进行，包括低糖饮食、12小时禁食和静脉注射肝素，以排除心内膜炎或起搏器导联感染。值得注意的是，患者已经接受了7天的广谱抗生素治疗。左心室心肌摄取时心肌抑制效果欠佳（b）。在起搏器发生器囊袋和导线的水平上没有发现异常摄取，包括右心房导联（c，d）。在胸腰椎处观察到轻微的异质性FDG分布，但没有椎间盘炎的证据（e）

随访

经过抗生素治疗后临床改善，但菌血症仍然存在。复查X线胸片显示左肺门浸润影消退。再次怀疑病因为起搏器导联感染，临床考虑移除起搏器（图24.2）。

知识点

患者的初始临床评估病因不明确，因为菌血症的来源不明。初始和随访FDG-PET/CT均准确地排除了与起搏器相关的感染过程，最大限度地减少了不必要的干预。腹主动脉在初始FDG-PET/CT检查中看起来非常正常，但非特异性FDG摄取除外，这很可能是早期疾病过程与持续抗生素治疗相结合的结果。因持续菌血症而进行的随访FDG-PET/CT证实为主动脉真菌性动脉瘤，可能导致患者背痛。由于绝大多数主动脉真菌性动脉瘤具有代谢活性，FDG-PET在检测感染性主动脉瘤方面的敏

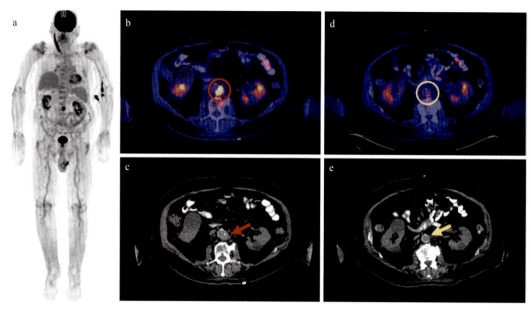

图24.2 PET 2注释。在初次评估后17天进行了第二次全身FDG-PET/CT（a）。尽管严格遵守了检查前的准备方案，但心肌抑制效果仍欠佳，限制了瓣膜区域的评估。仍然没有心脏起搏器相关感染的证据。在肾下主动脉水平左后外侧（b）新发异常高代谢病灶（SUV=9.5）。在配准的平扫CT（c）上表现为囊性扩张。诊断为真菌性动脉瘤。对比在初次FDG-PET上，同一位置摄取（d）的非特异性轻微增加（SUV=2.9）与CT上其他正常的主动脉大致相同（e）

感性非常高（＞90%），而炎症性动脉瘤的类似影像学表现降低了其特异性。增强CT仍然是评估主动脉感染最常用的影像学检查。然而，FDG-PET已被证明具有更高的诊断准确性，同时也为无感染患者的确凿诊断提供了有价值的信息。

案例2

初步评估

患者81岁，男性，因心房颤动、永久性起搏器置入（5年余）和重度主动脉瓣狭窄，在经导管主动脉瓣置换术（TAVR）后6周因发热和寒战到急诊室就诊。多次血培养表皮葡萄球菌阳性。没有明确的感染源。[67]Ga闪烁显像正常。两次经食管超声心动图（TEE）均无心内膜炎表现，测量人工瓣跨瓣压差为10 mmHg。提示起搏器相关感染（图24.3）。

知识点

患者的临床表现强烈提示TAVR（TAVR-IE）术后感染性心内膜炎。由于TEE尚无定论，因此最初怀疑是起搏器相关感染。FDG-PET正确识别TAVR-IE，对指导后续治疗至关重要。FDG-PET在人工瓣膜感染性心内膜炎（PVE）成像中的实用性已得到充分证实，也是欧洲心脏病学会PVE诊疗指南的主要诊断标准。此外FDG-PET/CT还有监测治疗效果的可能性。然而，关于FDG-PET对TAVR-IE的诊断性能的研究数据仍然有限。最近，Wahadat等对30例怀疑TAVR-IE患者进行了回顾性

分析，FDG-PET/CT鉴别了其中8例是否为TAVR-IE患者，这项研究表明FDG-PET对TAVR-IE的诊断性能很有潜力。

案例3

初步评估

患者女性，66岁，已知患有2型糖尿病和AF，7年前因肥厚型心肌病行心脏移植手术。近几个月，出现呼吸困难，并进行性加重。怀疑移植排斥反应。CT肺血管造影（CTPA）显示右心房充盈缺损，大小约24 mm×18 mm×29 mm。经胸超声心动图（TTE）显示左心室正常，射血分数60%。然而，在扩张的右心房前壁旁有一个25 mm×22 mm可移动分叶肿块。鉴别诊断包括血栓、黏液瘤或转移瘤（图24.4）。

随访

患者接受了肿块切除手术。组织病理学分析证实了诊断为黏液瘤。随访TTE未见残留肿块。

知识点

右心房的肿块通常考虑恶性肿瘤可能性大一些。然而，在这种情况下，在FDG-PET上观察到的相关低摄取准确地预测了良性病变。心脏肿块的鉴别范围很广，从假性肿瘤（例如血栓、赘生物、脓肿、动脉瘤）到肿瘤。大多数心脏病变是良性的，心脏的原发性恶性肿瘤主要是肉瘤。超声心动图是最常用的检查方法，磁共振成像（MRI）是表征心脏肿块的金标准。FDG-

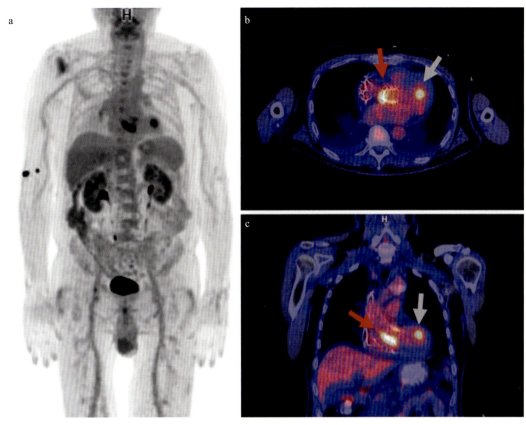

图24.3 PET注释。全身FDG-PET/CT（a）按照心肌辅助方案进行，低糖饮食、12小时禁食和静脉注射肝素。心肌抑制充分。在起搏器发生器囊袋和导线水平上没有发现异常摄取。在TAVR假体水平上观察到不均匀的异常高摄取（SUV＝10.8）并向下延伸（b,c、红色箭头）。在左心室肌水平也观察到摄取增加，这是一个非特异性表现（b,c，灰色箭头）。其余部分无异常代谢

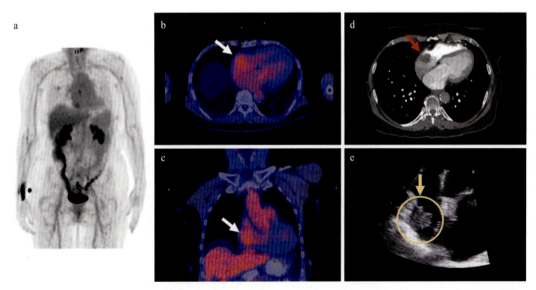

图24.4 PET注释。全身FDG-PET/CT（a）按照心肌辅助方案进行，包括低糖饮食、12小时禁食和静脉注射肝素，以进一步确定右心房肿块的特征。心肌抑制效果良好。在右心房（b，轴位；c，冠状位）内观察到低摄取（SUV_max＝3.5）和均匀的摄取点。在CTPA上右心房充盈缺损和在TTE上的肿块分别显示在图像（d，e）中，未见心包或胸腔积液。在先前的胸骨切开术部位可见弥漫性低摄取，无感染证据。综上，支持黏液瘤的诊断。在全身FDG-PET图像上，未见心外高代谢病变

PET在心脏肿块诊断中的作用不断发展。许多研究也表明，其在区分良、恶性病变方面具有潜在的有效性和准确性。

案例4

初步评估

患者女性，89岁，患有2型糖尿病、高血压和终末期慢性肾脏病（CKD），因急性胸膜炎性胸痛和呼吸急促就诊。患者前几个月，有便血伴体重减轻和盗汗。白细胞计数（WBC）和C反应蛋白（CRP）水平均升高。高敏心肌肌钙蛋白（hs-cTnT）39 ng/L（正常 < 14 ng/L）略升高，连续测量值无显著变化。D-二聚体3952 ng/ml（正常值 < 250 ng/ml）升高。心电图显示窦性心律，ST段抬高广泛压低。使用^{99m}Tc-technegas和^{99m}Tc-MAA进行通气/灌注肺扫描，结果正常，排除肺栓塞。经胸超声心动图（TTE）显示的少量心包积液（厚度约2 mm），1年前的TTE无心包积液。强烈怀疑急性心包炎（图24.5）。

随访

未进行心包穿刺术。保留了特发性/病毒性心包炎的诊断。患者接受了为期3个月的口服泼尼松治疗，症状很快消退，随访TTE显示没有残留的心包积液。结肠镜检查发现2个息肉，一个5 mm的无蒂息肉和一个30 mm的带蒂息肉，均位于直肠内。

知识点

尽管大多数心包炎病例被认为是良性的，并归因于病毒感染，但有潜在的肿瘤过程（5% ~ 23%），尤其是在存在心包积液的情况下。由于心脏原发性恶性肿瘤很少见，大多数癌症相关心包炎病例是由转移性或局部浸润性肿瘤引起的。其他原因包括放疗、化疗和副肿瘤综合征。在这种情况下，FDG-PET/CT在临床上有助于心包炎的诊断，尤其是当怀疑恶性肿瘤且心包穿刺术无法诊断或技术上难以施行时。FDG-PET/CT的其他潜在作用包括确定结核性心包炎的程度和预测缩窄性心包炎的治疗效果。

案例5

初步评估

患者男性，55岁，已知患有2型糖尿病、高血压、心房颤动、缺血性心肌病（左心室颤率为25%）和双腔植入式心律转复除颤器（ICD），表现为乏力和发热。甲氧西林敏感性金黄色葡萄球菌（MSSA）血培养呈阳性。胸片上可见多处肺影。TEE显示右心房ICD导联增厚，伴有部分活动，怀疑感染。主动脉瓣上附着不确定的细丝状结构（图24.6）。

随访

根据PET结果诊断为化脓性肺栓塞（PE）ICD导联感染。由于缺乏FDG摄取，初始TEE的主动脉瓣表现被认为可能是退行性改变，尽管没有摄取并不能排除自体瓣膜的心内膜炎。ICD已被取出，导联上样本的微生物学分析对MSSA呈阳性（图24.7）。

知识点

在最初的PET上，FDG-PET/CT准确识别了ICD导联感染和化脓性PE。三尖瓣区域内没有异常摄取，但FDG-PET对ICD-IE检测的敏感度欠佳。心脏植入式电子设备（CIED）感染可发生在任何位置，从发生器囊袋到心内导联。由于存在大量伪影，CIED导联感染

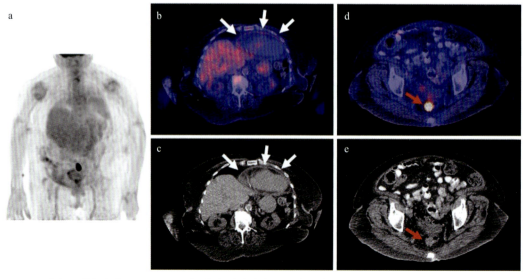

图24.5　PET注释。进行全身FDG-PET/CT（a）帮助确定心包积液的病因。心包积液呈环形、低摄取（SUV = 2.5），与心包积液的诊断相符（b，c）。未见心包恶性肿瘤的征象。在直肠、乙状结肠水平上观察到大小约30 mm×20 mm×20 mm的高代谢病变（SUV = 14.2）（d，e）。余未见高代谢淋巴结或提示转移过程的病变

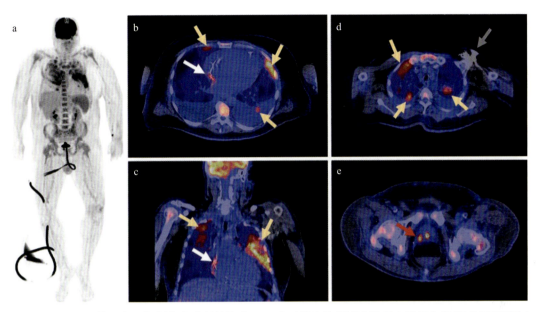

图24.6 PET 1注释。按照心肌抑制方案（低糖饮食、12小时禁食和肝素内注射）进行全身FDG-PET/CT（a），以进一步明确TEE结果。值得注意的是，患者接受了4天的抗生素治疗。心肌抑制是充分的。在上腔静脉-心房交界处的ICD导联（b、c，白色箭头）上可见局灶性摄取增加（SUV＝3.7）。非衰减校正图像上也存在摄取。双侧肺实变内的摄取增加（b、c、d，黄色箭头）。在发生器囊袋（d，灰色箭头）和瓣膜区域未观察到异常摄取。在前列腺内注意到一处高摄取点（SUV＝6.0）（e，红色箭头）

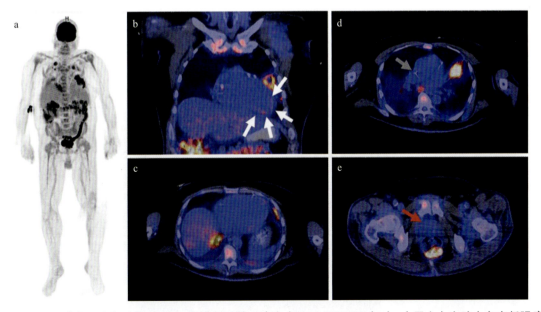

图24.7 PET 2注释。在初步评估后14天进行了第二次全身FDG-PET/CT（a）。由于左心室壁内存在低强度弥漫性摄取，心肌抑制质量略差（b，白色箭头）。同样，在瓣膜水平（c）上没有发现异常摄取。在外周中心静脉置入一条导联（d，灰色箭头）。先前可见的肺实变已部分消退。前列腺内摄取的高代谢焦点消退（e，红色箭头）

（LI）的超声心动图评估可能具有挑战性。在这种情况下，改良的杜克标准的准确性也被证明会降低。FDG-PET/CT在临床上怀疑CIED-LI且诊断结果不确定时特别有价值。此外，脓毒性栓子等心外表现可为诊断和最佳治疗提供重要信息。

案例6

初步评估

患者男性，73岁，患有阻塞性呼吸睡眠暂停综合征和高血压。常规X线胸片检查发现，右肺尖致密影。除有些非特异性疲劳外，全身体格检查未见明显异常。胸部平扫CT检查发现，右肺尖见一大小约1cm结节伴周围纤维化改变（图24.8）。

随访（1）

考虑患者的年龄，临床高度怀疑大血管脉管炎（large-vessel vasculitis，LVV），推测巨细胞动脉炎（giant-cell arteritis，GCA）可能大。静息态ECG未见明显异常。从颈部至下肢的CT血管成像（computed tomography angiography，CTA）显示，远端升主动脉、头臂干、冠脉回旋支、腹主动脉及双侧髂总动脉血管管壁增厚，但未见管腔狭窄或扩张。在没有明确症状的情况下，经多学科讨论，决定暂时等待观察，而不是立即行药物干预及颞动脉活检（图24.9）。

随访（2）

患者持续无明显症状，故也未进行治疗。随访观察5个月后，患者出现运动时疲劳加重及呼吸困难症状。

平板运动ECG负荷试验期间，患者出现呼吸困难，同时伴有心肌下外侧壁ST段水平压低。考虑诊断"一过性LVV"（图24.10）。

随访（3）

冠状动脉CT血管成像（coronary CT angiography，CCTA）显示左回旋支近段管壁增厚伴动脉粥样硬化斑块，管腔狭窄程度70%。冠状动脉造影显示在钝缘支水平左回旋支管腔狭窄70%，狭窄处成功放置了支架。右冠状动脉（right coronary artery，RCA）和左前降支冠状动脉（left anterior descending coronary artery，LAD）基本未发现异常阻塞。

知识点

LVV主要分为GCA和Takayasu动脉炎（Takayasu arteritis，TA）两大类，两类病变均表现为大血管受累，但冠状动脉受累更常见于TA。冠状动脉血管炎严重并发症包括血管狭窄、动脉瘤及血栓形成，也可表现为加速冠状动脉粥样硬化进程。推荐采用4分法标准评价体系来分析LVV的FDG-PET/CT表现。FDG-PET/CT同时可用于监测LVV治疗效果，有效治疗后4～12周，病变处FDG摄取即明显减低。但需要注意，治疗成功后，病灶部位仍有几个月会持续出现FDG微弱摄取。本病例显示FDG-PET/CT可以在出现器质性病变前早期识别LVV。从初次到后续随访过程中的PET检查，病变部位FDG摄取的不断降低，也反映出病变从急性炎性期到慢性器质性改变期的演变过程。

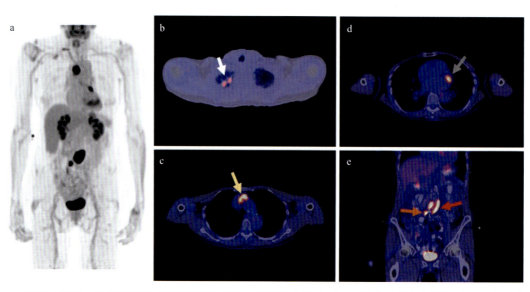

图24.8　PET 1注释。行全身FDG-PET/CT检查以进一步评估病情（a）。左肺尖结节和纤维灶表现为轻度高代谢（b，白色箭头，$SUV_{max}=3.5$）。多发血管异常表现，头臂干起始段和升主动脉远端（c，黄色箭头，$SUV_{max}=9.2$）、左回旋支冠状动脉（d，灰色箭头，$SUV_{max}=6.3$）、腹主动脉（e，红色箭头，$SUV_{max}=12.9$）以及延伸到的右髂总动脉（e，橙色箭头，$SUV_{max}=6.8$）均可见FDG高摄取

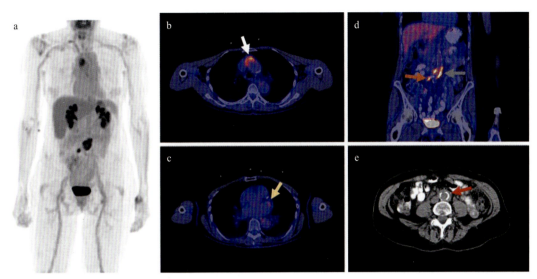

图24.9　PET 2注释。10个月后再次行全身FDG-PET/CT检查，采取心肌抑制方案（a）。心肌抑制效果极佳。右肺尖病灶无显著变化。头臂干起始段和升主动脉远端（b，白色箭头，SUV$_{max}$＝4.9）、左回旋支冠状动脉（c，灰色箭头，SUV$_{max}$＝2.5）、腹主动脉（d，灰色箭头，SUV$_{max}$＝7.2）FDG摄取不同程度减低。右髂总动脉（d，橙色箭头，SUV$_{max}$＝6.4）FDG摄取未见明显变化。腹主动脉血管壁增厚（e，红色箭头，厚度6.7mm），较4个月前CTA检查显示的腹主动脉血管壁增厚程度（6.4mm）未见显著变化

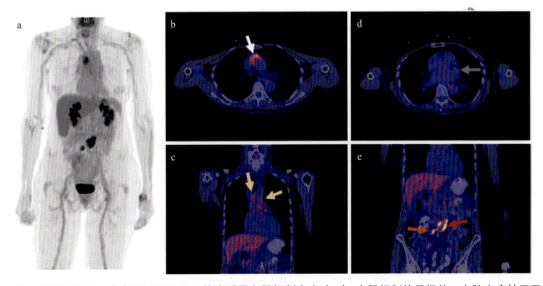

图24.10　PET 3注释。全身FDG-PET/CT检查采用心肌抑制方案（a）。心肌抑制效果极佳。右肺尖病灶无显著变化。头臂干起始段（b，白色箭头）和升主动脉远端（c，黄色箭头）FDG摄取值较前次略微减低，SUV$_{max}$＝3.9；左回旋支冠状动脉FDG摄取值（d，灰色箭头，SUV$_{max}$＝2.4）较前次基本不变。腹主动脉（e，红色箭头，SUV$_{max}$＝6.2）及右侧髂总动脉（e，橙色箭头，SUV$_{max}$＝4.8）FDG摄取值较前次部分减低，且髂总动脉FDG摄取值与残余血池活动度是一致的

案例7

初步评估

患者男性，45岁，患有2型糖尿病且有吸烟史，因急性上腹痛紧急就诊。ECG显示为前外侧壁ST段抬高型心肌梗死（ST-elevation myocardial infarction，STEMI）。心脏导管介入造影显示LAD近段闭塞，RCA病变严重，左旋支冠状动脉无明显阻塞。介入术中在LAD成功放置2个药物洗脱支架。介入术后不久患者出现心源性休克，而后连续进行了4天的体外膜肺氧合（extracorporeal membrane oxygenation，ECMO）治疗。TTE检查发现LVEF严重减低至25%，且心尖无活动（图24.11）。

随访

患者进行了标准的心力衰竭治疗，针对RCA病变采取了药物治疗而非血运重建。治疗6个月后，随访复查TTE显示，LVEF略有改善，提升至35%，但LAD心肌供血区域活动度依然处于严重减退状态。

知识点

FDG-PET联合MPI已被确定为心肌活力测定的金标准。FDG-PET预测局部区域恢复血供后心肌活力改善状况的敏感度为88%～93%，特异度为58%～73%。本病例中，RCA供血区域冬眠心肌的出现提示了恢复该区域血供的重要性，尤其在LVEF减低的情况下。另一方面，尽管成功地进行了血运重建，但LAD供血区域不仅存在灌注缺损而且该区域FDG摄取未见改变，究其原因可能是心肌梗死后的炎性反应所致。据报道，心肌梗死后1周内行PET可能会高估心肌恢复的潜力。同样，在成功重建血运后的几天内，尽管心肌活力恢复，但心肌灌注缺损仍持续存在。

案例8

初步评估

患者男性，85岁，患有AF和缺血性心肌病，ICD置入术后，ICD电机更换后5周出现发热及全身不适就诊。患者无任何ICD电机囊袋区感染的症状出现。血培养结果显示MSSA阳性。TEE检查未发现导管感染症状（图24.12）。

随访

基于上述检查化验结果，诊断为CIED电机囊袋区（CIED generator pocket infection，CIED-GPI）感染。随后对心脏ICD进行了移除，术后微生物分析结果显示，

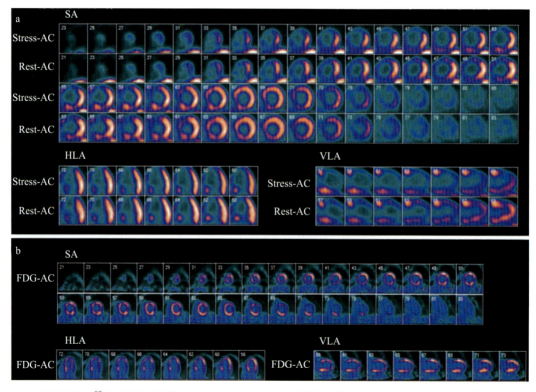

图24.11　PET注释。^{82}Rb PET-MPI检查（a）和FDG-PET心肌活力研究（b）在患者发生心肌梗死后5天同时进行。心肌前壁至前外侧壁及室间隔可见大范围重度心肌灌注缺损区，心肌下壁见中度心肌灌注缺损区，心肌侧壁未见灌注缺损。FDG-PET图像显示心肌前壁、室间隔、前侧壁及下壁的大部分区域可见FDG高摄取。LAD供血范围内高代谢区与灌注缺损区的不一致，可能与行STEMI和血运重建后继发的炎性反应或心肌顿抑有关。慢性病变的RCA供血区域的心肌活力表现与"冬眠心肌"基本一致

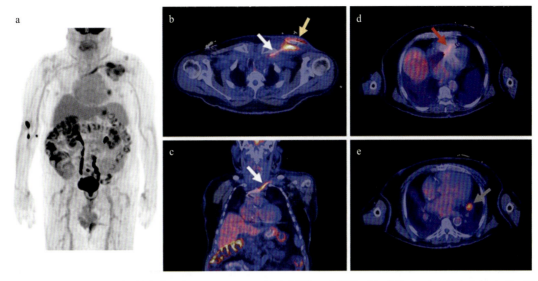

图24.12　PET注释。心肌抑制方案下行FDG-PET/CT检查以进一步评估ICD感染（a），患者在检查前2天开始抗生素治疗。心肌抑制效果良好。电机囊袋后部（b，黄色箭头，$SUV_{max}=7.9$）一致向上延伸至上腔静脉起始段（b、c，白色箭头，$SUV_{max}=5.1$）可见不均匀高摄取。同时意外发现近左肺门处一高代谢肺结节（e，灰色箭头，$SUV_{max}=4.5$）。上述发现符合ICD电机囊袋和心内导管深部感染情况。在本病例中，肺部意外发现结节可能是感染性栓子，但不能除外恶性肿瘤可能，需要进一步行影像学检查

电机囊袋区及导管取样MSSA阳性。

知识点

本病例中，FDG-PET/CT准确识别出了CIED从囊袋区到心内导管区的感染，也进一步证实了FDG-PET/CT具备该能力。FDG-PET/CT诊断CIED-GPI的敏感度、特异度分别高达96%和97%，且可以出现显著临床症状（比如出现脓性分泌物）前发现GPI感染。

案例9

初步评估

患者女性，55岁，患有2型糖尿病和高血压，经历一次大量出汗和无力发作后，出现呼吸困难伴周围性水肿1个月就诊。ECG检查示近期心肌前侧壁STEMI典型表现。TTE检查示左心室功能减低，LVEF 23%。心脏导管造影显示LAD近段完全闭塞，RCA和左回旋支冠状动脉无明显阻塞。患者未行血运重建手术，首先进行了强效药物治疗（图24.13）。

随访

尽管经过了积极的药物治疗，但患者症状仍然严重。药物治疗6个月后，患者成功进行了冠状动脉支架植入术，在前降支放置了3个药物洗脱支架（DES）。

知识点

经积极治疗，可以预期患者左心室功能在后续随访中将会显著改善。大量研究表明心肌梗死血运重建后心肌灌注-代谢区域不一致与LVEF和心肌功能恢复状况呈线性关系。例如，Di Carli等报道患者心肌灌注-代谢区域不一致率在18%以上的患者，血运重建后心肌功能恢复状况优于心肌灌注-代谢区域不一致率较小的患者。

案例10

初步评估

患者男性，56岁，患高血压和慢性阻塞性肺疾病（chronic obstructive pulmonary disease，COPD），以呼吸急促、胸痛和晕厥就诊。ECG检查显示窦性心动过速，电轴右偏，V_1、V_2、V_3导联T波倒置。TTE检查显示右心室扩张并压力负荷过载。CTPA检查显示双侧肺段、亚段肺栓塞（pulmonary embolisms，PE）伴右肺上叶（right upper lobe，RUL）局灶性高密度影，大小约11mm，考虑为肺泡出血（图24.14）。

随访

患者随后进行了口服抗凝血药物治疗，疗程不详。开始治疗4个月后复查TTE发现，右心室扩张及压力负荷过载情况显著改善（图24.15）。

知识点

由于FDG-PET/CT检查通常不做增强扫描，因此诊断PE通常推荐借助间接征象。"环形征"（胸膜下实变影周围环绕FDG轻度摄取区）高度提示继发于PE或肿瘤至动脉闭塞的肺梗死。另一个间接征象，右心室FDG摄取增高，表明出现了RHS。但由于肺动脉高压诱因很多，因此RHS对PE诊断并非特异性的。在本病例中，右心房、右心室FDG摄取显著增高，而左心室未见摄取增高。据报道，继发于PE的RHS在FDG-PET/CT可表

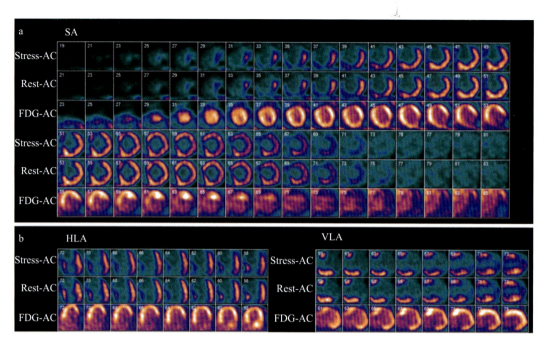

图24.13　PET注释。^{82}Rb-PET-MPI检查（a）和FDG-PET心肌活力研究（b）在患者发生心肌梗死后2个月左右时同时进行。心肌前壁、前间隔、室间隔及心尖区可见广泛严重的灌注缺损区（a），FDG摄取区在上述区域内，但范围与灌注缺损区不一致，与"冰冻"心肌范围一致（b）。基于此，考虑恢复LAD供血区心肌功能是可能的

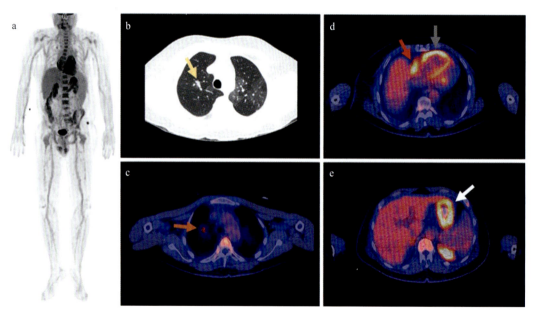

图24.14　PET 1注释。考虑到PE累及的重要区域，行全身FDG-PET/CT检查（a）以除外肿瘤病变可能。CTPA图像上显示的RUL区域致密影（b，黄色箭头）表现为轻度FDG摄取（c，橙色箭头，SUV$_{max}$＝3.4），肺泡出血为最可能诊断。右心房（d，红色箭头，SUV$_{max}$＝6.2）及右心室（d，灰色箭头，SUV$_{max}$＝7.5）表现为弥漫性FDG高摄取，该表现与右侧心肌损伤（right heart strain，RHS）状况一致。另有一非特异性发现，左心室后外侧乳头肌出现孤立性FDG摄取（d，绿色箭头，SUV$_{max}$＝4.7）。胃部见弥漫性FDG摄取增高（e，灰色箭头），提示胃炎。FDG-PET/CT图像未见明确肿瘤征象

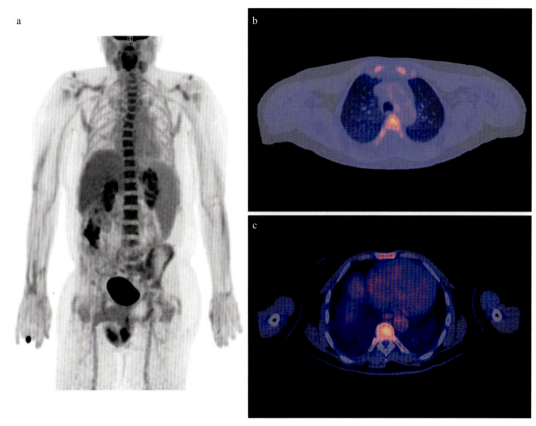

图24.15　PET 2注释。抗凝治疗后6个月复查FDG-PET/CT（a），发现RUL致密影已消失（b）。右心房及右心室也未见FDG高摄取区（c），提示RHS已缓解

现为多种形式，包括心脏4个腔FDG摄取增高、单纯右心室FDG摄取增高、右心房中度FDG摄取合并左心室轻微摄取增高。

案例11

初步评估

高血压患者，59岁，以频发心悸及胸部"沉重感"就诊。体格检查听诊发现胸骨缘左上方可闻及收缩性射血杂音，吸气时更明显。动态心电图监测发现频发室性期前收缩。为除外PE而进行的CTPA检查发现，前纵隔见一分叶状肿物，大小3.9 cm×6.2 cm，侵犯左肺动脉主干（main pulmonary artery，MPA），MPA近端栓子形成不除外。TTE检查发现肺动脉瓣以上区域血管严重狭窄（图24.16）。

随访

由于高度怀疑MPA栓子，因此首先应用了低分子肝素以防止栓塞。患者随后进行了肺同种异体移植并肿物切除术。术后组织病理学诊断为未分化型肉瘤伴中心坏死。手术医师描述肿物起源于MPA前侧壁。最终诊断为肺动脉肉瘤（pulmonary artery sarcoma，PAS）。

知识点

本病例中，FDG-PET在CTPA的基础上，识别出MPA栓子形成。肺动脉内低代谢充盈缺损通常提示PE。FDG显著高代谢明确了肿物为恶性。PET在术前检查过程中同样也发挥着不可替代的作用，其有助于排除远处转移及第二原发肿瘤的可能。FDG-PET在识别软组织及骨肉瘤方面的作用已被广泛认可，敏感度达91%，特异度达85%。但是由于PAS十分罕见，因此目前文献仅有少量病例报道。Tueller等通过对系列患者的研究，报道FDG-PET在PAS术前准备过程中发挥着不可替代的作用，包括肿瘤分期。

案例12

初步评估

患者男性，45岁，患有COPD和高血压，曾行室间隔缺损修补术、胸主动脉动脉瘤样扩张切除术、升主动脉及降主动脉血管置换术，并在主动脉弓和降主动脉内放置了血管内支架。患者就诊时，已有2年未再接受侵入性治疗，此次就诊因肺炎治疗后1周出现疲劳、发热、寒战、发汗。血培养结果显示流感嗜血杆菌阳性。TTE检查示左心室内见一活动性结构，怀疑有可能为赘生物或VSD修补的手术材料。CTPA检查显示主动脉弓移植物周围微小气泡影（图24.17）。

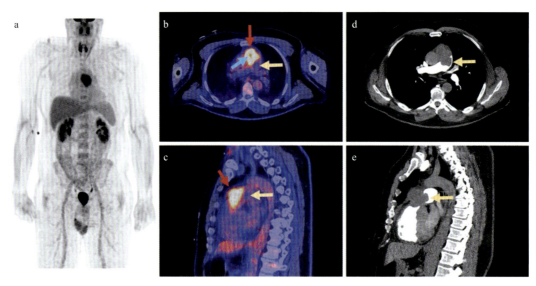

图24.16   PET注释。行FDG-PET/CT检查（a）以进一步识别纵隔肿物并明确其侵犯范围。肿物呈FDG强摄取（b、c，红色箭头，SUV_max = 8.0），中心区域呈低代谢（b，蓝色箭头），与病理结果提示的中心坏死一致。肿物后外侧部可见局灶性低代谢区（b、c，黄色箭头），与CTPA显示的主肺动脉充盈缺损区一致（d、e，黄色箭头），极有可能提示为MPA内栓子。此外，未发现高代谢肺内结节及肿大淋巴结。在无其他相关病变的情况下，考虑到病变代谢强度，原发性恶性肿瘤如肉瘤的诊断应高度考虑

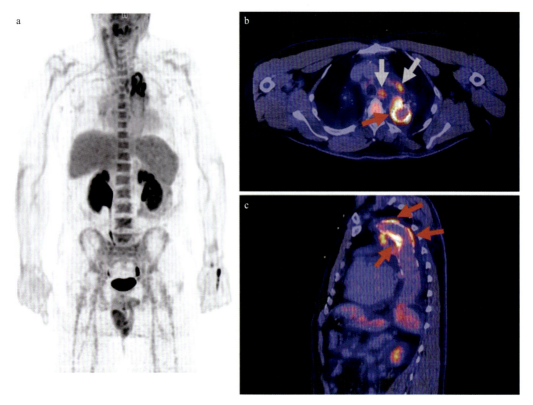

图24.17   PET 1注释。采用心肌抑制方案行FDG-PET/CT检查（a）。心肌抑制效果良好。血管内支架呈不均匀高FDG摄取（b、c，红色箭头，SUV_max = 10.7），范围主要从主动脉弓中部至降主动脉起始段。邻近区域可见高代谢淋巴结（b，灰色箭头，SUV_max = 5.3）。瓣膜区域未见异常FDG摄取。综合上述表现，符合血管内置入物感染（vascular graft infection，VGI）

随访

由于患者已经进行过多次心血管手术，因此选择了采用抗生素药物的保守治疗（图24.18）。

知识点

本病例中，TTE和CTPA检查均无确切发现，而FDG-PET则帮助明确了VGI的诊断，同时有助于评估疗效。VGI具有很高的发病率和死亡率，早期准确诊断对于及时有效治疗非常关键。然而尽管有相应的诊断标准，但实际诊断仍然很困难。FDG-PET/CT在VGI诊断和疗效监测方面的应用正逐步增多，文献报道其诊断准确率极佳，敏感度在93%～96%，特异度在74%～80%。FDG-PET/CT诊断VGI的特异性主要受术后改变的影响，且这种影响可能会持续几个月。Folmer等进行了荟萃分析显示，FDG-PET/CT诊断VGI优于CT血管成像（CT angiography，CTA），CTA诊断的敏感度和特异度分别仅为67%和63%。

案例13

初步评估

一名40岁男子发现胸骨切口处有分泌物。2年前因限制型心肌病接受心脏移植手术。分泌物培养显示表皮葡萄球菌阳性，怀疑是皮肤污染所致。血培养结果阴性（图24.19）。

后续（1）

诊断为DSWI伴胸骨皮瘘。开始3周的抗生素治疗。尽管最初有所改善，3个月后胸骨FDG摄取增加（图24.20）。

后续（2）

鉴于FDG-PET/CT结果与感染过程的进展一致，在手术清创的同时开始了第二个疗程的抗生素治疗。临床改善迅速并持续存在（图24.21）。

后续（3）

残留的FDG摄取被认为是继发于慢性静止感染。由于患者临床稳定且要出院，故未进行进一步治疗。

知识点

在本例中，FDG-PET有助于确诊DSWI，评估其程度，监测治疗效果。SWI是心脏手术后罕见但危险的并发症。治疗取决于感染的深度。CT通常是评估SWI的初始影像学检查。据报道，其敏感度非常高，但其特异度受到术后的影响，这可能无法与感染区分开。虽然关于FDG-PET评估SWI的文献有限，但已发表的病例报告和回顾性研究表明它在这种情况下是有用的。Hariri

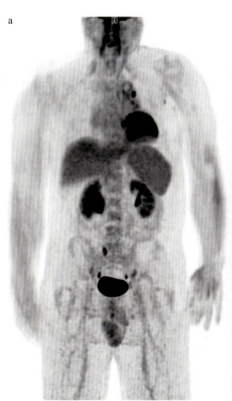
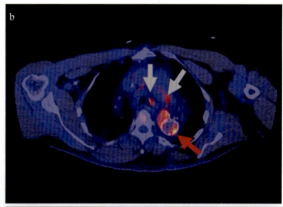
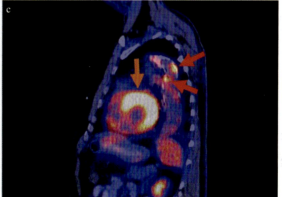

图24.18 PET 2注释。抗生素治疗5周后复查FDG-PET/CT（a）。主动脉腔内支架FDG摄取显著降低（b、c，红色箭头），SUV$_{max}$从10.7降至6.5。邻近区域肿大淋巴结持续存在，但FDG摄取显著减低（b，灰色箭头），SUV$_{max}$＝3.7。心肌抑制效果欠佳，左、右心室壁出现相对较高的FDG摄取（c，橙色箭头）

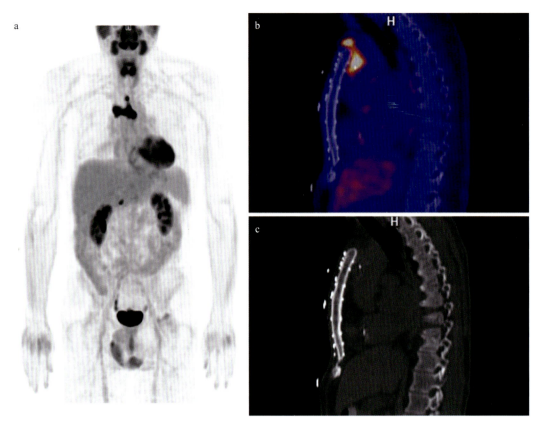

图24.19　PET 1注释。在心肌减压方案下进行全身FDG-PET/CT（a）检查，以评估是否存在胸骨伤口感染（SWI）。心肌抑制效果欠佳。与强烈FDG摄取（SUV_{max} = 11.7）有关。可见上纵隔前部（b）向上延伸至柄上并延伸至皮肤。在低剂量CT扫描（LDCT）中，胸骨水平未见骨异常（c）。这些结果与深部SWI（DSWI）相符

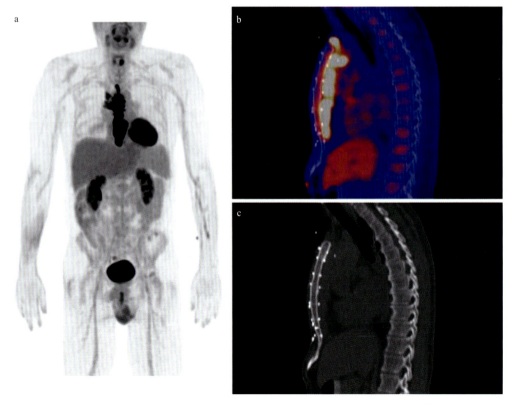

图24.20　PET 2注释。第二次全身FDG-PET/CT检查（a）。尽管遵守了制备方案，但心肌抑制仍失败了。胸骨后集合有明显的进展，现在从胸骨柄向剑突延伸。FDG摄取强度从SUV_{max}值从11.7到13.6略有增加（b）。前纵隔可见高代谢淋巴结。同样，LDCT未见明显骨异常（c）

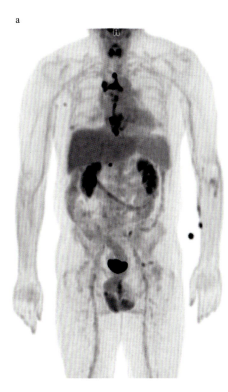
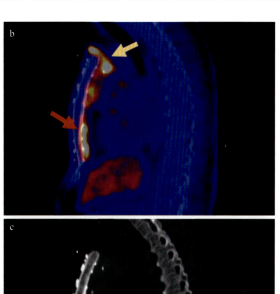
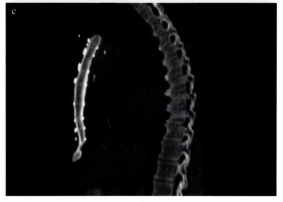

图24.21 PET 3注释。1年后进行全身FDG-PET/CT随访（a）。总体而言，胸骨后高代谢活动的程度显著下降（b）；然而，FDG摄取的两个残余病灶仍然存在，一个累及主动脉弓前纵隔并延伸至主动脉上方的胸骨柄（b，黄色箭头），另一个累及胸骨后区域下部（b，红色箭头）。FDG摄取强度无显著性差异（$SUV_{max} = 14.5$）。LDCT未见肌肉骨异常（c）

等报道，采用吸收模式（弥漫性低级别、弥漫性、胸骨导线、软组织延伸）的定性分析优于定量分析，诊断准确率为94%，敏感度为91%，特异度为97%，优于定量分析。

案例14

初步评估

一名61岁女性，肝血管瘤和结肠息肉，表现为心悸和疲劳。血培养呈阴性。CTPA显示结节状病变，呈分叶状，附着于肺动脉瓣小叶。TEE显示肺动脉瓣上方MPA前壁旁有一个18mm×10mm的分叶状肿块，并伴有一个3mm×12mm的丝状结构附着于肺动脉瓣。疑似诊断包括心内膜炎、肺动脉瓣水平血栓形成和肿瘤发展（图24.22）。

后续

患者接受手术切除肿块。组织病理学分析证实了弹性纤维瘤的诊断。随访TTE未见肿块残留。

知识点

多项研究表明，FDG-PET在区分心脏良、恶性病变方面具有实用价值，主要采用半定量分析。在这种情况下，病变内没有明显的FDG摄取与良性相符。虽然乳头状弹力纤维瘤是第二常见的肿瘤。在许多成人心脏

肿瘤中，FDG-PET相关发现的报道非常少。Nensa等报道了一例伴有低FDG摄取的主动脉瓣弹力纤维瘤患者（$SUV_{max} = 2.1$）。类似地，Ibrahim等也报道了一例肺动脉瓣弹力纤维瘤，但未伴有局灶性摄取。

案例15

初步评估

患者男性，57岁，无相关病史，因呼吸急促和全身乏力前来就诊。体检只发现心动过缓。高敏心肌肌钙蛋白T（hs-cTnT）水平正常。心电图显示三度（完全性）房室传导阻滞。X线胸片检查正常。TTE正常，LVEF为65%。由于患者相对年轻，且有不明原因的房室传导阻滞，因此怀疑为心脏肉瘤病（CS）（图24.23）。

后续（1）

患者接受了双腔永久性起搏器置入和支气管内超声引导下的肺门淋巴结活检。组织病理学分析显示存在非干酪化肉芽肿，符合结节病的诊断。因此，根据心脏节律学会（HRS）和日本循环学会（JCS）提出的诊断标准，该患者被诊断为CS。口服泼尼松治疗，以每天60 mg的剂量开始（图24.24）。

后续（2）

继续逐渐减少泼尼松的使用量。起搏器检查显示心

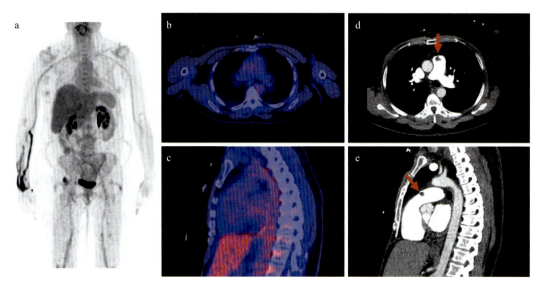

图24.22 在心肌抑制方案下进行全身FDG-PET/CT检查（a）。心肌抑制良好。在心肌、瓣膜区（包括肺动脉瓣）和MPA（b，横轴位；c，矢状面）均未见异常摄取。提示良性病因。全身FDG-PET/CT未见高代谢病变。CTPA上的病变如图d（横轴位，红色箭头）和图e（矢状位，红色箭头）所示

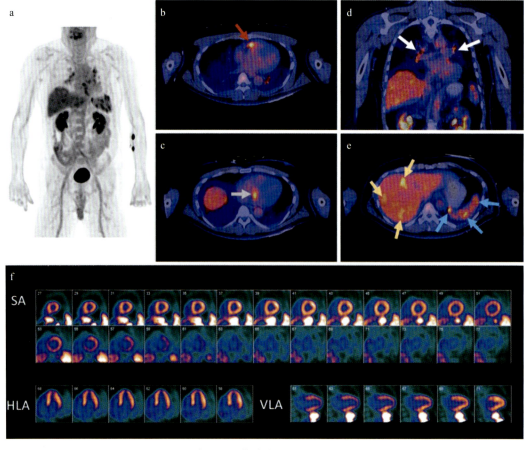

图24.23 PET 1注释。为了排除心肌结节病，在低糖饮食、禁食12小时和静脉注射肝素的心肌抑制方案下进行了全身FDG-PET/CT检查（a）。在右心室游离壁（b，红色箭头，SUV$_{max}$＝5.3）和基底隔下壁（c，灰色箭头，SUV$_{max}$＝5.2）的水平上可见局灶性心肌摄取。高代谢双侧肺门淋巴结无病变（d，白色箭头，SUV$_{max}$＝4.8）。胸段未见其他异常摄取。在肝（e，黄色箭头，SUV$_{max}$＝5.5）和脾（e，蓝色箭头，SUV$_{max}$＝5.4）内可见多个高代谢灶。其余^{82}Rb的PET-MPI同时显示了整个左心室的均匀灌注（f）。根据PET诊断，强烈怀疑伴有肺门、心肌、脾和肝受累，但并不能完全排除淋巴增生性疾病

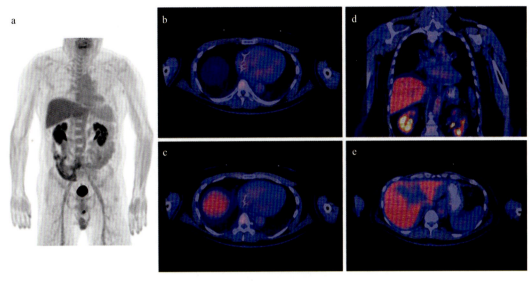

图24.24 PET 2注释。第二次全身FDG-PET/CT（a）在皮质类固醇注射3个月后进行。泼尼松的剂量已逐渐减少到40mg。心肌抑制也很好。心肌（b，c）、肺门（d）、肝（e）和脾（e）水平上观察到FDG摄取完全消失。其余^{82}Rb PET-MPI仍未显示整个左心室灌注缺陷

室起搏从100%下降到＜1%以下，提示完全性心脏传导阻滞改善。

知识点

在本例中，FDG-PET/CT对于CS的初步诊断、识别心脏外受累、指导活检和监测治疗效果至关重要。由于在没有灌注缺陷的情况下存在局灶性FDG摄取，因此早期CS最有可能发生。FDG-PET还显示了心电图异常的疑似原因（即基底区His束受累）与FDG摄取的位置之间存在良好的解剖相关性，据Manabe等报道，室间隔FDG摄取与房室传导阻滞有关。多项研究表明，FDG-PET是评估CS的一种准确而有用的影像学检查方式。因此提出CS诊断标准的两个主要共识指南，即2014年HRS专家共识声明和2016年JCS诊断和治疗指南，包括PET成像。在胸椎水平上观察到其他异常摄取。多处高代谢灶可见。

此外，多种建议的CS治疗算法包括PET成像来指导免疫抑制治疗。

案例16

初步评估

患者女性，72岁，高血压、2型糖尿病和类风湿关节炎，因窦性心动过速、发热和腰痛就诊。血培养对MSSA呈阳性。TEE显示在二尖瓣水平处存在两个病变（9 mm和5 mm）（图24.25）。

后续

随后行冠状动脉CT血管造影。尽管由于存在弥漫性钙化，评估受到限制，但可以看到RCA闭塞，对应于在FDG-PET显示高代谢区。诊断为RCA真菌性瘤并血栓形成，但不能排除脓肿的存在。患者接受了标准的抗生素药物治疗。

知识点

尽管FDG-PET在PVE影像学中的作用已经得到了很好的确立，但关于原生瓣膜感染性心内膜炎（NVE）的文献有限，表明其敏感度低于PVE。在FDG-PET上评估NVE时，充分的心肌抑制、影像学检查前开始抗生素治疗和病变大小都是需要考虑的重要因素。在本例中，FDG-PET有助于确认脊柱炎的存在，同时也确定了未被怀疑的RCA动脉瘤的存在。PET成像前的抗生素治疗和TEE上较小的病变尺寸可能导致二尖瓣区域内观察到的FDG摄取较低。

案例17

初步评估

一名来自柬埔寨的73岁女性出现呼吸急促和咳嗽。她没有相关病史。为了排除PE而进行的CTPA显示心包和胸腔积液，纵隔淋巴结和肝门淋巴结病变被认为是反应性的。在TTE上可见有组织的纤维性心包积液。鉴别考虑包括慢性感染过程及肿瘤起源。胸膜和胸膜

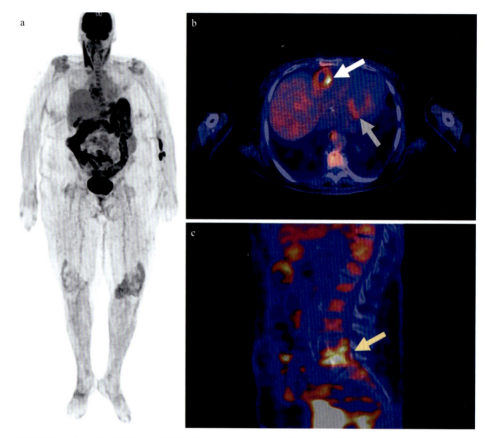

图24.25 PET注释。在心肌抑制方案下进行全身FDG-PET/CT（a），以进一步表征TEE结果并评估可能的脊柱炎。在成像时，患者已经接受了5天的抗生素治疗。心肌抑制良好。二尖瓣区域可见微弱的FDG摄取（b，灰色箭头）。在房室沟的低密度处也可见摄取增加（b，白色箭头，$SUV_{max} = 9.2$）。鉴别诊断包括RCA真菌性动脉瘤或脓肿。在$L_4 \sim L_5$椎体水平可见符合脊柱炎的表现（c，黄色箭头，$SUV_{max} = 9.7$）

周围积液的早期微生物学和组织病理学分析尚无定论（图24.26）。

后续

随后心包活检培养显示结核分枝杆菌的存在，确认结核性心包炎的诊断，并开始适当的药物治疗。

知识点

结核性心包炎的诊断可能是具有挑战性的，因为心脏活检和AFB染色均较差。结核性心包炎常累及肺和淋巴结，可通过FDG-PET/CT准确鉴别。此外，与特发性心包炎相比，结核性心包炎的心包和淋巴结的FDG摄取强度通常要高得多。结核性心包炎患者的高代谢淋巴结数量也较高。FDG-PET/CT也被报道用于评估治疗反应。

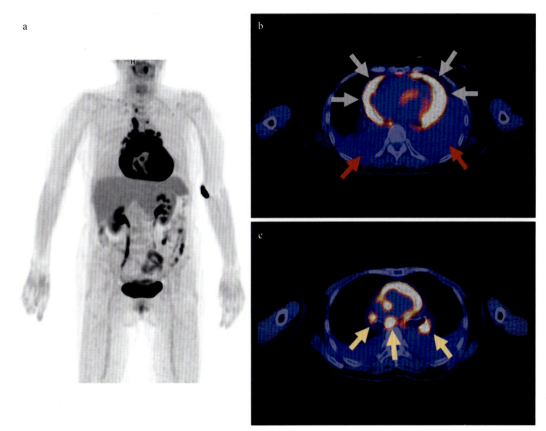

图24.26 PET注释。进行全身FDG-PET/CT（a）检查以排除肿瘤进程。可见周围性心包积液伴高强度摄取（SUV_{max} = 14.4）（b，灰色箭头）。以前在CTPA上发现的双侧胸腔积液与摄取增加无关（b，红色箭头）。存在明显的高代谢纵隔和肺门淋巴结病变（SUV_{max} = 11.4；c，黄色箭头）。未发现其他异常。基于这些发现，鉴别诊断仍然很广泛，包括淋巴组织增生和感染过程

缩 略 词

¹⁸F-FDG	¹⁸F-Fluorodeoxyglucose	¹⁸F- 氟脱氧葡萄糖
¹⁸F-FLT	¹⁸F-Labeled thymidine	¹⁸F 标记胸苷
¹⁸F-NaF	¹⁸F-Sodium fluoride	¹⁸F- 氟化钠
⁸²Rb	rubidium-82	铷 -82
ACS	acute coronary syndrome	急性冠脉综合征
AF	atrial fibrillation	心房颤动
AFB	acid-fast bacillus	抗酸杆菌
AV block	atrioventricular block	房室传导阻滞
CAC	coronary artery calcium	冠状动脉钙化
CAD	coronary artery disease	冠状动脉疾病
CCTA	coronary computed tomography angiography	冠状动脉计算机断层扫描血管造影
CIED	cardiac implantable electronic device	心脏植入式电子设备
CIED-LI	cardiac implantable electronic device lead infection	心脏植入式电子设备导联感染
cMRI	cardiac magnetic resonance imaging	心脏磁共振成像
COPD	chronic obstructive pulmonary	慢性阻塞性肺疾病
CRP	c-reactive protein	C 反应蛋白
CS	cardiac sarcoidosis	心脏结节病
CT	computed tomography	计算机断层扫描
CTA	computed tomography angiography	计算机断层扫描血管造影
CTPA	computed tomography pulmonary angiography	计算机断层扫描肺血管造影
CXCL12	CXC-motif chemokine ligand 12	CXC 基序趋化因子配体 12
CXCR4	CXC-motif chemokine receptor 4	CXC 基序趋化因子受体 4
DES	drug-eluting stent	药物洗脱支架
DSWI	deep sternal wound infection	胸骨深部伤口感染
ECMO	extracorporeal membrane oxygenation	体外膜肺氧合
ER	emergency room	急诊室
GCA	giant-cell arteritis	巨细胞动脉炎
GPI	generator pocket infection	起搏器囊袋感染
HDL	high-density lipoprotein	高密度脂蛋白
HRS	heart and rhythm society	心律学会

hs-cTnT	high-sensitivity cardiac troponin T	高敏心肌肌钙蛋白T
ICD	implantable cardioverter-defibrillator	植入式心律转复除颤器
IE	infective endocarditis	感染性心内膜炎
JCS	Japan Circulation Society	日本循环学会
JSNC	Japanese Society of Nuclear Cardiology	日本核心脏病学会
LAD	left anterior descending artery	左前降支
LAD	left anterior descending coronary artery	冠状动脉左前降支
LCx	left circumflex artery	左回旋支
LDCT	low-dose CT scan	低剂量CT扫描
LDL	low-density lipoprotein	低密度脂蛋白
LVEF	left ventricular ejection fraction	左心室射血分数
LVV	large-vessel vasculitis	大血管炎
MPA	main pulmonary artery	主肺动脉
MPI	myocardial perfusion imaging	心肌灌注成像
MRI	magnetic resonance imaging	磁共振成像
MSSA	methicillin-susceptible staphylococcus aureus	甲氧西林敏感性金黄色葡萄球菌
NVE	native valve infective endocarditis	自体瓣膜感染性心内膜炎
oxLDL	oxidized low-density lipoprotein	氧化低密度脂蛋白
PAS	pulmonary artery sarcoma	肺动脉肉瘤
PE	pulmonary emboli	肺栓塞
PET	positron emission tomography	正电子发射断层扫描
PICC	peripherally inserted central catheter	外周置入中心静脉导管
PVE	prosthetic valve endocarditis	人工瓣膜心内膜炎
PVE	prosthetic valve infective endocarditis	人工瓣膜感染性心内膜炎
RCA	right coronary artery	右冠状动脉
RHS	right heart strain	右心应变
RUL	right upper lobe	右上叶
SNMMI/ ASNC	Society of Nuclear Medicine and Molecular Imaging/ American Society of Nuclear Cardiology	核医学与分子成像学会/美国核心脏病学会
SSWI	superficial sternal wound infection	胸骨浅表伤口感染
STEMI	ST-elevation myocardial infarction	ST段抬高型心肌梗死
SUV	standardized uptake value	标准化摄取值
SWI	sternal wound infection	胸骨伤口感染
TAK	Takayasu arteritis	大动脉炎
TAVR	transcatheter aortic valve replacement	经导管主动脉瓣置换术
TBR	target-to-background ratio	目标背景比

TEE	transesophageal echocardiogram	经食管超声心动图
TTE	transthoracic echocardiogram	经胸超声心动图
VG	vascular graft	血管移植术
VGI	vascular graft infection	血管移植物感染
VSD	ventricular septal defect	室间隔缺损
WBC	white blood cell	白细胞